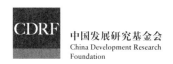

中国发展研究基金会
China Development Research
Foundation

Research Report on Promoting
China's Life-course Health Strategy

助力中国全生命周期
健康战略研究报告

中国发展研究基金会 著

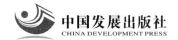

中国发展出版社
CHINA DEVELOPMENT PRESS

图书在版编目（CIP）数据

助力中国全生命周期健康战略研究报告 / 中国发展
研究基金会著 . —北京：中国发展出版社，2022.5
ISBN 978-7-5177-1282-4

Ⅰ . ①助… Ⅱ . ①中… Ⅲ . ①卫生服务—研究报告—
中国 Ⅳ . ① R199.2

中国版本图书馆 CIP 数据核字（2022）第 058695 号

书　　　名：助力中国全生命周期健康战略研究报告
著作责任者：中国发展研究基金会
责 任 编 辑：吴　佳　王海燕
出 版 发 行：中国发展出版社
联 系 地 址：北京经济技术开发区荣华中路 22 号亦城财富中心 1 号楼 8 层（100176）
标 准 书 号：ISBN 978-7-5177-1282-4
经 销 者：各地新华书店
印 刷 者：北京市密东印刷有限公司
开　　　本：787mm×1092mm　1/16
印　　　张：17.75
字　　　数：256 千字
版　　　次：2022 年 5 月第 1 版
印　　　次：2022 年 5 月第 1 次印刷
定　　　价：78.00 元
联 系 电 话：（010）68990625　68990692
购 书 热 线：（010）68990682　68990686
网 络 订 购：http://zgfzcbs.tmall.com
网 购 电 话：（010）68990639　88333349
本 社 网 址：http://www.develpress.com
电 子 邮 件：15210957065@163.com

课题组成员

课题组组长

方　晋　中国发展研究基金会副理事长兼秘书长

课题组副组长

俞建拖　中国发展研究基金会副秘书长

课题协调人

邱　月　中国发展研究基金会研究二部主任

专题报告作者

《专题一　儿童早期（0～6岁）营养研究》

王　琳　首都儿科研究所附属儿童医院主任医师

陈　立　重庆医科大学附属儿童医院主任医师

王晓燕　首都儿科研究所附属儿童医院副主任医师

叶　芳　中日友好医院主治医师

王建红　首都儿科研究所附属儿童医院主治医师

《专题二　青少年心理健康研究》

孙思伟　北京大学第六医院党院办副主任

赵苗苗　北京大学第六医院助理研究员

史宇晖　北京大学公共卫生学院副教授

王　慧　北京大学第六医院主治医师

《专题三　职业人群健康管理体系与策略研究》

常　春　北京大学公共卫生学院教授

纪　颖　北京大学公共卫生学院副研究员

刘熠华　北京大学公共卫生学院博士研究生

张晓悦　北京大学公共卫生学院硕士研究生

郑韵婷　福建医科大学公共卫生学院副教授

《专题四　慢性病基层医防协同管理研究》

程昭雯　中国发展研究基金会研究二部项目主任

马璐岩　中国发展研究基金会研究二部项目副主任

王志成　中国发展研究基金会研究二部项目主任

《专题五　全生命周期的健康支付策略研究》

张毓辉　国家卫生健康委卫生发展研究中心副主任、研究员

项目主任

马璐岩　中国发展研究基金会研究二部项目副主任

夏倩祎　中国发展研究基金会研究二部项目副主任

序 言
PREFACE

　　无论是对于个体、家庭，还是社会与国家，健康的重要性毋庸置疑。随着经济社会的发展和医疗卫生服务水平的提高，我国人口健康状况不断改善，人均预期寿命逐渐增长。同时，人口老龄化的加剧、疾病种类与模式的复杂化，使得居民健康需求呈现出多样化、多层次、全周期的特点，医疗卫生服务能力正面临新的挑战。

　　新冠肺炎疫情的暴发让原有的一些健康挑战更加凸显。疫情期间，中小学生户外活动减少、应考压力增加，儿童青少年心理问题发生率上升；"996""007"工作制在网络引起热议，反映出职业人群过劳的社会现象；人口老龄化进程与慢性病患病率高度相关，同时老年人群面对传染性疾病存在脆弱性。在生命的不同阶段，人们面临不同的健康挑战。应对健康挑战，务必针对不同人群精准着力，以构建覆盖全生命周期的健康战略。不仅要做到"救疗于有疾之后"，更要做到"摄养于无疾之先"。

　　全生命周期地提升人民健康水平也是落实健康中国战略的内在要求。从全生命周期角度制定相关政策与标准，动员医疗机构、康养机构、企业、学校、家庭与个人协力执行，是实现全民健康水平提升的关键途径。健康中国战略推行以来，政府和有关部门高度重视各个生命阶段的人群健康需求，密集出台了多个建立、健全全生命周期健康服务的重要文件。

在上述背景下，中国发展研究基金会于 2020 年成立"中国全生命周期健康战略研究"课题组，以儿童、青少年、职业人群与老年人 4 个年龄阶段人群为突破口，针对重点人群的突出健康问题展开研究，瞄准儿童的早期营养、青少年的心理健康、职业人群的相关疾病、中老年人群的慢性疾病，同时，考虑到筹资和支付对于健康服务的重要驱动作用，还设置了"全生命周期的健康支付策略研究"专题进行深入综合研究。在研究中，课题组不仅结合了专家丰富的研究经验和临床经验，也对相关发达国家的相关健康政策和实践进行了梳理。

负责各课题的专家团队均出色地完成了委托报告，包括："儿童早期（0～6岁）营养研究"（王琳，首都儿科研究所附属儿童医院主任医师）、"青少年心理健康研究"（孙思伟，北京大学第六医院党院办副主任）、"职业人群健康管理体系与策略研究"（常春，北京大学公共卫生学院教授）、"慢性病基层医防协同管理研究"（程昭雯，中国发展研究基金会研究二部项目主任）、"全生命周期的健康支付策略研究"（张毓辉，国家卫生健康委卫生发展中心副主任、研究员）。

在上述 5 个领域的专题研究及补充研究的基础上，课题组进一步完成了本项研究的总报告，阐述了我国全生命周期健康服务的发展现状、面临的问题和挑战，提出了未来完善我国全生命周期健康战略的相关建议。目前出版的《助力中国全生命周期健康战略研究报告》，汇总了总报告以及上述专题报告的最终成果。

本课题的顺利完成，依赖课题组全体成员的辛勤付出、众多专家与单位的鼎力支持。内蒙古伊利实业集团股份有限公司为本课题研究提供了赞助支持。北京美约管理顾问有限公司进行了与课题组的协调支持。在课题组内部的工作中，中国发展研究基金会副秘书长俞建拖对课题的研究设计给予了宝贵建议，研究二部主任邱月具体负责课题推进，与项目组成员马璐岩、夏倩祎共同完成了具体的课题组织与各项准备工作。

希望这项研究的完成，能够为国家在全生命周期健康领域的政策制定，提供科学的依据与有价值的参考。同时，也期待能引起更多的专业人士、政府部门、行业企业与社会公众就此进行研究和讨论，每一道声音，都是推动健康中国战略实现的力量。

值本书付梓之际，作为课题组组长，谨代表中国发展研究基金会，对课题组全体成员以及为课题顺利完成提供支持、帮助的单位与个人，表示诚挚的感谢。

中国发展研究基金会副理事长兼秘书长

目 录
CONTENTS

总报告

助力中国全生命周期健康战略研究 [①]

一、研究背景

健康是人民的基本需求，事关个体和家庭幸福，也是一个国家经济发展和社会进步的重要源泉和基本支撑。随着经济社会的发展、医疗卫生服务水平的提升，人民健康水平不断改善，人均预期寿命不断增长，居民对健康的需求呈现出多样化、多层次、全周期的特点。

从健康的角度来说，全生命周期蕴含3个层面的含义。一是指生命的自然过程。全生命周期涵盖生老病死，通俗地讲就是"从摇篮到坟墓"整个过程，具体可以划分为幼儿期、少年期、青年期、壮年期、中年期、高龄期等阶段 [②]。二是生命的各个阶段在健康方面存在相互作用。婴幼儿健康水平为一生打下基础，儿童健康对生命健康的很多方面具有决定性作用，青少年和成年阶段的

---

① 总报告作者为中国发展研究基金会夏倩祎、周想、王起国、李阳、于孟轲。
② 王超：《中医医院全生命周期服务模式设想与实践》，《中医药管理杂志》2017 年第 8 期。

健康状态使人类能不同程度地参与到生命活动中，进而步入生命的下一个阶段，影响老年期健康质量。每个阶段都对之后的生命阶段健康产生影响。三是不同生命阶段面临的健康问题和服务利用模式不同。儿童和青少年时期，肥胖和营养不良是重要的健康挑战[1]，心理健康也对儿童青少年发展产生重大影响。成年后的健康状况与所从事职业紧密相关，工作强度增大和不良生活方式将导致超重、肥胖多发，心脑血管病、癌症、慢性呼吸系统疾病发病提前。步入中老年后，健康问题以慢性非传染性疾病为主，许多老年人饱受失能失智困扰[2]。

我国政府高度重视全生命周期健康理念。2013年，《国务院关于促进健康服务业发展的若干意见》中第一次从国家层面提出了"全生命周期"的理念。2016年，全国卫生与健康大会上将全生命周期健康理念提到新高度，强调要坚定不移贯彻预防为主方针，坚持防治结合、联防联控、群防群控，努力为人民群众提供全生命周期的卫生与健康服务。同期发布的《"健康中国2030"规划纲要》也指出，将全生命周期健康理念融入健康中国建设的目标和任务中，强调加快转变健康领域发展方式，全方位、全周期维护和保障人民健康。党的十九大也进一步强调，要实施健康中国战略、完善国民健康政策，为人民群众提供全方位全周期健康服务。

如何进一步完善全生命周期健康战略，将其与人民的需求相匹配，与经济社会的发展相适应，已经成为我国当今亟须回答的重要问题。在上述背景下，中国发展研究基金会发起并设立"中国全生命周期健康战略研究"课题。本课题以全生命周期健康战略为研究重点，选取了若干重点生命阶段的关键健康问

---

[1] 中国儿童中心：《中国儿童发展报告（2020）》，社会科学文献出版社，2020。
[2] 王红漫：《老年健康蓝皮书：中国健康老龄化研究与施策（2020）》，中国财政经济出版社，2020。

题开展研究，希望能进一步深化相关领域的认识和研究水平，主题包括儿童早期营养、儿童青少年心理健康、职业人群健康和老年人慢性病。此外，由于健康支付制度是完善全生命周期健康服务体系的重要抓手，因此课题也将健康支付策略纳入了研究范围。本课题希望分析重点时期、重点人群的健康现状，面临的问题以及我国在提供健康服务方面取得的成绩，并通过国际比较和调查研究，指出未来发展方向。

二、我国全生命周期不同群体的主要健康问题

（一）儿童营养

儿童营养是全球公认的重要公共卫生问题之一。慢性营养不良可能导致认知和身体发展迟缓、生产能力下降、健康状况不佳以及糖尿病等慢性退化性疾病的风险增加[1]。营养不良也同样对社会产生很大影响，一直是妨碍儿童、社区和国家充分发挥其潜力的主要障碍之一。在生命发展的早期阶段，为婴幼儿提供充足且合适的营养，对个体身心发展水平与长期健康状况至关重要，更影响着成年后的行为与社会选择[2]。

因此，了解我国现阶段儿童营养状况、有效的政策干预进展以及营养不良问题的影响因素与存在的挑战，对于推动未来儿童营养政策的发展具有十分重要的意义。

1. 中国近年儿童营养状况概述

根据世界卫生组织（World Health Organization，WHO）的定义，所谓营养

---

[1] 营养不良，https://www.who.int/zh/news-room/fact-sheets/detail/malnutrition.
[2] 张宗光、田晓晓、邹珺等：《国际儿童营养政策的发展历程及其启示》，《中国卫生政策研究》2010年第10期。

不良是指一个人摄入的能量、营养元素不足及过量或不均衡等情况，它主要包括：（1）营养不足，如消瘦、发育迟缓、体重不足；（2）微量元素不足或过度，如微量元素缺乏（缺少重要的维生素或矿物质）、微量元素过量等；（3）营养过剩或不均衡，如超重、肥胖，以及与饮食相关的非传染性疾病（如心脏疾病、中风、糖尿病及某些癌症等）[1]（见图1）。

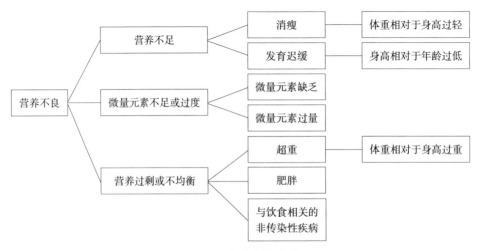

图1 营养不良的分类

资料来源：根据世界卫生组织对营养不良的分类整理

第一，从营养不足问题上来看，我国儿童营养不足问题总体持续改善，但城乡差异大。2010年全国中小学生营养不足发生率为8.4%[2]，2014年该比率已下降至6.1%[3]。2002—2017年，中国5岁以下儿童生长迟缓率从18.8%下降至

---

[1] 营养不良，https://www.who.int/zh/news-room/fact-sheets/detail/malnutrition.
[2] 文中营养不足发生率定义为：生长迟缓发生率与消瘦发生率之和。
[3] 马军、宋逸、星一、闫晓晋：《2019年中国儿童营养健康状况分析报告》，载《中国儿童发展报告（2020）》，社会科学文献出版社，2020。

4.8%，达到联合国可持续发展目标（SDG）2.2 对应目标（5.9%）。

根据世界银行与世界卫生组织的联合估计，我国 2017 年 5 岁以下儿童消瘦率为 1.9%，远低于全球平均儿童消瘦率 6.7%（2020），中高收入国家儿童消瘦率 2.1%，我国总体儿童营养状况处于世界前列水平，接近发达地区或发达国家[1]（见图 2）。

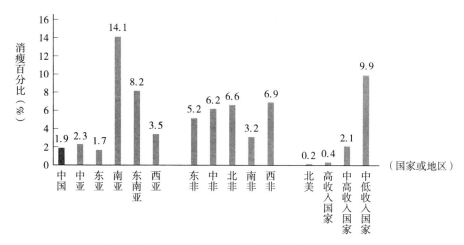

图 2　中国儿童消瘦率与世界其他国家或地区对比

资料来源：根据儿童基金会、世界卫生组织、世界银行的联合评估报告《儿童营养不良的水平和趋势（2021 年版）》整理

我国城乡儿童营养不足情况差异较大，农村地区营养不足发生率显著高于城市地区。营养不良是导致 5 岁以下儿童死亡的重要因素。2019 年，中国城市婴儿死亡率为 3.4‰，城市 5 岁以下儿童死亡率为 4.1‰，分别比 2010 年降低 2.4 和 3.2 个千分点；农村婴儿死亡率为 6.6‰，5 岁以下儿童死亡率为 9.4‰，

---

[1]　UNICEF. World Health Organization. World Bank Group, Levels and Trends in Child Malnutrition Joint Child Malnutrition Estimates Key Findings of the 2021 Edition. Geneva：World Health Organization，2021.

分别比 2010 年降低 9.5 和 10.7 个千分点[1]。城乡儿童死亡率比值在不断下降，但城乡差异仍然存在。中国发展研究基金会发布的《中国儿童发展报告 2017》中同样显示，2013 年中国 6 岁以下儿童生长迟缓率为 8.1%，城市为 4.2%，农村为 11.3%，其中贫困农村为 19.0%；低体重率（消瘦）全国平均为 2.5%，城市为 1.7%，农村为 3.2%，其中贫困农村为 5.1%。贫困地区儿童营养不良指标显著高于其他地区[2]，但均与 2002 年居民营养与健康状况调查结果相比有很大的改善。

第二，在儿童微量元素的缺乏上，我国儿童主要面临贫血和边缘性缺乏维生素 A、维生素 D 的问题。儿童缺铁性贫血严重影响其生长发育，还能引起体能下降、耐力降低、智力发育的损害和行为的改变，同时致使儿童抗感染能力降低，增加儿童的死亡率。我国儿童平均贫血率为 11.6%，各省份 0～5 岁儿童贫血率差异较大，2013 年我国四川、重庆、贵州、湖北、广西等省份 0～5 岁儿童的贫血患病率较高，均大于 10.0%。其中，四川与新疆儿童贫血状况最为严重，有超过 1/4 的 0～5 岁儿童贫血[3]。除此以外贫困农村地区的留守儿童贫血率较高，尤其是青春发育初期的初中学生，且留守女童的贫血率较男童更高。

边缘型维生素 A 缺乏[4]对生长发育、免疫功能和造血系统会产生不良影响，临床表现为生长缓慢、反复感染、贫血等患病率和死亡风险增加。儿童期维生素 D 不足会导致青春期骨量、骨峰值下降，并明显增加成年骨质疏松的风险，

---

① 国家统计局：2019 年《中国儿童发展纲要（2011—2020 年）》统计监测报告。

② 中国发展研究基金会：《中国儿童发展报告 2017 反贫困与儿童早期发展》，中国发展出版社，2017。

③ 房红芸、于冬梅、郭齐雅、琚腊红、许晓丽、于文涛、贾凤梅、赵丽云：《2013 年中国 0～5 岁儿童贫血现状》，《中国公共卫生》2018 年第 12 期。

④ 边缘型维生素 A 缺乏是介于亚临床维生素 A 缺乏和维生素 A 正常之间的一个过渡期，一般情况下血清视黄醇水平在 0.7～1.05 μ mol/L（0.2～0.3mg/L）之间即为边缘型维生素 A 缺乏，我国已将其归到维生素 A 缺乏范畴中。

还会增加呼吸道感染和消化道感染，以及过敏和哮喘风险。维生素 A 缺乏存在明显的地区差异和年龄差异，年龄越小缺乏率越高。总体上，我国维生素 A 营养状况已经得到明显改善，但维生素 A 边缘缺乏率仍处于较高水平。我国 3～5 岁儿童维生素 A 边缘缺乏率为 27.8%，其中城市为 21.4%，农村为 34.7%，农村地区缺乏率高于城市[1]。2017 年北京市 6～13 岁儿童的维生素 A 营养水平监测显示，北京市儿童维生素 A 整体缺乏率较低，但有部分儿童（10.5%）处于边缘缺乏的状态[2]。我国 3～5 岁儿童中维生素 D 缺乏及不足的发生率接近半数，不足率为 43%，其中城市为 44.4%，农村为 42.1%；男女童维生素 D 不足率分别为 40% 和 46%。维生素 D 的缺乏在城市与农村间差异不大，但女童缺乏、不足率高于男童。维生素 D 主要与儿童户外活动少和膳食维生素 D 摄入量严重不足有关[3]。

第三，对于营养过剩或不均衡的问题，近年来，我国儿童的超重与肥胖比率正逐年升高。超重和肥胖的定义是：可损害健康的异常或过量脂肪累积。儿童期肥胖会使成年期肥胖、早逝和残疾出现的概率更大。但是，除了未来风险升高之外，肥胖儿童还会经历呼吸困难，骨折风险升高，高血压、心血管疾病的早期征兆，胰岛素耐受及心理影响[4]。我国 0～5 岁儿童超重率由 2012 年的 7.2% 上升至 2020 年的 8.3%，高于东亚儿童平均超重率 7.9%，在世界处于中等水平。《中国居民营养与慢性病状况报告（2020 年）》显示，我国 6～17 岁儿童青少年超重、肥胖率加起来将近 20%，6 岁以下儿童的超重、肥胖率加起

---

[1] 中华预防医学会儿童保健分会：《中国儿童维生素 A、维生素 D 临床应用专家共识》，《中国儿童保健杂志》2021 年第 1 期。

[2] 高蓉、喻颖杰、郭丹丹、余晓辉、李可基、赵耀：《北京市 6～13 岁儿童维生素 A 营养水平及影响因素》，《中国食物与营养》2019 年第 6 期。

[3] 中华预防医学会儿童保健分会：《中国儿童维生素 A、维生素 D 临床应用专家共识》，《中国儿童保健杂志》2021 年第 1 期。

[4] 世界卫生组织，肥胖和超重，https://www.who.int/zh/news-room/fact-sheets/detail/obesity-and-overweight.

来约 10%。从城乡看，6～17 岁儿童青少年超重率和肥胖率均为城市高于农村；6 岁以下儿童超重率城市略高于农村，但肥胖率农村超过城市。中国营养健康调查（China Health and Nutrition Survey，CHNS）数据显示，我国超重率、肥胖率、严重肥胖率自 1991 年持续上升，尚未出现拐点[①]。2020 年的报告与 2015 年发布的《中国居民营养与慢性病状况报告（2015 年）》相比，不管是 6～17 岁儿童青少年还是 6 岁以下儿童超重率都在上升，充分说明了肥胖的形势越来越严峻。另外，分省份来看，教育部 2020 年印发的《儿童青少年肥胖防控实施方案》中，超重、肥胖高流行地区已达到 12 个（见表 1）。

表 1　分地区儿童青少年超重肥胖率流行水平分类表

流行水平分类	省份
低流行水平（8 个）	广西、海南、云南、青海、广东、西藏、贵州、四川
中流行水平（11 个）	湖南、甘肃、浙江、福建、新疆、湖北、安徽、宁夏、河南、江西、重庆
高流行水平（12 个）	陕西、北京、吉林、天津、山西、上海、内蒙古、辽宁、黑龙江、江苏、山东、河北

资料来源：《儿童青少年肥胖防控实施方案》，2020

2. 儿童营养不良改善的有效干预手段

预防和治疗营养不良的方法和策略涉及很多方面，包括专注于提供实际食物和营养素的特定营养干预法，还有在于提高购买力和获得有营养的食物的营养敏感性干预法。另外，间接的健康相关干预（卫生、水、教育及农业等）对实现可持续的营养不良改善同样重要。世界卫生组织和柳叶刀关于母亲和儿童

[①]　Fan, H., & Zhang, X.（2020）.Alarming Trends in Severe Obesity in Chinese Children from 1991 to 2015. Childhood Obesity，16（4），244–249.

营养系列的研究针对不同目标年龄组制定了 10 个最优先的营养干预模型及其他营养和非营养干预措施以及不同目标年龄组[1][2]（见图 3）。柳叶刀针对这 10 个最优先的营养干预模型进行了评估，分析干预覆盖率增加到 90% 时对儿童生存的潜在影响（见表 2）。

不过，从现有世界各国的儿童早期发展干预来看，无论发达国家还是发展中国家，均没有形成统一的模式，而是根据本国国情及儿童发展现状形成项目模式。这些项目既包括以家庭和养育中心为基础的干预，也包括以社区为基

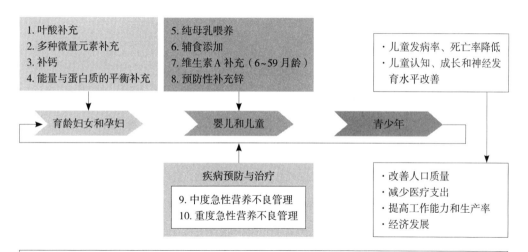

图 3　柳叶刀系列 10 个最优先的儿童营养干预概念性框架

资料来源：《基于证据的改善母婴营养的干预措施：可以做什么，以多少成本？》，《柳叶刀》，2013

---

[1]　World Health Organization Essential Nutrition Actions. Improving Maternal, Newborn, Infant and Young Child Health and Nutrition. 2013.

[2]　Zulfiqar A Bhutta, et al., Evidence-based Interventions for Improvement of Maternal and Child Nutrition: What can be done and at What cost？ The Lancet, 2013, 382（9890）：452-477.

表 2　90% 覆盖率时的营养干预效果

营养干预方案	被挽救生命的数量（95%CI）
孕期最佳母体营养	
给予所有孕妇多种微量营养素补充剂 给高危摄入少的母亲补充钙 当需要时给孕妇均衡的能量蛋白质补充剂 广泛给予碘化盐	102,000 （49,000～146,000）
婴幼儿喂养	
提倡早期和前 6 个月纯母乳喂养，继续母乳喂养到 24 个月 在食品充足的人群中给予适当的辅食喂养教育，给予食物无保障人群额外的辅食补充剂	221,000 （135,000～293,000）
对高危儿童给予微量营养素补充	
给予 6～59 月龄的儿童补充维生素 A 给予 12～59 月龄的儿童预防性补充锌	145,000 （30,000～216,000）
急性营养不良的管理	
中度急性营养不良管理 重度急性营养不良管理	453,000 （285,000～482,000）

资料来源:《基于证据的改善母婴营养的干预措施：可以做什么，以多少成本？》,《柳叶刀》, 2013

础的早期学习，还包括有条件的现金转移支付等，项目本身均得到政府、社会力量和社区的多层次支持。从营养干预的发展经验来看，儿童是贫困人口中最脆弱和最应受到政策帮扶的弱势群体，关乎国家的未来和希望。以下将分别从学校、家庭、社区的角度对近年来获得有效反馈的儿童营养干预项目进行梳理。

2.1 基于营养不足与贫血的干预项目

从出生到 6 个月这一时期婴儿的最佳营养来源是母乳，母乳喂养是确保儿童健康成长和发育的最有效措施之一。然而从全球来看，低收入群体的母乳喂养率均处于较低的水平。美国的健康人民 2010 政策规划中，针对婴幼儿时期营养提升，进行了普及母乳喂养教育、提供母乳喂养支持等干预，在母乳喂养率低于 50% 的地区取得了显著的效果[①]。在中国，中国发展研究基金会针对我国 0~6 个月婴儿呈下降趋势的纯母乳喂养率，提出了"母乳喂养提升计划"，在广西壮族自治区 4 家医院进行了试点，取得了积极的干预效果。

对于超过 6 月龄婴幼儿，母乳不能满足其生长发育的需要，须及时添加辅食进行补充。针对营养不足与贫血的问题，多地区不同学者的评估发现，营养包能够起到有效的干预。中国发展研究基金会在青海乐都对 6~24 月龄婴幼儿进行"一元营养包计划"干预，该营养包以全黄豆粉为基础，添加了多种营养素的辅食喂养补充食品，包括钙、铁、锌、维生素 A、维生素 D、叶酸等 9 种微量营养素。评估效果显示，乐都地区婴幼儿由腹泻、感冒发烧等导致的营养不良疾病的发病率显著降低[②]。另有研究对于山西、湖北和云南 6 个县的 6~23 月龄婴幼儿进行营养包干预监测，结果显示服用营养包组的婴幼儿生长迟缓率和贫血率均较低，婴幼儿身长更长，得出了营养包干预促进婴幼儿身长发育的结论[③]。对 6~59 月龄的学龄前儿童来说，补充维生素 A 的干预手段对改善该年龄段儿童营养状况效果显著。非洲地区 5 岁以下儿童死亡中，有 6% 与维生素 A 缺乏有关，东南亚地区为 8%[④]。在发展中国家，对 6~59 月龄婴儿和儿童补

① Guise, J.M., Palda, V., Westhoff, C., Chan, B.K., Helfand, M., Lieu, T.A., & U.S. Preventive Services Task Force. The effectiveness of primary care-based interventions to promote breastfeeding: systematic evidence review and meta-analysis for the US Preventive Services Task Force. Annals of family medicine, 2003, 1 (2), 70-78.

② "一元营养包计划"：中国发展研究基金会儿童营养改善项目。

③ 孙静、徐娇、霍军生、李瑾、王丽娟、唐艳斌、黄建、王鸥、公维一、常素英：《山西、湖北和云南省六县 6~23 月龄婴幼儿营养包干预效果》，《卫生研究》2021 年第 3 期。

④ Global health risks: mortality and burden of disease attributable to selected major risks. Geneva, World Health Organization, 2009.

充维生素 A 可降低全死因死亡率，并降低腹泻的发病率 [1]。

　　营养对于义务教育阶段的儿童来说，同样重要。国家于 2011 年底启动"农村义务教育学生营养改善计划"，在中央政府的统筹安排下，作为一项重大的民生工程，该计划使贫困地区农村学生从没饭吃到吃上饭进而吃好饭，取得了显著的成效。在项目进程中，贫困地区 98% 的农村学校完成了食堂建设、改造，并投入使用。该计划营养改善效果显著，从身高上来看，2012—2016 年间，11 岁年龄段的男女生身高分别增长了 5.7、5.6 厘米。同时学生体能增强，进而学习质量提高 [2]。

2.2 基于营养过剩的干预项目

　　随着我国儿童肥胖 [3] 人群逐渐增加，肥胖低龄化趋势呈现，了解有效干预手段、预防儿童肥胖的发展尤为重要。除基因影响外，儿童的生活饮食习惯与家庭环境有着密切的关系。美国的一项干预研究中，研究人员将仅对肥胖儿童的干预拓展为包含父母的全家共同参与，而对照组则仅针对儿童进行干预。结果显示，以家庭为干预基础的模式对儿童肥胖干预有着更为积极的作用。通过向父母进行健康教育，宣传营养知识及科学养育方法，可以帮助儿童在生命早期阶段形成良好的饮食习惯进而预防肥胖的发生 [4]。在以学校为基础的干预模式上，在江苏省徐州市 208 名 8 ~ 13 岁肥胖儿童的干预研究中发现，采用健康教

---

　　[1]　Imdad A et al. Vitamin A supplementation for preventing morbidity and mortality in children from 6 months to 5 years of age. Cochrane Database of Systematic Reviews，2010.

　　[2]　中国发展研究基金会：《贫困地区农村学生营养改善进展（2017）》。

　　[3]　儿童体重超过正常体重 10%，称为体重超重；如果体重超过同龄人平均体重 20% 以上，则被称为小儿肥胖症。医学将身体质量指数（BMI）作为判断肥胖的重要衡量指标（BMI= 体重 / 身高的平方）。

　　[4]　Enright，G.，Allman-Farinelli，M.，&Redfern，J. Effectiveness of Family-Based Behavior Change Interventions on Obesity-Related Behavior Change in Children：A Realist Synthesis. International journal of environmental research and public health，2020，17（11），4099.

育＋有氧运动＋合理营养的综合干预措施对防治儿童肥胖有显著效果[①]。

同时，有研究显示，对于儿童来说，家庭、学校、社区的综合干预比单一干预的效果要好。例如，改变干预（SWITCH）是基于社区、学校和家庭的联合干预，通过增加身体活动时间、减少看电视时间、增加水果和蔬菜的摄入、增强社区关于肥胖流行的意识和普及改变不良生活方式知识等措施来预防和控制儿童肥胖。通过儿童自身、学校教师教育、家庭改变综合干预不良生活方式，在 8 个月的干预期后，干预家庭获得并保持健康的生活方式[②]。

3. 我国儿童营养不良问题的主要影响因素和挑战

尽管近 30 多年来，中国儿童的膳食与营养水平、体质体格发育水平有了较大的提高，部分干预政策取得了良好的效果，慢性疾病的发病、患病和死亡的比例都有较大幅度的下降。但这并不一定意味着当前我国儿童营养不良问题得到了根本性解决，处于营养不良状态的儿童数量总规模仍然较大[③]。

我国儿童营养不良状况受到社会、经济、环境等多方面决定因素的影响，仍然需要克服包括贫困、营养教育水平不足以及营养不良和肥胖双重负担并存的多种挑战。同时，依托世界卫生组织、联合国儿童基金会的既往研究与理论框架，结合我国国情，理解营养不良的主要影响因素，是基于既有干预的有效结论提出建议的前提，也是改善我国儿童营养不良现状的必然要求。

3.1 地区性贫困与家庭贫困

贫困是儿童营养不良，特别是营养不足的重要决定因素。这一决定因素的内涵包括地区性贫困与家庭贫困。

① 王健、吴秀娟、董华、耿跃春、张训保、孙桂香、邵继红：《儿童单纯肥胖性脂肪肝个性化干预效果评价》，《中国公共卫生》2010 年第 6 期。
② 吴双胜、马军、王海俊：《儿童肥胖综合干预效果研究进展》，《中国公共卫生》2009 年第 8 期。
③ 刘精明：《我国儿童营养不良状况分析》，《江苏社会科学》2019 年第 1 期。

近年来，我国脱贫攻坚工作取得卓越成效，在现行标准下农村贫困人口全部脱贫，贫困县全部摘帽；但由于长期历史原因所造成的城乡贫困差距依旧存在。我国相对贫困地区，特别是相对贫困的农村地区的儿童营养不良状况普遍多于非贫困的城市地区。卫生部[①]于2012年发布的《中国0—6岁儿童营养发展报告（2012）》显示，我国农村地区0~6岁儿童低体重率和生长迟缓率约为城市地区的3~4倍，而贫困地区农村的这两项营养不良指标又为一般农村的2倍。中国发展研究基金会发布的《中国儿童发展报告2017》也提到，农村贫困地区的另一儿童营养不良指标——贫血率，同样远高于其他地区：2013年全国范围内我国0~6岁儿童贫血率平均值为11.6%，其中城市地区为10.6%，农村地区为12.4%，而贫困农村地区为16.6%[②]。

家庭贫困导致的儿童营养不良仍是部分地区亟须解决的挑战。低收入家庭的儿童所面临的营养不良问题主要是营养不足。家庭经济状况较差的儿童所拥有的生活条件往往也更差，营养来源单一，营养摄入量不足，从而其营养不足率更高。中国学生营养与健康促进会和中国疾病预防控制中心营养与食品安全所共同发布《中国不同家庭收入学龄儿童少年营养与健康状况报告》，曾按城市和农村将家庭收入分为低于800元、800~1999元、2000~4999元、5000~9999元、10000元及以上共5个组，对57437名不同家庭收入的6~17岁儿童少年的营养健康状况进行分析。结果显示，随着家庭收入的降低，学龄儿童的营养不良率逐渐提高；家庭收入最低组儿童营养不良率比家庭收入最高组儿童高70%。

3.2 看护人教育水平与营养健康素养水平

当看护人的教育水平及健康素养较低，从而导致儿童所受照料保育的水平

---

① 2018年，因职责整合，组建国家卫生健康委员会，卫生部不再保留。

② 中国发展研究基金会：《中国儿童发展报告2017 反贫困与儿童早期发展》，中国发展出版社，2017。

不足时，儿童所面临的营养不良风险会加大。通过大力建设食堂，在义务教育阶段提供营养餐等政策，我国农村地区学生营养改善取得了显著成效。但是对于学龄前儿童来讲，居家用餐次数相对更多。有研究曾从中国居民健康和营养调查1991—2011年的纵向数据中提取了2434名5岁以下儿童的基本健康信息及包括父母受教育水平在内的家庭基本信息进行分析。根据该研究，父母受教育水平为文盲、小学、中学和大学的儿童营养不良率分别为33.5%、36.9%、25.2%和22.2%；在整体上，随着父母受教育水平提高，其营养健康素养也会增加，儿童的营养不良率会减少[1]。

同时，研究显示无论父母的受教育水平高低，父亲或母亲对儿童进行看护，比起其他亲属的看护，更能降低儿童营养不良的风险[2]。但近20年来，随着我国城市化进程的发展，出现了不少非父母看护照料的留守儿童，我国农村地区0~5岁留守儿童占比约为25%，也因此成为了解决我国儿童营养不良问题的另一挑战。至2018年底，我国约有697万名留守儿童[3]。这些留守儿童大多居住在我国农村贫困地区，由于父母前往经济更为发达的地区务工，儿童大多由老人或其他亲属进行照看，看护人通常有着更为淡薄的营养健康观念，缺少相关知识，因而留守儿童群体也比由父母直接看护的儿童有更大概率面临营养不良状况。

高收入家庭，仍因缺乏儿童保育知识，造成部分儿童营养不良问题发生。据《中国不同家庭收入儿童少年营养与健康蓝皮书》显示，随着家庭收入的增加，我国6~17岁儿童青少年超重率和肥胖率升高；其中家庭人均年收入最高

① 满塞丽麦、郭岩：《中国5岁以下儿童营养不良的社会决定因素研究》，《北京大学学报（医学版）》2016年第3期。
② 曾嵘、牟劲松、罗家有、杜其云、吴虹、张莉、龚正涛：《15142名农村7岁及以下儿童营养不良现状及影响因素分析》，《卫生研究》2009年第5期。
③ 联合国儿童基金会、北师大中国公益研究院：《中国儿童福利与保护政策报告2019》。

组超重率是最低组的 3.6 倍，家庭收入最高组肥胖率是最低组的 4.6 倍。即使收入较高的家庭所能提供给儿童的生活水平更高，有物质条件可满足多种营养来源和摄入要求，使儿童较少面临营养不足状况，儿童仍有更大概率面临超重和肥胖——这莫不源于看护人对儿童营养健康意识与知识的匮乏，使儿童所受照料保育水平不足，存在营养膳食结构失调而导致营养不良的状况。

3.3 环境卫生急需改善，医疗卫生发展水平不足

地区的卫生发展水平不足同样与儿童营养不良的发生有关。地区卫生健康水平不足的表现包括无法获得安全卫生的用水和环境卫生等。一项根据 2002—2011 年我国 31 省（自治区、直辖市）的卫生健康数据所做的研究表明，地区自来水普及率的上升能够减少当地的儿童营养不良率；而缺乏卫生饮水用水条件的地区使儿童面临着更大的营养不良的健康风险 [①]。2015 年，联合国儿童基金会、美国国际开发署和世界卫生组织联合发布的《改善水、环境卫生和个人卫生以改善营养状况》提到，缺少厕所及相关环境卫生设施，随地排便，会增加腹泻的发病率，扩大肠道寄生虫病的传播，从而导致营养不良。而儿童的肠道比起成人更为脆弱，在这样的卫生环境条件下更易感染肠道疾病，导致营养吸收受阻，从而有着营养不良的更大风险。

（二）儿童青少年心理健康

1. 我国儿童青少年心理健康现状

根据世界卫生组织统计，半数成年期心理精神问题从 14 岁开始发病，但多数并未得到诊断或治疗。在全球范围内，抑郁症是青少年患病和残疾的主要原因之一。自杀是 15～19 岁青少年的第三大死因。我国居民的心理问题，特别是

---

① 孙颖、林万龙：《收入增加、健康干预与儿童营养不良率降低——基于 2002—2011 年 31 省市数据的分位数回归》，《人口与社会》2014 年第 2 期。

儿童青少年心理健康问题，已成为日益突出的重大公共卫生问题。

青少年心理健康工作是健康中国行动的重要内容。2019年发布的《未成年人心理健康及服务状况（2019）》报告显示，我国儿童青少年的心理健康状况总体处于正常范围，呈现出超越、节制、勇敢、公正等积极的心理品质。但是，我国儿童青少年心理健康问题日益严重。

最新流行病学调查显示，我国约16.57%的居民受各类精神障碍和心理问题的困扰。2019年首次全国性精神障碍流行病学调查显示，我国任何一种精神障碍（不含老年期痴呆）患病率为9.32%[①]。儿童和青少年心理健康问题更是呈现多发态势。以往相关研究表明，我国青少年心理健康问题检出率在10%~60%之间，大部分研究的检出率在20%左右。根据世界卫生组织发布的数据，儿童心理障碍发病率接近20%。我国儿童青少年心理问题检出率与世界平均水平相仿。

儿童青少年心理健康问题主要表现为精神障碍和心理行为问题。据近年的调查研究显示，儿童青少年精神障碍患病率分别为3.86%[②]、3.92%[③]，代表性疾病主要有注意缺陷多动障碍、抽动障碍、孤独症谱系障碍以及网络成瘾、焦虑抑郁和自杀干预等。儿童青少年心理行为异常总患病率为15.6%[④]，主要表现为厌学、情绪和行为问题、人际关系问题、睡眠不足、"空心病"等。近5年的资料显示，我国儿童行为问题的检出率在13.97%~19.57%之间，留守儿童、单亲儿童、独生子女的心理行为问题尤为凸显。

---

① Huang Y, Wang Y, Wang H, et al. Prevalence of Mental Disorders in China: A Cross-sectional Epidemiological Study [J]. The Lancet Psychiatry, 2019.

② 黄海兰:《儿童青少年精神障碍流行病学和相关因素研究》,《中国卫生产业》2017年第4期。

③ 朱锦烨:《江门市6~16岁儿童青少年精神心理障碍流行病学调查》,《精神医学杂志》2016年第1期。

④ 丁文清、周苗、宋菲:《中国学龄儿童青少年心理健康状况Meta分析》,《宁夏医科大学学报》2017年第7期。

近年来，我国青少年精神心理障碍问题高发，尤其是焦虑症、抑郁症。多项国际比较研究表明，中国儿童的焦虑水平比德国[①]、意大利[②]、荷兰[③]等更高。《中国国民心理健康发展报告（2019～2020）》显示，2020年青少年的抑郁检出率为24.6%，其中，轻度抑郁的检出率为17.2%，重度抑郁为7.4%。2018年共青团中央发布的《中国青年发展报告》显示，在我国17岁以下儿童青少年中，约3000万人受到各种情绪障碍和行为问题困扰。其中，有30%的儿童青少年出现过抑郁症状。大约有90万儿童和230万青少年患有重度抑郁症，时点患病率为1.3%。有4.76%～10.9%的儿童青少年出现过不同程度的焦虑障碍。另一点值得关注的是，我国青少年睡眠不足的现象日趋严重，从而引发一系列的心理情绪问题。《中国国民心理健康发展报告（2019～2020）》显示，95.5%的小学生、90.8%的初中生和84.1%的高中生的睡眠时间未达标。与10年前相比，各年龄段睡眠时长均呈现下降趋势（见图4）。睡眠不足等睡眠问题会增加焦虑障碍和抑郁症的风险。此外，人际关系类问题、人格障碍类问题、网络成瘾等也是近年来困扰我国青少年的常见心理问题。

目前，我国儿童青少年心理健康素养仍然较低，直接影响其调节心理状态的能力。心理健康素养指的是帮助认识、处理和预防心理问题和精神障碍的知识和信念。10～19岁儿童青少年心理健康素养达标率仅14.24%。心理健康知识掌握程度存在明显群体差异，具体有性别差异、学龄与年龄差异、地区差异，主要表现为女孩高于男孩、城镇青少年高于农村青少年、高年级儿童

① Essau, C.A.; Leung, P.W.; Conradt, J.; Cheng, H.; Wong, T.Anxiety Symptoms in Chinese and German Adolescents: Their Relationship with Early Learning Experiences, Perfectionism, and Learning Motivation. Depress. Anxiety, 2008, 25, 801–810.

② Delvecchio, E.; Mabilia, D.; Di Riso, D.; Miconi, D.; Li, J.-B.A Comparison of Anxiety Symptoms in Community-Based Chinese and Italian Adolescents. J. Child Fam. Stud, 2015, 24, 2418–2431.

③ Zhao, J.; Xing, X.; Wang, M.Psychometric Properties of the Spence Children's Anxiety Scale (SCAS) in Mainland Chinese Children and Adolescents. J. Anxiety Disord, 2012, 26, 728–736.

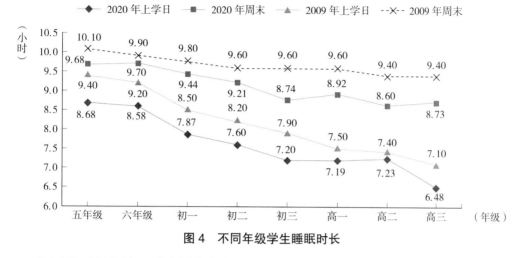

图 4 不同年级学生睡眠时长

资料来源:《中国国民心理健康发展报告(2019~2020)》

青少年高于低年级儿童青少年[①]。提升心理健康素养是儿童青少年心理健康促进行动的重要内容,卫健委等多部门要求到 2022 年底前儿童青少年心理健康核心知识知晓率达到 80%。

与城市儿童相比,农村儿童心理健康状况更容易被忽视且不容乐观。有研究表明,我国农村儿童比城市儿童患焦虑症的比例更高。近年来,我国农村劳动力大量向城市流动,农村留守儿童的数量激增。由于留守导致的亲子分离会对儿童的早期发展产生不利影响,因此带来更多的社会问题和心理问题。留守儿童青少年更容易产生一系列心理健康问题,且程度更为严重。并且,留守给儿童带来的不利影响是深远持久的。留守儿童心理健康状态比非留守儿童更差,心理问题发生率高出 2.7 倍,有 8% 的留守儿童需要个体心理干预,特别体现

---

① 陈祉妍、明志君、王雅芯、刘亚男、翟婧雅、蔡济民:《2020 年中国青少年心理健康素养现状》,载傅小兰、张侃、陈雪峰、陈祉妍《中国国民心理健康发展报告(2019~2020)》,社会科学文献出版社,2021。

在学习焦虑、社交焦虑、躯体症状等[1]。有研究表明，我国农村留守儿童心理健康指数处于中等及以下水平的超过 10%。农村留守儿童中超过 10% 存在情绪症状、品行问题；同伴交往、社会行为方面的问题比例分别为 7.34% 和 9.88%；打架行为和喝酒行为问题的比例分别为 10.0% 和 13.18%[2]。处于初中阶段的农村留守儿童患有最多的情绪行为问题，且男孩相较于女孩、双亲留守儿童相较于单亲留守儿童的情绪问题更加严重[3]。另一项针对中国农村儿童青少年心理状况的研究发现，大概有 7% 的农村儿童和青少年有焦虑症。调查样本 5 万多名学生中，一半以上有焦虑症状。贫困、学业成绩差等都会增加患有焦虑症的风险。而不同性别中，农村女孩比男孩更容易出现焦虑症；在不同年龄阶段中，初中生比小学生易感风险更大[4]。

不同年龄阶段、不同群体的儿童青少年心理健康问题也呈现出不同的特点。学龄前儿童的主要问题是情绪问题、行为问题和发育障碍。小学生常见的有情绪问题、同辈交往问题、睡眠不足、注意缺陷多动障碍等。进入青春期后，初中生和高中生面临的学业压力增大，人际交往更加复杂，强迫、偏执、适应不良、情绪问题、睡眠问题、网络成瘾等较为突出，焦虑症和抑郁症多发。多项研究表明，高年级学生比低年级的心理健康水平显著更差。《未成年人心理健康及服务状况（2019）》指出，不同学龄段的儿童青少年中，初中阶段是心理问

---

① Wu W, Qu G, Wang L, et al. Meta-analysis of the Mental Health Status of Left - behind Children in China [J]. Journal of Pediatrics and Child Health, 2019.

② 边慧敏、崔佳春、唐代盛：《中国欠发达地区农村留守儿童健康水平及其治理思考》，《社会科学研究》2018 年第 2 期。

③ 刘正奎、周月月、王佳舟：《农村贫困地区留守儿童心理健康状况》，载傅小兰、张侃、陈雪峰、陈祉妍《中国国民心理健康发展报告（2019~2020）》，社会科学文献出版社，2021。

④ Liu H, Shi Y, Auden E, et al. Anxiety in Rural Chinese Children and Adolescents: Comparisons across Provinces and among Subgroups [J]. International Journal of Environmental Research and Public Health, 2018, 15 (10).

题最为严重的时期。心理状况最好的是小学生，其次是高中生（见表3）。

表3　不同学龄段儿童青少年心理健康状况比较

单位：%

	健康（0~54分）	欠佳（55~65分）	严重（65分以上）
小学生	89.49	6.82	3.69
初中生	83.85	8.69	7.46
高中生	85.16	9.42	5.42
占总人数比例	86.5	8.18	5.32

资料来源：《未成年人心理健康及服务状况（2019）》报告

同一年龄阶段的不同青少年群体的心理状况也有所差别。中国发展研究基金会2018年发布的《中等职业教育与未来人力资本发展——中等职业教育赢未来计划阶段性报告》显示，与全国常模相比，中职学生有更多的情绪、品行、注意力、同伴交往和亲社会行为问题。约有80%~90%的中职学生来自农村。有8.7%的中职学生处于情绪异常状态，有5.8%的学生处于临界状态；有25.7%的中职学生有抑郁症状；有8%的中职学生存在同伴关系障碍，约有35.2%处于临界值，这说明相当一部分中职学生存在同伴交往问题；在亲社会方面，有9.9%的中职学生处于极低的异常状态，18.6%处于临界状态，这一比例也显著高于全国常模。

新冠肺炎疫情的暴发对青少年心理健康产生了较大影响。世界卫生组织调查显示，新冠肺炎疫情已造成全世界93%的国家的重要精神卫生服务受到干扰或中断，而对精神卫生服务的需求正在增加。新冠肺炎疫情期间，青少年的抑郁表现、焦虑的症状比例较平常有显著增加。43.81%的青少年表示因无法正常上课学习带来了对于成绩的压力和担心；36.95% 的青少年表示因对电子娱乐设备过度依赖而感到控制感减弱；26.23% 的青少年感到返校后成绩下降较多，学习压力较大；25.43% 的青少年因担心感染而焦虑[①]。

2. 影响我国儿童青少年心理健康的主要因素

目前国内认可度较高的心理健康标准包括以下 5 个维度：情绪体验、自我认识、人际交往、认知效能、适应能力。在认识儿童青少年心理健康问题时，应当从个人生活层面以及社会交往层面完整地评价其心理状态。

在个人层面上，儿童青少年的性格特质、心理品质和心理素养与心理健康关系密切，包括心理弹性、应激感受、自尊水平等。研究发现，儿童青少年心理弹性越好，心理健康水平越高，心理健康状态更加积极稳定[②]。心理弹性中的积极应对方式和积极情绪可以有效缓冲消极事件的影响，减少抑郁的风险。除此之外，生活习惯也是影响青少年心理健康的重要因素。保持适当的运动频率和运动时长，注意饮食均衡并增加蔬菜水果摄入量都可以有效降低抑郁水平，提升睡眠质量。

儿童青少年主动求助意识不强，心理问题和精神障碍"病耻感"强烈，社会对心理和精神疾病仍存在污名化和歧视的现象，不利于心理和精神疾病的早期发现、诊断和干预，影响儿童青少年心理健康水平的尽快恢复。在主动寻求心理帮助方面，高年级青少年的态度明显比低年级更加消极，且家庭经济状况差、父母关系不和谐会使得青少年更不愿寻求专业心理帮助。尽管农村地区儿童青少年心理健康知识了解程度更低，享有的心理健康服务资源不够丰富，但

---

① 简单心理：《2020 大众心理健康洞察报告》。
② 刘文、于增艳、林丹华：《儿童青少年心理弹性与心理健康关系的元分析》，《心理与行为研究》2019 年第 1 期。

寻求专业心理救助的态度甚至比城镇地区更为积极 [①]。

家庭和学校是儿童青少年生活的两大主要环境，都存在影响青少年心理健康的保护因素和风险因素。

从家庭环境的角度来讲，家庭完整程度、家庭关系、家庭互动、父母受教育程度、父母的经济社会地位、家长的心理健康素养等对儿童青少年心理健康状况有重要影响。

从学校环境的角度而言，儿童青少年的人际关系、学业成绩也对心理健康有直接影响。学校环境中的人际关系既包括师生关系，又包括同学关系。人际关系越和谐的青少年，其心理健康水平越高 [②]。而人际关系中的同学关系对于抑郁的影响最大。与此同时，教师与学生的关系、课堂的师生互动等都对儿童青少年的心理健康有不同程度的影响。

2020 年一项调查研究表明，学习压力感排在影响青少年心理健康的第一位 [③]。家长和教师是青少年遇到心理问题寻求帮助的主要对象，但不少家长和学校教师仍对儿童心理发展规律了解、尊重不足，对心理健康的认知水平不够，在儿童青少年面临心理压力时，为儿童青少年提供的社会支持作用有限。

除此之外，不少研究认为在社会转型背景下，社会环境的一系列变化，包括城乡差异、社会心态、价值标准等的变化，以及互联网媒体对儿童青少年的日益渗透，都会对青少年的心理健康状况产生影响（见图 5）。

[①] 陈祉妍、明志君、王雅芯、刘亚男、翟婧雅：《2020 年中国青少年心理健康素养现状》，载傅小兰、张侃、陈雪峰、陈祉妍《中国国民心理健康发展报告（2019~2020）》，社会科学文献出版社，2021。

[②] 侯金芹、陈祉妍：《2009 年和 2020 年青少年心理健康状况的年际演变》，载傅小兰、张侃、陈雪峰、陈祉妍《中国国民心理健康发展报告（2019~2020）》，社会科学文献出版社，2021。

[③] 陈丹、权治行、艾梦瑶等：《青少年心理健康状况及影响因素》，《中国健康心理学杂志》2020 年第 9 期。

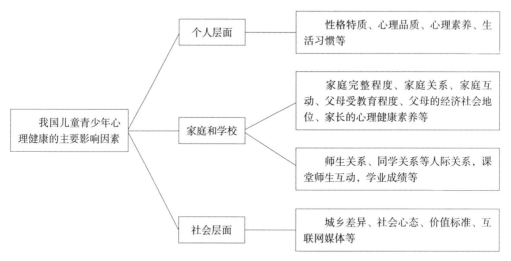

图 5 我国儿童青少年心理健康的主要影响因素

资料来源：作者根据多项有关研究整理

3. 我国儿童青少年心理健康服务和干预的现状

我国政府高度重视儿童青少年心理健康，并不断加强儿童青少年心理健康服务的体制机制建设。2018 年 11 月，卫健委等部门联合发布《全国社会心理服务体系建设试点工作方案》，正式启动社会心理服务体系建设的全国试点工作，提出要逐步建立健全社会心理服务体系，将心理健康服务融入社会治理体系、将心理健康服务纳入健康城市评价。2019 年 12 月，卫健委等 12 部门联合发布《健康中国行动——儿童青少年心理健康行动方案（2019—2022 年）》，要求形成学校、社区、家庭、医疗卫生机构联动的心理健康服务模式。2020 年 1 月和 3 月，国务院应对新型冠状病毒肺炎疫情联防联控机制分别印发《新型冠状病毒感染的肺炎疫情紧急心理危机干预指导原则》《新冠肺炎疫情心理疏导工作方案》，要求强化对困境儿童的心理支持，加强对儿童的心理疏导。2020 年新冠肺炎疫情期间，卫健委编写了《应对新型冠状病毒肺炎疫情心理调适指南》。其中，专门列出了针对儿童和青少年的心理调适方式。2021 年 7 月，教育部发布《关于加强学生心理健康管理工作的通知》，要求学校全方位提升学生心理健康素养，提升及早发现能力和强化预警防控，加强日常咨询辅导服务。

我国青少年心理健康服务呈现数量不足、质量不高、针对性不强、服务体系整合协同不足的特点，距离满足实际需求还有较大差距。目前，我国儿童青少年心理健康服务主要有 3 类。一是基于医疗机构的精神专科服务，主要以有精神障碍的青少年为服务对象。受限于儿童精神科医生数量不多，初级医疗服务体系的医生没有接受过儿童精神病学的专业培训，此类服务的受众也较少。2019 年《柳叶刀》的数据显示，我国合格的儿童精神科医生不足 500 人[①]，也有人指出我国儿童精神科医生有 1000 多人。根据第七次人口普查公报，我国 0～14 岁儿童就有超过 2.5 亿人，儿童精神科医生数量远远不能满足需求。截至 2019 年，以江苏省为例，只有南京脑科医院儿童心理卫生研究中心有专职的儿童青少年精神科医师，但仅有 12 人；在浙江省，只有宁波康宁医院有专职的儿童青少年精神科医师队伍，但也仅有 5 人。近几年，儿童青少年精神科医师和门诊有所增加，但仍未能覆盖所有地市。精神科专门为儿童青少年提供的床位比例非常低。另外，大众对于儿童精神卫生健康知识不足，导致精神卫生资源利用率低。

二是基于学校的心理健康教育和疏导，主要以学生为服务对象，以开设心理健康课程、开展心理健康宣传教育和对重点学生进行心理健康辅导等为主要内容。有部分地区中小学、幼儿园开设了家长学校或在社区设立家庭服务指导点，指导家长学好家庭教育知识，提升与学生的沟通能力。受限于教师的专业

---

① Wu J L, Pan J. The Scarcity of Child Psychiatrists in China［J］. Lancet Psychiatry, 2019, 6（4）: 286-287.

水平，学校开展的心理健康教育和疏导质量得不到保障。近 40% 的大学生认为本校心理咨询师"跟普通老师没什么区别"或"还不如其他老师"[①]。

三是面向所有大众的社会心理咨询服务。主要包括心理援助热线、个体心理咨询与团体心理辅导等服务。但是，我国心理咨询服务起步较晚，心理健康服务体系不完善，社区心理健康服务力量薄弱，专业人员严重不足。截止到 2017 年底，我国专业精神科医师有 3.34 万人，心理治疗师只有约 6000 人，能够提供专业心理咨询服务的心理咨询师不到 3 万人，远低于同等经济条件的其他国家平均水平。世界卫生组织建议，每千人拥有一个心理咨询师是健康社会的平衡点，按这一标准估算，中国还需要 130 万名心理咨询师[②]。此外，心理咨询服务行业人员的资质良莠不齐。2017 年人社部宣布取消心理咨询师资格认证考试，不再颁发心理咨询资格证书，但已取得证书者可继续执业。有研究表明，在心理健康教育服务从业人员的相关培训中，主要是参加短期培训班（31.4%）[③]。这表明心理咨询服务行业人员的专业性还有待加强。

此外，我国心理健康服务还存在重点人群的心理疏导干预针对性不强、筛查和预防工作不完善、针对突发危机事件的儿童青少年心理干预能力不足等现象。重点儿童青少年群体包括面临升学的初三、高三学生，处于贫困、留守、流动、单亲、残疾、遭遇校园欺凌、丧亲等处境不利的学生，精神障碍患者的子女等。对这些重点人群进行有针对性的心理辅导，及时开展心理干预，我国仍处在探索试点阶段。我国青少年心理健康服务目前仍以干预和治疗为主，早期筛查和预防工作仍不完善。大部分学校和社区卫生院尚无能力定期开展心理

---

① 陶金花、姚本先：《高校个体心理咨询现状研究》，《中国卫生事业管理》2015 年第 10 期。

② 央视网：《我国心理健康服务供需失衡严重》。

③ 付艳芬、尹可丽、王剑华：《我国 6 地区心理健康教育服务现状调查》，《中国健康教育》2017 年第 4 期。

测评和早期筛查工作。针对突发危机事件的儿童青少年心理应急救援能力有待加强，救灾预警机制和应急预案中尚未有针对儿童青少年的完善的应急心理救援方案。

儿童青少年心理健康服务的地区差异显著，中西部地区和中小城市是我国心理健康服务工作的薄弱地区。中西部地区心理健康专业人才匮乏，心理健康服务资源供给不足。有研究指出，北京和上海等大城市的儿童精神科医生服务比例与高收入国家持平，但许多中小城市尚无儿童精神科医生[①]。在缺乏儿童精神科医生的地区，往往由成人精神科医生代替诊断和治疗。但成人精神科医生缺乏对儿童心理发育特点和心理问题的了解，不能很好地有针对性地提供服务。欠发达地区，特别是农村地区，主要是社区卫生院或者家庭医生负责儿童的健康保健工作。这些初级医疗服务体系的医生往往没有儿童精神心理方面的训练经历，且仅关注躯体健康，较少关注儿童青少年的心理健康问题，给欠发达地区儿童心理健康问题的筛查和治疗带来了严峻挑战。

（三）职业人群健康管理

职业人群健康管理是推进全生命周期健康管理的重要环节。以人的生命周期为主线，就业年龄段涵盖 15 ～ 64 岁，职业生涯占据生命周期的 1/2。所以，只有职业人群的健康得到保障，才能实现全生命周期人群的健康。同时，职业人群数量庞大。根据第七次全国人口普查结果显示，我国 15 ～ 59 岁人口为 8.94 亿人，占全国人口的 63.35%；与第六次全国人口普查相比，劳动年龄人口比重下降 6.79 个百分点，但劳动年龄人口的总规模仍然较大。

---

① Wu J L，Pan J . The Scarcity of Child Psychiatrists in China ［J］. Lancet Psychiatry，2019，6（4）：286-287.

1. 我国职业人群健康现状

1.1 职业性疾病防治工作取得一定成效，但防治形势依然严峻

党中央、国务院历来高度重视职业病防治工作。2017 年出台《国家职业病防治规划（2016—2020 年）》，部署做好"十三五"时期职业病防治工作，进一步保障劳动者职业健康权益，推进健康中国建设。截至 2019 年底，连续 17 年组织开展职业病宣传周活动，近 10 年累计培训企业负责人和职业健康管理人员 430 万人次[①]。在各项工作的有序推动下，我国职业病防治工作取得一定成效，用人单位主体责任进一步落实、防治体系进一步完善、职业病检测能力进一步提升。数据显示，我国职业病新增病例已呈现下降趋势。我国职业病新增病例数 2019 年较 2018 年下降 17.32%，2018 年较 2017 年下降 12.18%，职业性尘肺病 2019 年较 2018 年下降 18.34%，2018 年较 2017 年下降 14.24%。

尽管取得一定成效，但是当前职业病防治形势依然严峻。

一是，我国职业病病人数量大。根据国家职业病报告数据，截至 2018 年底，全国累计报告职业病 97.5 万例。同时，全国各类职业病新增病例多。《2019 年我国卫生健康事业发展统计公报》显示，2019 年全国职业病共报告新增病例 19428 例。并且，由于职业病具有迟发性和隐匿性的特点，职业健康检查覆盖率低和用工制度不完善等原因，实际发病人数可能远高于报告病例数。

二是，尘肺病等职业病发病率居高不下。根据国家职业病报告数据，以尘肺病为主的职业性肺病是我国最为严重的传统职业病。截至 2018 年底，累计报告职业性尘肺病 87.3 万例，约占报告职业病病例总数的 90%。2019 年，职业性尘肺病及其他呼吸系统疾病新增 15947 例，其中职业性尘肺病 15898 例。此外，职业性化学中毒、职业性耳鼻喉口腔疾病等发病率也一直维持在较高

[①] 国家卫生健康委员会：《2019 年我国卫生健康事业发展统计公报》。

水平。

从行业分布看，报告职业病病例主要分布在煤炭开采和洗选业、有色金属矿采选业以及开采辅助活动行业。根据《2015—2016 年全国职业病报告情况》，煤炭开采和洗选业报告新发职业病 13070 例、有色金属矿采选业报告 4110 例、开采辅助活动行业报告 3829 例，共占职业病报告总数的 66%[①]（见图 6）。

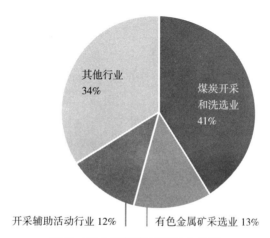

图 6　职业病报告病例行业分布

资料来源：《2015—2016 年全国职业病报告情况》

从时间趋势看，随着社会工业化和技术发展，传统职业病疾病谱发生了重大改变。与 1998—2007 年相比，2008—2017 年间物理因素所致职业病报告病例数增加了 102.39%，是前 10 年报告病例数的 2.02 倍。以职业病病种为分类标准，煤工尘肺、硅肺的发病率始终分别位列第 1 位和第 2 位；职业性铅及其化合物中毒的发病率在 2014 年前列第 3 位，2015 年以后职业性噪声聋、职业

---

①　国家卫生计生委规划与信息司：《2016 年我国卫生和计划生育事业发展统计公报》。

性布鲁氏菌病发病率分别上升到第 3 位和第 4 位 [①]。

1.2 职业伤害依然是导致我国职业人群缺勤、残疾、死亡的重要原因

职业伤害仍是我国重要的公共卫生问题。《2020 年度人力资源和社会保障事业发展统计公报》显示，全国参加工伤保险人数为 26763 万人，其中全年认定（视同）工伤者 112 万人，与 2019 年基本持平，而全年评定伤残等级人数为 60.4 万人。中国职业性伤害的高发不可小觑。

1.3 新的职业健康危害因素不断出现，疾病和工作压力导致的生理、心理等问题已成为亟待应对的职业健康新挑战

随着我国经济转型升级，新技术、新材料、新工艺广泛应用，新的职业、工种和劳动方式不断产生，职业病危害因素更为多样、复杂，社会心理因素和不良工效学因素所致精神疾患和肌肉骨骼损伤等工作相关疾病问题日益突出。这些疾病并不属于法定职业病范畴，但与职业人群接触的健康有害因素相关，会直接影响劳动者健康。

一是，职业人群心理健康问题引发广泛关注，其中抑郁和焦虑是最为常见的职业人群心理健康问题。《中国国民心理健康发展报告（2020）》数据显示，2019 年，在科技工作者中有 24.0% 有一定程度的抑郁表现，6.4% 属于高风险群体；42.2% 的人有轻度焦虑表现，有 8.8% 的人有中度焦虑问题，有 4.5% 的人有重度焦虑问题。在医务工作者中，有 27.7% 的人员存在抑郁倾向，19.8% 的人员存在焦虑倾向。

二是，工作相关肌肉骨骼疾患发病率逐年上升。主要表现为身体局部肌肉

[①] 侯颖：《新时期职业病防治形势分析及对策建议》，《城市建设理论研究（电子版）》2018 年第 32 期。

疼痛、麻木、活动功能受限等症状，多见于颈、肩和腰背部[①]。根据《亚洲最佳职场：工作场所及员工健康评估报告》针对 15000 名员工的调研数据显示，63.1% 的受调查员工报告了肌肉骨骼不同部位不同程度的疼痛，40% 员工腰部有不同程度的疼痛或麻木。

2. 职业健康管理体系的发展现状

2.1 职业健康管理体系的政策进展

我国职业人群健康管理政策，逐渐由探索与完善职业病防治体系，向建设全方位、全周期的职业健康管理体系转型。当前，中国特色社会主义进入新时代，职业健康保护已经成为提升人民群众健康获得感、幸福感和生活质量的重要基础。

2017 年，健康中国战略的提出推动了国内职业人群健康管理的关注重点从职业卫生向职业健康管理转变。2018 年，《中华人民共和国职业病防治法》（以下简称《职业病防治法》）第四次修订，将多处职业卫生修改为职业健康。2019 年，国家卫健委发布《健康中国行动（2019—2030 年）》，职业健康保护行动是 15 项重大行动之一。此项行动兼顾了传统职业病的防治和新型职业健康危害因素的应对，分别提出了劳动者个人、用人单位、政府应采取的举措及行动（见图 7）。这标志着我国将从以工作场所职业病危害控制和职业病诊断治疗为中心，加快转变到以劳动者健康为中心上来，不断推动用人单位落实职业健康的主体责任，提升劳动者个人的健康保护意识，促进政府和社会持续为劳动者提供全方位、全周期的健康服务。

[①] 吴金贵、钮春瑾、唐传喜、卢国良：《职业紧张对城市职业人群颈，肩，腰部症状的影响》，《职业与健康》2015 年第 15 期。

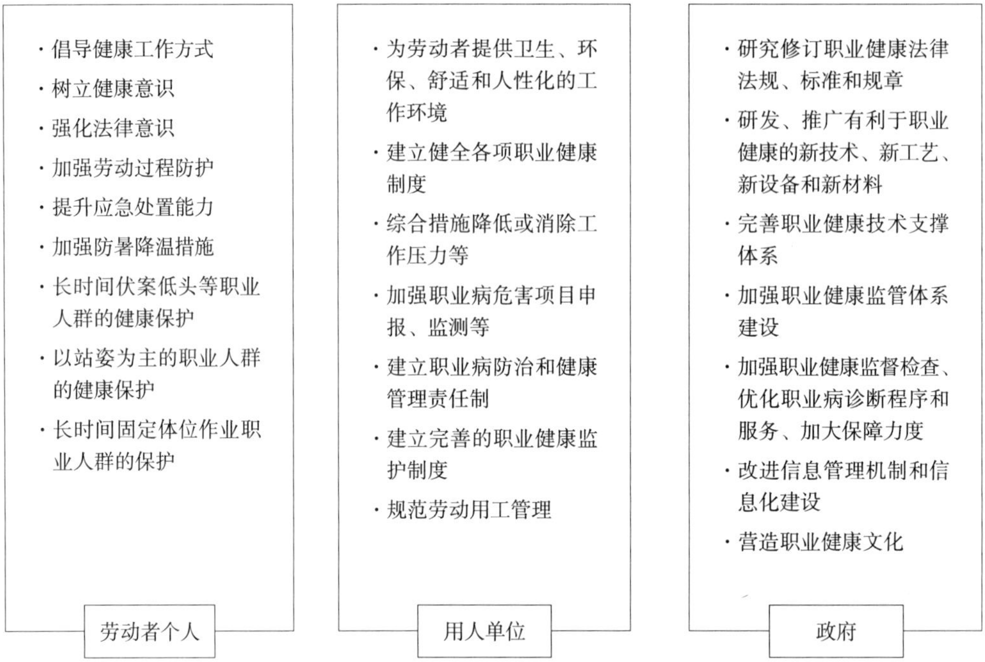

·倡导健康工作方式 ·树立健康意识 ·强化法律意识 ·加强劳动过程防护 ·提升应急处置能力 ·加强防暑降温措施 ·长时间伏案低头等职业人群的健康保护 ·以站姿为主的职业人群的健康保护 ·长时间固定体位作业职业人群的保护	·为劳动者提供卫生、环保、舒适和人性化的工作环境 ·建立健全各项职业健康制度 ·综合措施降低或消除工作压力等 ·加强职业病危害项目申报、监测等 ·建立职业病防治和健康管理责任制 ·建立完善的职业健康监护制度 ·规范劳动用工管理	·研究修订职业健康法律法规、标准和规章 ·研发、推广有利于职业健康的新技术、新工艺、新设备和新材料 ·完善职业健康技术支撑体系 ·加强职业健康监管体系建设 ·加强职业健康监督检查、优化职业病诊断程序和服务、加大保障力度 ·改进信息管理机制和信息化建设 ·营造职业健康文化
劳动者个人	用人单位	政府

图 7　职业健康保护行动框架

资料来源：根据《健康中国行动（2019—2030 年）》相关内容整理

2.2 职业人群健康管理组织体系

卫健委、中华人民共和国应急管理部等有关部门，中华全国总工会等群众组织共同构建起我国职业人群健康管理组织体系。其中，卫健委是我国职业人群健康管理的重要技术支持部门。2018 年新组建的国家卫生健康委员会专设有职业健康司，其主要职责为拟订职业卫生、放射卫生相关政策、标准并组织实施。主要包括：开展重点职业病监测、专项调查、职业健康风险评估和职业人群健康管理工作，协调开展职业病防治工作等。中华人民共和国应急管理部是安全生产的主管部门。国务院安全生产委员会设立于该部门下作为议事机构，同时下设有安全生产执法和工贸安全监督管理局这一机关司局，承担冶金、有色、建材、机械、轻工、纺织、烟草、商贸等工贸行业安全生产基础和执法工作。中华全国总工会是中国共产党领导的职工自愿结合的工人阶级群众组织。其主要相关职责包括：对有关职工合法权益的重大问题进行调查研究，参与职工重大伤亡事故的调查处理等。近年来，负责开展了"职业健康达人""职业健康传播"作品评选等活动，对营造职业健康社会氛围、加强职业人群健康意识起到了重要作用。另外，人力资源社会保障部负责职工工资福利、各类保险的管理统筹工作，如协助卫健委开展类似于尘肺病重点行业工伤保险有关工作。

2.3 我国职业健康管理研究和实践

2007 年，由中国疾病预防控制中心职业卫生与中毒控制研究所资助并启动了全国工作场所健康促进试点项目（The National Project of Workplace Health Promotion），通过借鉴国际工作场所健康促进（Workplace Health Promotion，WHP）理论，在北京、天津、河北、辽宁、江苏、山东、河南、广东和海南等 9 个省（市）的 22 家企业开展试点。经过分析与评估试点情况，以建立工作网络和协作机制为前提、以专业职防机构技术支持为基础、以 PDCA（计划、执行、检查、处理）理念作为主线来运行项目和持续改进的工作模式是科学、可行的[1]。

2019 年，全国爱卫办等部门联合发布了《关于推进健康企业建设的通知》《健康企业建设规范（试行）》，向全国各级各类企业开展健康企业建设和评选活动。评估指标体系秉持"大卫生、大健康"理念，实施"把健康融入所有政策"策略，坚持"共建共享"；强调预防为主，全方位、全周期保障职业人群健康。评估内容包括建立健全管理制度、建设健康环境、提供健康管理与服务、营造健康文化 4 个方面（见图 8）。

---

[1] 李霜、李涛、张巧耘等：《全国工作场所健康促进试点项目干预策略探索》，《中华劳动卫生职业病杂志》，2013 年第 4 期。

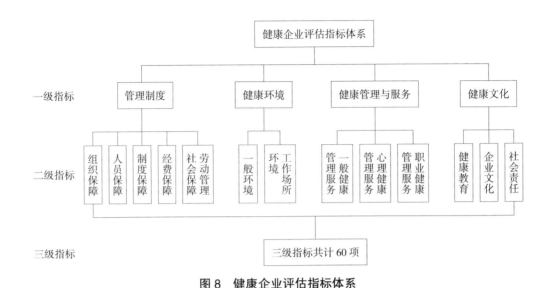

图 8　健康企业评估指标体系

资料来源:《全国工作场所健康促进试点项目干预策略探索》

中国疾病预防控制中心慢性病中心主办的职业人群"万步有约"百日健走活动,通过"互联网+健康"的新模式开展职业人群健康促进活动。该项目从 2016 年正式开展,至 2021 年已举办至第六届,大赛累计覆盖到 1216 个县区、超过 150 万人参赛,营造了全民健走、全民健康的积极氛围。

3. 我国职业人群健康管理面临的问题和挑战

当前,我国经济结构、劳动力结构发生深刻变化,技术进步促进了职业健康事业的发展,也对新时代的职业健康工作提出了新的挑战。随着产业结构调整,我国第一、第二产业减少,第三产业明显增多,技术阶层特别是白领劳动者在职业分布中所占比例升高,其面临的职业健康问题也日渐突出。同时,技术进步改变着人们的工作方式、工作环境、工作条件,也可能会影响职业伤害、死亡和疾病模式。如,伴随高新技术产业发展,传统职业危害向后工业化时代转变;材料科学和新材料、医药科学和生物医学工程等可能在技术进步的同时产生未知或新的职业危害 [①]。

在新的发展形势下，我国职业人群健康管理主要面临以下挑战：

一是，职业健康管理的相关政策仍存在大量空缺。当前，多数政策围绕职业病防治展开，对于新型职业健康危害的关注不够。同时，目前出台的健康促进政策的主体也缺乏针对工作场所职业人群的健康管理。有关部门需组织开展相关调查，研究制定规范标准，提出防范措施，以应对职业健康新问题。

二是，职业健康监管体系建设仍需加强。尽管健康中国行动中对劳动者个人、用人单位、政府 3 个层面提出了要求，但是相关监督考核的主责部门、考核内容和范围、考核结果应用反馈等尚不明确。未来仍需进一步健全职业健康监管执法队伍，督促用人单位落实职业病防治的有关责任。

三是，体系发展所需的支撑条件亟待进一步推进。首先是理论建设尚不完善。目前，在政策制定与项目实施中缺乏有效的模式准则或工具包，也缺乏职业人群健康管理的理论指导。同时，职业人群健康管理的技术有待发展。以职业人群健康管理数据库及信息利用为例，目前国内仅重点职业病监测数据和上报体系较为完善，其他例如体检数据、职业健康检查数据、慢性病患病等数据管理和利用还存在不足。此外，职业人群中健康责任和健康意识等良好氛围的塑造依然任重道远。不同类型职业的人群中差异化较大，对个人健康责任和健康意识也参差不齐，重视健康、重视职业风险、在工作中保护健康等社会氛围还尚未形成。

（四）慢性病防控

慢性非传染性疾病（以下简称慢性病）通常潜伏期长，发病隐匿，且一旦发病不能治愈或很难治愈，预后差、易复发，并伴有严重的并发症，已成为危

[①] 李涛、李霜：《健康中国战略与职业健康保护》，《中国职业医学》2020 年第 5 期。

害我国人民健康的主要问题，也是全球关注的焦点。

1. 中国慢性病与慢性病管理的概述

1.1 中国慢性病的现状

随着我国经济社会发展和卫生健康服务水平的不断提高，过去 20~30 年间，中国居民人口的健康状况有了显著的改善，人口的平均预期寿命和健康预期寿命也显著提高。但随着人口老龄化程度加深、生活方式转变、空气污染等多方面多层次的原因，中国慢性疾病的负担日益上升，威胁各个年龄段人群的健康，主要呈现以下特征。

第一，慢性病疾病谱变化。据世界卫生组织 2018 年的报告[1]，每年有 4100 万人死于慢性病，占总死亡的 71%，且发病具有年轻化的趋势。我国的慢性病现状也不容乐观，从 1990 年到 2019 年我国慢性病负担占总疾病负担比例不断上升[2]，到 2019 年我国因慢性病导致的死亡占总死亡的 88.5%，其中心脑血管病、癌症、慢性呼吸系统疾病死亡比例为 80.7%[3]。到 2019 年，中国排名前 10 的死因中前 9 名病种都属于慢性病，变化趋势见图 9。根据《中国卫生健康统计年鉴（2020）》中的数据，2019 年我国城市居民与农村居民的主要死亡原因构成中，心脑血管疾病（包括心脏病与脑血管病）、恶性肿瘤与呼吸系统疾病均占据前 3 席；这 3 类疾病导致的死亡人数占总死亡人数的 80.35%（城市）与 80.81%（农村）；老年慢性病患 者的死亡率明显高于其他年龄组别，男性患者的死亡率明显高于女性。

---

[1] World Health Organization, Noncommunication diseases［EB/OL］.［2020-4-21］. https://www.who.int/en/news-room/fact-sheets/detail/noncommunicable-diseases.

[2] GBD 2019 Diseases and Injuries Collaborators（2020）.

[3]《中国居民营养与慢性病状况报告（2020 年）》。

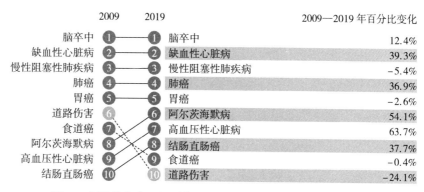

● 慢性病

● 损伤

图 9　中国前十大死因引起死亡人数变化情况

资料来源：《1990—2019 年 204 个国家和地区 369 种疾病和伤害的全球负担：全球疾病负担研究的系统分析 2019》，《柳叶刀》，2020

第二，卫生费用增加。近 10 年全国卫生总费用和人均卫生费用都呈逐年上升趋势。在 2019 年卫生总费用达到了 6.6 万亿元，约占国内生产总值（GDP）的 6.6%。图 10 为人均卫生费用和卫生总费用占 GDP 的百分比变化情况。据估计，2010—2030 年间心血管疾病、癌症、慢阻肺、糖尿病、心理疾病为我国带来的经济负担将达到约 50 万亿元[①]。

第三，行为风险因素增加。实际上居民日常不良的生活方式也是慢性病发生的重要诱因。虽然 2020 年数据显示居民吸烟率、二手烟暴露率、经常饮酒率比照 2015 年均有所下降，但家庭人均每日烹调用油达 43.2 克，超过一半的居民高于每天 30 克的推荐值上限。同时，居民在外就餐比例不断上升，食堂、餐馆、加工食品中的油、盐也应引起关注。而且居民超重、肥胖问题不断凸显，

[①]　Bloom D E, Chen S, Kuhn M, et al. The economic burden of chronic diseases: estimates and projections for China, Japan, and South Korea [J]. The Journal of the Economics of Ageing, 2020.

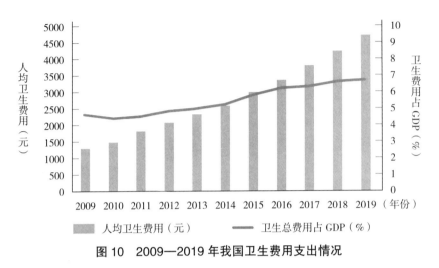

图 10　2009—2019 年我国卫生费用支出情况

资料来源：根据《中国统计年鉴》整理

与 2015 年发布结果相比分别增加 3.4 千克和 1.7 千克。城乡各年龄组居民超重、肥胖率继续上升 [①]。

上述情况表明，我国慢性病的发展趋势尚未得到有效控制，卫生费用连年走高，与慢性病相关的行为风险因素也居高不下，开展面向各类慢性病人群的全过程、全生命周期的慢性病管理已迫在眉睫。

1.2 中国慢性病管理的发展

我国的慢性病管理实施历程大致可以划分为 3 个阶段 [②]：第一阶段（2009 年之前）：初步确立。1990 年中国主要疾病负担慢性病占比为 60.62%，2009 年慢性病负担占比上升到 80.25%。这阶段我国慢性病情况迅速恶化，在该阶段中，我国的慢性病管理实践逐渐从多个地区开始试点管理并推广。此后，我国不断发布了各类关于慢性病的政策，关注慢性病防控。第二阶段（2009—2014

---

①　《中国居民营养与慢性病状况报告（2020 年）》。

②　武留信：《中国健康管理与健康产业发展报告（2018）》，社会科学文献出版社，2018。

年）：政策落实。2009 年新医改方案正式公布，政府开始为居民提供各类基本公共卫生服务，其中就包含了对高血压和糖尿病的管理。卫生部等 15 部门发布了《中国慢性病防治工作规划（2012—2015 年）》。截至 2014 年，共发布了 164 项与非传染性疾病相关的国家级法律、法规和政策，其中大部分在 2009 年之后发布[1]。第三阶段（2015 年至今）：全面发展。2015 年，国务院办公厅发布《关于推进分级诊疗制度建设的指导意见》，提出将慢性病分级诊疗作为突破口，逐步建立起适合我国国情的分级诊疗制度。2016 年我国发布《"健康中国 2030"规划纲要》，其中强调"实施慢性病综合防控战略，加强国家慢性病综合防控示范区建设。强化慢性病筛查和早期发现，针对高发地区重点癌症开展早诊早治工作，推动癌症、脑卒中、冠心病等慢性病的机会性筛查。基本实现高血压、糖尿病患者管理干预全覆盖，逐步将符合条件的癌症、脑卒中等重大慢性病早诊早治适宜技术纳入诊疗常规。到 2030 年，实现全人群、全生命周期的慢性病健康管理，总体癌症 5 年生存率提高 15%。重大慢性病过早死亡率到 2030 年比 2015 年降低 30%"。

2017 年国务院发布《中国防治慢性病中长期规划（2017—2025 年）》，强调到 2020 年，慢性病防控环境显著改善，降低因慢性病导致的过早死亡率，力争 30～70 岁人群因心脑血管疾病、癌症、慢性呼吸系统疾病和糖尿病导致的过早死亡率较 2015 年降低 10%。到 2025 年，慢性病危险因素得到有效控制，实现全人群、全生命周期健康管理，力争 30～70 岁人群因心脑血管疾病、癌症、慢性呼吸系统疾病和糖尿病导致的过早死亡率较 2015 年降低 20%。逐步提高居民健康期望寿命，有效控制慢性病疾病负担。

密集政策的出台体现了政府对慢性病的高度重视，但是从 2009 年到 2019

---

[1] Wu, F., Narimatsu, H., Li, X., Nakamura, S., Sho, R., Zhao, G., Nakata, Y., &Xu, W. Non-communicable diseases control in China and Japan. Globalization and health, 2017, 13（1）, 91.

年间，中国慢性病负担依然不断增加，慢性病负担占比从 80.25%（2009 年）增加到 84.93%（2019 年）[1]，慢性病造成的疾病负担上升趋势并没有得到有效遏制。中国面临着慢性病防控的巨大挑战，慢性病有效防控在新冠肺炎疫情全球肆虐之际显得更为重要。尽管我国目前新冠肺炎疫情防控良好，但是不得不承认慢性病患者叠加新冠肺炎病毒感染会提高患者重症率和死亡率[2]，无法有效控制慢性病对国民健康的威胁有了另一层重要的含义。

主要的慢性病（如糖尿病、心血管疾病、癌症、慢性呼吸道疾病和精神障碍）通常与老年群体有关，但有证据表明，它们影响所有年龄段的人。慢性病的预防在针对问题的根源时最为有效。以慢性病共病（患有两种及以上慢性病）为例，尽管老年人是共病的高发人群，但是研究显示中国 30～60 岁人群患有共病的绝对数量高于 60 岁以上人群，主要是因为 30～60 岁人口基数较大[3]，反映了慢性病的防控不仅需要着眼于老年人，也需要关注青壮年群体。如果要实现"健康中国 2030"关于慢性病防治的相关指标，亟须采取早期、适当、及时和集体的行动和干预。生命历程方法是一种包容性的方法，它考虑到所有年龄组的需求，并在其最初阶段解决慢性病的预防和控制问题，是世界卫生组织预防和控制慢性病全球行动计划的建议[4]。

---

① Zhou M，Wang H，Zeng X，et al. Mortality，morbidity，and risk factors in China and its provinces，1990–2017：a systematic analysis for the Global Burden of Disease Study 2017［J］. The Lancet，2019，394（10204）：1145–1158.

② Banerjee A，Pasea L，Harris S，et al. Estimating excess 1–year mortality associated with the COVID–19 pandemic according to underlying conditions and age：a population–based cohort study［J］. The Lancet，2020，395（10238）：1715–1725.

③ Zou，S.，Wang，Z.，Bhura，M.，Zhang，G.，&Tang，K. Prevalence and Associated Socioeconomic Factors of Multimorbidity in 10 Regions of China：An Analysis of 0.5 Million Adults. Journal of Public Health（Oxford，England），2020，204.

④ Mikkelsen，B.，Williams，J.，Rakovac，I.，Wickramasinghe，K.，Hennis，A.，Shin，H.R.，Farmer，M.，Weber，M.，Berdzuli，N.，Borges，C.，Huber，M.，& Breda，J. Life Course Approach to Prevention and Control of Non–communicable Diseases. BMJ（Clinical Research ed.），2019，364，1257.

衡量疾病对人群健康的影响主要是看其造成的疾病负担，包括死亡和疾病伤残。降低死亡和疾病伤残需要两个步骤协同作用，首先，需要从源头减少慢性病发生率，或者推后慢性病患病时间；其次，要减少慢性病引起的并发症，及时发现并发症病，进行治疗，减轻慢性病造成的疾病负担。本文将从降低慢性病发病率和强化慢性病管理减少疾病负担两个阶段进行分析，以助力全生命周期视角下的"健康中国2030"战略。

2. 中国慢性病疾病负担增加的原因

根据全球疾病负担的数据研究显示，中国慢性病造成的各年龄段疾病伤残实际上呈现了下降趋势，但是整体上中国全年龄段人群的疾病伤残负担在上升，很重要的一个原因就是我国正在迅速步入老龄化社会，老年人口因为其生理学特性更容易患有慢性病，老年人口比例不断上升导致总体上慢性病负担增加。人口老龄化问题不是短期可以进行逆转的，但这不妨碍分析除了老龄化因素之外造成慢性病负担增加的原因。除了老龄化因素以外，导致我国慢性病总负担日益增加的其他因素，包括因慢性病危险因素没有得到有效控制造成的疾病发病率增加，以及因慢性病管理能力不足导致的疾病负担增加。

2.1 已有危险因素控制初见成效，新兴危险因素不断涌现

目前针对慢性病的传统危险因素，如吸烟、体力不足等问题的控制成效尚不显著，不仅增加了慢性病的发病风险，而且也影响慢性病患者的疾病管理。以烟草控制为例，中国目前仍然面临较为严重的吸烟问题，尽管近些年控烟取得了一定成效，但是实现"健康中国2030"的目标，尚需利用诸如提高烟草税等国际上循证支持控烟政策工具，以最大程度减少吸烟率[1]，尤其是减少贫困人口的吸烟率，不仅减少其经济负担，也可降低远期慢性病相关医疗支出，减轻

---

[1] Goodchild, M., &Zheng, R. Tobacco control and Healthy China 2030. Tobacco control, 2019, 28（4），409–413.

或消除因病致贫和造成灾难性卫生支出的风险。

除了烟草，国际上逐渐意识到酒精和游离糖带来的疾病负担日益严重。首先，更多证据证实饮酒不存在所谓的安全剂量，只要饮酒就会增加癌症发病风险[1]；其次，需要立法管控食品中钠、游离糖和饱和脂肪的添加，保障群众消费到健康的产品，构建健康的膳食环境。可以借鉴类似给烟草加税的方式，通过相关政策鼓励居民消费新鲜蔬菜和水果，构建负责人的农业生产和销售体系[2]，但是目前对上述问题尚未形成国际有效法规。尽管国际上对上述产品缺少相关明确立法，但是政府更多地都在酝酿通过对上述产品增加税收的方式减少上述产品的消费，我国也应抓住机会，紧跟国际趋势甚至领先其他国家，通过立法等形式强化对上述不健康产品的管制，为全球其他国家提供实践经验。

2.2 慢性病管理服务范围有限，管理效果不尽如人意

尽管我国 2009 年推出了基本公共卫生服务，尝试对基层医疗机构的高血压和慢性病两大疾病进行管理，虽然覆盖率不断扩大，但是目前仍然面临着覆盖率不足以及管理效果不尽如人意的挑战。首先，有大量慢性病患者并未被纳入基层规范化管理。根据 2013 年数据，以糖尿病为例，仍有 65% 的糖尿病患者不知道他们患有糖尿病，只有不到 1/3 的糖尿病患者接受了治疗，接受治疗的患者当中不到一半（49.2%）血糖得到了控制[3]。其次，慢性病管理效果不佳。2018 年数据显示，自报糖尿病患者的血糖正常率仅为 39.4%，城市地区（41.5%）高于农村地区（35.4%）；自报高血压患者正常率为 59.3%，城市地区

---

① Alcohol Drinking and Risks of Total and Site - specific Cancers in China：A 10 - year Prospective Study of 0.5 Million Adults.

② Branca, F., Lartey, A., Oenema, S., Aguayo, V., Stordalen, G.A., Richardson, R., Arvelo, M., &Afshin, A. Transforming the Food System to Fight Non-communicable Diseases.BMJ（Clinical research ed.）, 2019, 364, 1296.

③ Wang L, Gao P, Zhang M, et al. Prevalence and Ethnic Pattern of Diabetes and Prediabetes in China in 2013. JAMA, 2017, 317（24）：2515–2523.

（65.6%）高于农村地区（51.5%）[①]。根据调查，仅有1/3的基层医生认为目前基层对糖尿病、高血压管理效果比较好。无论从患者角度还是从服务提供方的角度，目前以糖尿病和高血压为主的慢性病基层管理质量都不尽如人意[②]。上述疾病包含在得到国家专项经费支持开展的慢性病项目中，效果仍有待提高，目前尚未纳入基本公共卫生服务的慢性病面临的状况可能更为严峻。

三、支付贯穿的全生命周期健康政策进展

1. 儿童营养、青少年心理健康、职业人群、中老年慢性病的政策进展框架

根据全生命周期的不同阶段，本文对2016年以后在儿童营养、青少年心理健康、职业人群健康管理、中老年人慢性病管理、贯穿全生命周期的支付战略等不同领域取得的政策进展进行回顾梳理，将现有政策和前文相关领域健康问题结合，进而提出政策建议。

过去5年，随着我国脱贫攻坚取得巨大进展，儿童营养相关的政策也接连受到关注。2016年国家出台《"健康中国2030"规划纲要》指出加强对学校、幼儿园等营养健康工作的指导，实施健康儿童计划，继续开展重点地区儿童营养改善项目。为落实这一要求，2017年国务院办公厅印发《国民营养计划（2017—2030年）》，将儿童列为重点关注人群，要求各级政府对其进行全面的膳食营养知识普及、合理的膳食引导与及时的营养情况监测，并推动营养立法保障工作。计划提出重点改善农村与贫困地区的儿童营养状况，提高学生在校就餐条件，以及对相关儿童的营养健康状况和面临的食品安全风险进行检

[①] 国家卫生健康委统计信息中心：《2018年全国第六次卫生服务统计调查报告》，人民卫生出版社，2021。

[②] 见本书专题四：《慢性病基层医防协同管理研究》调查结果。

测与评估。2017 年，国家卫计委^①也发布《学生餐营养指南》，明确学生三餐所应提供的能量、维生素供应量、食物的种类与数量及相应的配餐原则，优化学生餐质量，改善学龄儿童营养状况，以此解决儿童营养不良状况。2017 年，党的十九大报告中提出健康中国战略。2019 年印发的《健康中国行动（2019—2030 年）》的 15 项重大行动中，推动合理膳食行动与促进中小学健康行动均与儿童营养相关，从个人、家庭、社会和政府 4 方面提出行动目标，保障学生健康发展。2020 年，《校园食品安全守护行动方案（2020—2022 年）》出台，明确要求落实好农村义务教育学生营养改善计划，保障学生营养餐的质量安全。针对儿童与青少年的超重与肥胖现象，国家卫健委联合多部门出台了《儿童青少年肥胖防控实施方案》，明确家庭、学校、医疗卫生机构和政府的责任，降低儿童肥胖和超重率。

在儿童青少年心理健康方面，2016 年印发的《"健康中国 2030"规划纲要》提出要促进心理健康，加大对包括儿童青少年在内的重点人群心理问题早期发现和及时干预力度。2019 年印发的《健康中国行动（2019—2030 年）》将心理健康促进行动纳入 15 项重大行动之中，并提出到 2030 年，90% 以上的中小学须配备专职心理健康工作人员的约束性指标。同年，国家卫健委联合多部门出台《健康中国行动——儿童青少年心理健康行动方案（2019—2022年）》，要求学校和医疗卫生机构等对儿童青少年、家长及教师等加强心理健康宣传，传播心理健康知识，重视各类突发事件中受影响儿童青少年人群的应急心理援助，制定完善相关方案，有效开展心理危机干预。2020 年，国家卫健委发布《探索抑郁症防治特色服务工作方案》，提出要加大重点人群干预力度，将抑郁症筛查纳入高中和高等院校学生健康体检内容。

---

① 2018 年，因职责整合，组建国家卫生健康委员会，卫计委不再保留。

在职业人群健康政策法规方面，2016 年《"健康中国 2030"规划纲要》印发之后，我国对职业人群健康的关注重点从职业病转向职业健康管理，政策制定也在向职业人群综合性的健康管理方向发展。2016 年，全国爱国卫生运动委员会印发了《开展健康城市健康村镇建设的指导意见》，强调了企业是对人群进行健康管理的重要场所，提出推进健康企业建设行动，明确了健康企业的建设要求。2018 年《职业病防治法》第四次修订，将许多职业卫生字眼改为职业健康，说明当代社会职业人群的健康需求不仅与传统职业病防治相关，还需要进一步关注完善企业员工社会心理环境、企业健康教育与健康促进等内容。2019 年印发的《健康中国行动（2019—2030 年）》将职业健康保护行动纳入 15 项重大行动之中，对传统职业病防治提出了行动目标，同时明确提出要拓宽职业健康范围，将工作压力、肌肉骨骼疾病等新职业病纳入保护范围，鼓励用人单位做好员工健康管理，建立保护劳动者健康的相关制度。

在中老年慢性病防治方面，2016 年印发的《"健康中国 2030"规划纲要》提出要促进慢性病全程防治管理服务同居家、社区、机构养老紧密结合，加强老年常见病、慢性病的健康指导和综合干预，强化老年人健康管理。2017 年印发的《"十三五"健康老龄化规划》强调对老年人心脑血管疾病、糖尿病、恶性肿瘤、呼吸系统疾病、口腔疾病等常见病、慢性病的健康指导和综合干预。2019 年印发的《关于建立完善老年健康服务体系的指导意见》明确指出要加强老年人群重点慢性病的早期筛查、早期干预及分类管理。同年《健康中国行动（2019—2030 年）》将老年人健康促进行动纳入 15 项重大行动之中，将做好慢性病管理纳入个人和家庭的行动目标，明确指出患有慢性病的老年人应配合医生积极治疗，做好自我管理，延缓病情进展，减少并发症。

2. 贯穿全生命周期的健康支付的实践

2.1 实行多元复合式医保支付方式

我国政府自新医改以来，积极促进总额预付制下的多元复合型支付方式发展，针对不同医疗服务特点进行医保支付方式分类改革。对住院医疗服务，主要按病种、按疾病诊断相关分组（DRGs）付费；对长期、慢性病住院医疗服务可按床日付费。对基层医疗服务，探索按人头付费，并进一步与慢性病管理相结合。对不宜打包付费的复杂病例和门诊费用，按项目付费。探索符合中医药服务特点的支付方式，鼓励提供和使用适宜的中医药服务。随着各地区创新试点陆续展开，我国医疗保险复合型支付方式得到广泛实施。

2.2 重点推行按病种付费，开展按疾病诊断相关分组付费试点

按疾病诊断相关分组支付方式在全国各地快速发展。其中，福建三明市全面实施了按疾病诊断相关分组付费（C-DRG）；云南省玉溪市和楚雄市也全面开展了按疾病诊断相关分组付费；辽宁新农合对全省县级公立医院实行了按疾病分组付费，打造成辽宁模式的按疾病诊断相关分组付费。按疾病诊断相关分组付费所覆盖的住院患者呈增长趋势，按疾病诊断相关分组付费支出占医院医药总收入比重逐年上升。

2.3 开展基于大数据的病种分值付费（DIP）试点

病种分值付费是基于一般均衡理论，利用我国医疗大数据优势及相关技术，形成的以疾病为特征的打包支付方式。基于大数据的病种分值付费相较于传统按病种分值付费方式，综合考虑了小概率事件的个性特征对医疗服务收入及成本的影响，更加适应临床的复杂多样。2020 年 11 月，《国家医疗保障局办公室关于印发区域点数法总额预算和按病种分值付费试点城市名单的通知》（医保办发〔2020〕49 号）发布，将 27 个省（自治区、直辖市）71 个城市纳入基于大数据的病种分值付费试点。

2.4 完善按人头付费、按床日付费等支付方式

当前，医联体建设正在逐步推进，其新机制将改变不同医疗卫生机构之间的经济关系和行为，有利于医管中心对预付总额的测算。医联体建设需要科学的医疗保险支付方式做支撑。在此背景下，福建、青海、浙江等开展了一系列支付方式改革实践，获得一定成效和经验。各地基层医疗机构门诊广泛试点或应用了按人头付费方式，并在部分地区进一步与家庭医生和门诊慢性病管理相结合。如浙江省在 11 个县将按人头付费与家庭医生签约相结合，江西省将按人头付费与慢性病管理相结合等。

在取消药品加成后，医院的收入主要源于政府补助和市场性收入两方面，而医保是市场性收入的部分来源。随着基本医疗保障制度日益完善，医保付费占医疗机构收入的比例逐步提高，从 2000 年的 3%～4%，到 2009 年的 36.7%，再到新医改后 2018 年的 53%。若将 2018 年医保付费占比的 53% 按"医保实际补偿比"或"范围内补偿比"进行换算，则总体上医疗卫生机构收入的 80% 左右来自医保基金。医保收入是维持医院稳定运营的重要途径，政府补助占比仍较低；在医保作为主要筹资渠道的格局下，医保付费占比将越来越多，是医院的重要收入来源。通过医保支付手段的改革，可合理控制医疗费用增长，保证医保资金收支平衡，有效预防支付风险。

3. 全生命周期健康支付面临的问题和挑战

一是健康支付体系以医保支付为主，商业健康保险保障力度有限，多层次全生命周期健康支付体系尚不完善。

目前，我国已经基本建成了以医疗救助层为保底层，基本医疗保险为主体层，商业健康保险和其他医疗保险为补充层的中国特色多层次健康支付体系。从保底层来看，医疗救助政策框架基本建立，对减轻贫困群众负担起到积极作用。截至 2019 年底，全年支出城市低保资金 519.5 亿元，农村低保资金 1127.2

亿元。支出农村特困人员救助供养资金 346.0 亿元，支出城市特困人员救助供养资金 37.0 亿元，支出临时救助资金 141.1 亿元。从主体层来看，基本医疗保险运行平稳，基本实现参保全覆盖。2020 年参加全国基本医保的有 136131 万人，参保率稳定在 95% 以上。医保基金总收入 24846 亿元，比上年增长 1.7%，占当年 GDP 比重约为 2.4%；总支出 21032 亿元，比上年增长 0.9%，占当年 GDP 比重约为 2.1%；累计结存 31500 亿元。从补充层来看，我国商业健康保险实现较快发展。2020 年我国商业健康保险规模为 8173 亿元，同比增长 16%。商业健康保险密度 579.7 元 / 人，保险深度 0.8%，同比分别上涨 15% 和 13%。

然而，从具体运行情况来看，我国多层次健康支付体系依然面临诸多问题。其中，各层次衔接低效是当前我国多层次健康支付体系面临的主要挑战。一方面，我国医保体系主体层发展迅速，而保底层和补充层发展不足，不同层级之间衔接度很低。从医药卫生费用支付结构来看，政府、基本医保和个人支出占比均在 30% 左右，而健康险赔付占比不足 5%。2020 年，我国健康险赔付仅为 2921 亿元，与 2.1 万亿元的基本医保支出相比，保障力度十分有限。从国际经验看，面对高额医疗卫生开支，各国政府逐渐升级传统医保模式。德国、加拿大、法国等国家，健康险赔付所占比重平均在 10% 以上，美国则高达 37%。随着经济社会转型发展，政府、基本医保和个人压力将不断加大，商业健康险的作用有待进一步发挥。另一方面，不同层次的管理体制不同，协同发展受限，难以形成不同机制协调互补、良性竞争的局面。各层次之间衔接低效直接导致医保政策难以形成合力，现有的健康支付体系难以满足人们日益增长的健康保障需求。

二是慢性病费用增长迅速，健康管理健康促进等支付不足，"医防隔离"现象严重。

慢性病是我国健康支付体系面临的重大挑战。截至 2020 年，我国慢性病患者已超过 3 亿人，慢性病致死人数已占到我国因病死亡人数的 80%。在年轻化发展趋势的作用下，35～65 岁人群成为慢性病的"主力军"。慢性病治疗周期长、成本高，为整个经济社会的发展带来了沉重的负担。2017 年医保资金疾病花费中超 3/4 用于慢性病治疗，且主要用于循环系统、肿瘤、消化系统、呼吸系统、泌尿生殖系统这 5 类疾病，这些疾病的花销合计分别占职工医保、居民医保的 60.0%、64.4%。尽管近年我国医疗保障水平不断改善，2020 年总费用上个人负担已降至 28% 左右，但对整个家庭特别是低收入和贫困家庭而言慢性病的防治依然有巨大的经济压力。

疾病模式的转变，要求医疗卫生服务模式从以疾病为主导向以健康为主导转移，从以药物、手术和治疗为重点向以健康管理和健康促进为重点转移。然而，医疗服务提供与医保支付之间缺乏动态协调机制，服务体系缺乏医防协同，缺乏预防、诊疗、急救、康复和终末期服务的整合，缺乏上下转诊的内在动力机制，迫切需要通过完善健康支付体系，建立预防为主和防治结合的激励机制与制度保障，支撑构建一个覆盖全生命周期、医防融合的服务体系与模式。

三是医保支付结构与年龄结构不匹配，资金配置效率不高，难以支撑全生命周期健康服务体系建设。

在我国，人口占比相对较少的老年人消耗了大量政府资金、医疗资源、医保资金和家庭卫生支出。2017 年，60 岁以上老年人群占人口总数的 17.3%，却消耗了 41.4% 的治疗费用。按医保类型细分，60～74 岁老年人在总人口中占13.3%，在职职工医保住院支出一项中占 32.2%，在居民医保住院支出一项中占 35.0%。更为严峻的是，随着我国人口结构向深度老龄化不断发展，医保压力会日趋加大。预测显示，进入 2021 年后我国 65 岁以上老年人口占比将超过14%，而 2025 年、2030 年和 2035 年将增长到 15%、19% 和 23%。由此带来的60 岁及以上老年人群治疗费用的年均增速超过 10%，其中近半的治疗费用发生在 60 岁及以上老年群体，老年人对医疗资源的消耗较大。

我国医疗保险以保大病为主。新医改以来，以大病统筹为主的门诊统筹对小病关注不够，使门诊和住院待遇存在失衡。事实上，用于住院服务的基本医保资金占比高达 68.4%，只有 31.6% 用于门诊服务，不利于疾病的早期控制。此外，医保资金未能有效发挥规范诊疗秩序、引导分级诊疗的杠杆作用。2017 年，全国基本医保资金的 91.5% 流向医院，而流向基层机构的资金仅有 7.25%。

我国的健康服务体系在多方面存在不足。我国妇幼健康服务体系、老年健康服务体系等重点人群服务体系尚不完善，覆盖人群不足；长期护理服务、临终关怀服务提供不足，且筹资支付渠道单一；健康服务体系未能将生态环境保护、体育健身、职业安全、意外伤害、食品药品安全等多个领域涵盖进来。在健康支付制度方面，对医疗服务行为缺乏有效约束，与医疗医药改革协同不够，支付制度不完善、作用发挥不足，距离促进形成整合型医疗服务体系、为人民提供全方位全周期健康服务的目标还有相当长的路要走。

四、政策建议

（一）加强既有儿童营养政策效果监测评估，促进儿童营养知识普及，提升农村地区环境卫生，构建我国儿童受益的食物体系

1. 增强对儿童营养问题的监测评估，特别注意贫困地区脱贫后的儿童营养状况

一是加强营养政策实施过程的事中、事后评估。儿童营养干预政策通常实施周期较长，应针对儿童营养相关政策设立科学的评估程序和标准，找准关键成效指标，对儿童营养政策的效益、效率、效果及价值进行综合判断与评价，从而为公共政策的延续、修正、终止和重新制定提供依据。

二是增强对儿童营养问题的监测，收集优质数据并跟踪进展。从国家层面设定数据收集目标，对所有儿童进行三级医疗网络体系的分层营养状态及体格生长监测及管理，构建全国性互联互通的临床信息数据平台，加强对儿童不同阶段营养及生长水平进行连续性监测与评估，对可能出现营养过剩、营养不足的高危儿童进行早期筛查，降低儿童营养不良及相关系统损害的发生率，提高儿童生命质量。支持采用新工具和创新方法来追踪食物体系，并通过相关组织来整合营养服务数据。充分利用大数据、高科技，扩大国家儿童营养监测覆盖面，提升对儿童营养状况的调查频率。

三是重视贫困地区脱贫后的儿童营养状况。当前对贫困地区来说，经济上脱贫已经取得成就，但儿童营养状况相对脆弱，需要重视儿童营养健康状况，并进行长期持续的干预和监测评估。

2. 促进农村地区儿童营养知识教育普及

一是提升看护人与老师的营养知识素养。通过面授、远程教育等继续教育形式，提高看护人与老师对隐性饥饿的认识，提升重点核心营养知识的知晓率，加强社会宣教。使其能够为孩子合理选择、搭配和烹调食物，保证食物多样化，从而促进儿童营养均衡。

二是设立社区、村镇营养指导员。培养社区、村镇的营养指导员，通过线上等集中培训，使营养指导员有足够的膳食营养知识和技能，能够向居民、村民提供营养教育、膳食指导和均衡营养指导，以解决实际的问题。鼓励有医学或营养学背景的专业人员成为指导员，并通过参与农村儿童营养干预等项目将知识交流与普及带到农村地区。

3. 提升农村地区环境卫生、改善卫生习惯

一是加强农村环境综合整治。应加快农村环境卫生整治、加强环境卫生基础设施建设，重点治理垃圾和污水问题，推进规模化禽养殖区和居民生活区的

科学分离，从源头减少病原体，降低儿童被感染的可能性。

二是加强生活用水安全保障。应保证生活用水量的充足，增强合格自来水的可及程度，降低取水成本。同时，加强水质量监测。监管部门应充分认识保障生活用水安全的重要性和紧迫性，认真组织编制全国城乡水安全保障规划。同时，各级政府也应逐步建立完善应急情况下洁净水资源的战略储备体系，保障特殊情况下的水资源供给。

4. 基于国情，打造儿童受益的食物保障体系

一是完善食品安全制度保障。获得健康食物与充足营养，是儿童的基本权利。社区、家长、政府、食品公司、营销商等各相关利益方都有责任将儿童的健康需求纳入食品管理体系中。政府应制定实施切实有效的政策来激励食品生产供应商。构建更加稳健的食品供应链，以确保在易受自然灾害的地区，健康食物的可获得性、可负担性、安全性以及便利性。要充分发挥社会部门在儿童营养干预中的作用，加强对食品相关广告的管控。此外，应高度重视儿童肥胖问题，建立健全儿童肥胖防控机制，明确实现到2025年儿童超重率不再上升目标的路线图和任务书。

二是构建健康的食物环境，合理张贴食品标签。建立儿童或家庭无阻碍获得营养食品的通路，清扫儿童、儿童看护人获得健康食物的障碍。同时，地方和国家政府应完善进行母乳喂养和辅食添加剂的政策，公开投放支持母乳喂养的宣传。对于食品标签来说，应根据国民营养水平，不断改善和树立更加明确的食品标签规范，应更加科学、合理并切合实际，采用增大字号或加粗等方式突出重要的信息。同时，市场监管部门应严格监管学校周围针对儿童的垃圾食品营销广告，给学生提供更加健康的餐饮选择。

5. 强化学校在儿童营养不良改善上的作用

一是充分发挥学校食堂的营养供给能力。通过中小学生配餐信息平台进行

"智能监控"，确保每位学生吃的食物营养且健康。对于有肥胖、贫血等问题的学生，可以"开小灶"个性化定制饮食。对学生餐的从业人员进行线上线下培训。将食堂作为部分地区供餐强化营养的主要渠道。

二是规范化学校内部和学校周边零食售卖的要求。学校内部禁止出售垃圾食品。例如一些可以长期保存，且仅含有很高的热量和一些用于增味（如味精）、调色、防腐等的食品添加剂而缺乏营养物质的食品。

（二）构建综合服务体系，加强制度保障，加大投入力度，不断提升青少年心理健康服务质量

1. 构建完善的健康综合服务体系

健康综合服务体系应包含预防类服务和治疗类服务，其中预防类服务应从学校、社区、家庭 3 个层面对青少年心理健康进行综合干预，治疗类服务应从医疗机构进行。在预防类服务层面，学校干预是重中之重，应切合学生的心理需求，搭建服务平台、开展心理健康服务、培育心理健康意识，同时发挥班主任及家校活动在青少年心理健康问题识别、问题疏解方面的重要作用；社区干预则可依托社区卫生服务中心等多类社区机构，对青少年进行心理疏导和知识普及；家庭干预可从青少年家庭层面出发，强化自身家庭的心理自助、家庭关系维护及子女养育等能力，全方位促进青少年心理健康。

2. 加强制度保障

进一步加强教育部门和卫生健康部门对青少年群体心理健康的关注，强化相关服务职责、内容、渠道、队伍的组织与建设。加强对儿童精神科的专业人才培养，同时对于儿童精神科服务人员，鼓励行业协会做职业认证，增加相关人才队伍扩充。对于儿童青少年可接触的线上内容，电子设备在线时间实行严格管控。同时还需要加强服务评估体系的构建，可参照《健康中国行动——儿

童青少年心理健康行动方案（2019—2022 年）》进行方案设计和评估，并建立长期评估机制，切实保障相关服务有序开展。

3. 加强部门间协作

教育和卫生健康部门之间要做好相关协调沟通机制的制定，针对青少年心理健康问题的发现、转介、诊治、康复等环节进行协作配合，并鼓励学校、社区、家庭层面联动，共同保障疑似或已出现心理问题的青少年在寻求专业医疗卫生机构帮助时的便利和渠道畅通。此外，在此过程中各主体需格外注意对青少年及其家庭的隐私保护，做好学生管理权和隐私权的平衡。

4. 确定服务重点人群，细化、实化服务内容

潜在的服务重点人群产生心理健康问题的原因多样，包括遭受暴力、贫穷、特定疾病确诊、弱势家庭等，在沟通疏导中需要做好心理危机预警和干预。必要时可丰富服务形式，采取线上线下结合的机制。同时加强心理问题早期筛查，规范调查问卷，提升教师处理心理问题的职业能力和素养。对于增长的初中阶段儿童心理问题发生率，将心理健康纳入课程学习范围。同时应保证各阶段学生的充足睡眠，以降低心理问题发生的概率。

5. 增加相关经费投入

逐步增加青少年心理健康服务经费在精神卫生工作经费中的占比，并不断加大专业核心团队构建的经费支出，可依托学习教育和在职培训提升心理服务人员质量，并加强团队在解决应急心理问题的能力，也可通过薪酬提升增加行业在就业市场的吸引力，增强行业建设的稳定性和持久性。此外，鼓励多元资金渠道的构建，支持各类社会资源参与青少年心理健康公益事业的投融资渠道。

（三）健全健康管理政策体系，完善保障措施，加大技术应用力度，切实改善职业人群健康状况

1. 完善职业人群健康管理政策体系

在现有传统职业病防治政策体系基础上，加强对更广泛的职业人群相关健康问题的关注。包括进一步厘清和明确职业人群健康管理的主责和协同部门，着重考虑开发探索各部门动力和压力机制，拓展已有项目覆盖内容和人群。针对职业人群的健康需求调整政策关注重点以及各级机构的服务内容，制定和明确各项政策督导与评估方案，包括重大项目建设、资金物资的监管、规划实施进展、中期或末期效果评价等。转变医疗卫生服务机构对职业健康管理的服务模式，预防为主、防治结合、全方位多层次管理。明确相关部门职责，构建统一领导、权责匹配、运行高效的领导指挥体系，提高整体职业人群健康管理规范化和专业化水平。

2. 加强和完善多部门配合机制

职业人群健康管理是一个复杂的长期过程，该过程需要有效落实所属地、部门、单位、个人的"四方责任"，其中政策引导是重中之重。重视建立动力和压力机制，调动各部门的积极性，完成职业人群健康管理。同时完善职业人群劳动保障权益，发挥商业保险的保障作用。借鉴国际工作场所健康促进理论，建立工作网络和协作机制，以专业职防机构技术支持为基础、以 PDCA（计划、执行、检查、处理）理念作为主线来运行项目并科学地改进工作模式。

3. 加强资金来源、人力资源、监督考核等保障措施

扩大资金来源渠道，完善政策中对于职业人群健康管理资金资源的管理机制、来源确认和引导、资金物资和基金的审计监督机制。引导企业自身对员工健康管理的资金支持，并加强对资金的管理和控制。应考虑将企业为员工支付的健康体检的费用纳入免税范围。同时，加强职业人群健康管理人才队伍建设，特别是公共卫生领域的人才支撑，加强疾病预防控制机构编制保障，优化人才结构，健全公共卫生医师规范化培训制度和资质审查制度。明确监督考核的部门，对监督考核制定规划，并落实考核结果的反馈和应用。

4. 加强大数据等新技术应用

一是各级政府应继续完善在职业病监测体系，至少在市区级职业病监测机构设置数据管理库，将职业病监测数据和职业人群的资料信息整合。二是以职业人群健康信息档案为基础建立包括体检数据、职业健康检查数据、慢性病患病情况等数据在内的全面职业人群健康信息化平台。三是做好不同平台的数据共享工作，打通数据整合渠道，推动街道社区、部门与企业以及医疗卫生机构之间相关数据协同应用。

（四）坚持全生命周期慢性病防控策略，构建全面防治体系，减少危险因素、发病风险以及疾病负担

1. 坚持全生命周期慢性病控制策略，从根源减少慢性病危险因素，减少慢性病发病风险

一是通过增权强化个体健康责任。通过健康教育等多种形式的干预，对居民进行增权，提高居民健康意识，消除慢性病防治服务的各类障碍。例如，从小学开展慢性病的教育防控措施，赋权孩子积极采用健康生活方式，而且这种策略具有溢出效应。以限盐为例，研究显示，接受健康教育课程的学生比对照组学生每日摄盐量平均减少 1.9 克，其家长每日盐摄入量平均减少 2.9 克。同时，学生和家长的收缩压平均值显著下降，分别下降了 0.8 毫米汞柱和 2.3 毫米汞柱。据统计，收缩压下降 2.3 毫米汞柱可减少 9% 的脑卒中发生率和 5% 的心脏病发生率。如采取上述方法，我国每年可有效预防 1.53 万名脑卒中患者和

4.7万名心脏病患者死亡[1]。

二是形成跨部门行动，强化监测和问责。治理慢性病的危险因素需要多部门协作和跨部门行动，需要各部门贯彻"健康融入所有政策"[2]。具体而言可以采取以下策略：一是与食品工业密切协作，完善减盐减糖的食物政策，对高盐高脂高糖食物的宣传进行明确规定，禁止此类产品广告推送给青少年，同时限制该类广告的投放范围和数量。二是与城市建筑规划部门合作，构建更加适合运动的城市，以缓解目前居民运动不足的情况。三是与农业部门合作，制定不同的农业政策，可以对蔬菜和水果采取补贴性政策，促进居民对蔬菜和水果的消费量，平衡膳食结构预防慢性病。四是与社区组织合作，应促进社区组织积极参与慢性病的防治，激发社区组织在服务和知识宣传上提供更加丰富的内容。

2. 构建全生命周期慢性病全面防治体系，减少慢性病带来的疾病负担

一是提高传统慢性病防治覆盖率和管理水平，关注慢性病并发症筛查。目前尽管中国基本公共卫生服务加大对于糖尿病和高血压的社区管理和防控，但只针对血糖和血压本身的控制，对并发症控制的能力有限。特定的并发症需要进行有效的筛查，然而很多社区缺少相关的筛查能力，未能有效降低慢性病带来的疾病负担。以糖尿病视网膜病变为例，该疾病是糖尿病患者首要的致盲原因，糖尿病人群中患病率高达18.45%[3]，但是目前国内针对糖尿病的管理，因为基层医院缺少相关筛查设备和人力，导致该疾病并没有得到广泛筛查和管理，

---

[1] He, F.J., Wu, Y., Feng, X.X., Ma, J., Ma, Y., Wang, H., Zhang, J., Yuan, J., Lin, C.P., Nowson, C., &MacGregor, G.A. School based education programme to reduce salt intake in children and their families (School-EduSalt): cluster randomised controlled trial.BMJ (Clinical research ed.), 2015, 350, 770.

[2] 中共中央 国务院：《"健康中国2030"规划纲要》。

[3] Song, P., Yu, J., Chan, K.Y., Theodoratou, E., &Rudan, I. Prevalence, risk factors and burden of diabetic retinopathy in China: a systematic review and meta-analysis.Journal of global health, 2018, 8 (1).

未能有效管理和控制慢性病的危险因素，放大了慢性病对健康的损害，增加了慢性病对国民健康的负担。此外，中国面临着比较严重的共患病问题，急需基层医疗提高诊疗技术，强化基层能力，减轻三级医院的压力。

二是拓展慢性病管理内容。目前我国以高血压和糖尿病的基层管理作为切入点，不断探索慢性病管理模式，在总结高血压和糖尿病管理的基础之上，逐渐拓展其他慢性病种纳入慢性病防控，进而充分发挥基层医疗体系的力量。实际上，大多数疾病面临着相同的危险因素，因此未来基层参与慢性病防治，不仅仅在于管理慢性病以及并发症，更重要的在于协助患者进行健康管理，提前预防慢性疾病的发生。

三是加快应用创新技术和"互联网+"模式，提高基层慢性病管理和医疗决策能力。一方面，优先在具备条件的基层医疗机构投入人工智能辅助诊断系统、远程传感监控等技术和设备，并加强基层人员的应用培训，以提高基层慢性病及其并发症筛查和首诊能力。另一方面，依托上级医院，建立远程检验检查信息平台，实现上级医院的技术下沉。

（五）明确新理念，加大创新力度，建立健全评估机制，构建完善的全生命周期健康支付体系

1. 明确全生命周期健康支付的新理念

全生命周期理念下的健康支付原则应当是以维护人民健康为主，对人群实行全生命周期健康管理，践行健康中国的理念。支付方式应根据人群健康需求采取多元复合形式。支付对象可以围绕全生命周期中不同阶段的特定人群，也可以围绕健康周期中的疾病发展过程进行支付。一是要促进健康影响因素的全方位干预。通过健康知识普及、合理膳食、全民健身、控烟、心理健康促进、健康环境促进等行动全方位干预健康影响因素。实现基本公共卫生和医保资金

统筹管理，加强医防融合。充分运用新技术手段，开发推广健康适宜技术和支持工具。二是要促进维护全生命周期健康。加强妇幼健康、中小学生健康、职业健康和老年健康等全生命周期健康促进，加大未成年人健康支付力度，实现全人群全方位全周期的服务和保障。三是要推进重大疾病防控。加强心脑血管疾病、癌症、慢性呼吸系统疾病、糖尿病、传染病和地方病防控，优化医保药品目录动态调整机制，探索有针对性的健康支付方式。

2. 加大全生命周期健康支付创新力度

一是通过按全人群打包支付推进支付创新。整体上以医联体为单位服务人群，预先确定一年内医联体提供医疗服务的范围及支付总额，由医联体牵头单位通过"总额预付管理、结余留用、超支不补（分担）"等机制分配和管理预付资金。这种方式可优化医疗资源的合理分配，加强医联体内医疗机构之间的联系，利于基层获取更多医疗服务和优质资源，并使服务人群的健康维护成为医联体的关注重点。

二是围绕健康周期实行全病程捆绑支付，推进以健康结果为导向的支付创新。作为一种全周期支付方式，捆绑付费（又称按治疗事件支付）指按照一个预先确定的付款金额，对一段时间内由一个或多个不同供方联合提供的一系列医疗服务进行费用支付。捆绑支付需测算确定一整套包括预防、治疗、康复在内的服务，核定总支出（即目标预算），由医疗机构分享目标预算与实际成本间的结余，或分担超支部分。捆绑支付可促进急性期治疗和慢性期恢复的合理诊疗，形成多学科综合服务单元。

三是实行医保预算总额协议管理，采用总额预付下的多元支付创新。建立医保预算总额与医疗服务相挂钩的协议管理制度，医保机构与医疗机构签订服务量、结构、质量等目标协议，共同协商医保预算总额，使医疗行为实现从服务量驱动到价值驱动的转变。在大数据基础上对医疗机构推行以按病种付费为主的多元复合式医保支付方式，包括按疾病诊断相关分组付费、按床日付费、按人头付费等。

四是推进"大数据＋医保支付方式"建设，实现医保支付的精细化管理。一方面，通过大数据技术，实现医疗服务的可追溯，从医疗行为发生的源头开始，到医疗服务享有，再到药品供给，为医保支付方式改革提供更加全面系统的经验支持。另一方面，及时监测参保者健康状况的变化，探寻其与医保支付方式之间的相关关系。同时加强大数据系统间的互通关联，推动全国一体化建设，稳步提升医疗保险统筹层次。

3. 建立健全全生命周期健康结果评估机制

作为全生命周期健康支付的重要基础，科学合理地进行健康结果评估对于发展以人民健康为导向的医保支付模式具有重要意义。

一是构建健康结果测量体系。健康结果测量体系构建必须基于所服务的全周期医保支付方式。应通过组织结果测量团队（医生、护士、管理人员），确定病种，基于病种特征创建医疗服务价值链，确定结果评价维度和评价措施，基于疾病治疗、不同病情选择、患者差异进行风险调整和控制等逐步构建科学的健康结果测量体系。

二是推动实施健康结果测量方案。对于发展以人民健康为导向的全生命周期健康支付，健康结果测量方案的实施具有重要意义。应明确医保及卫生健康等部门责任，制定科学合理的政策确保健康结果测量的实施。

三是构建健康结果测量多学科、多部门的协作机制。多学科、多部门的协作是健康结果科学测量的关键环节。应构建多部门的广泛沟通合作机制，应加强医保、卫生健康、统计、卫生服务提供方、患者、第三方机构等之间的交流合作，科学合理地促进健康结果测量与评估。

四是以信息化作为支撑，建立健康结果综合评价体系。应加强信息化建设，构建包括全人群的健康信息监测分析、病人的治疗结果和费用的时间队列追踪等健康结果综合评价体系，为以人民健康为导向的全生命周期健康支付策略奠定基础。

4. 构建基本医保与商保协调发展的多层次健康支付体系

一是加强顶层设计，明确定位与健康支付内容。应当对中国特色多层次健康支付体系的定位、分工进行主动、前瞻性和系统性谋划。保底层是为了兜住民生保障的底线，面向低收入的贫困人口或因患重病而无力支付较高医疗费用而陷入困境的居民提供，旨在促进社会公平、遏制贫困蔓延。主体层是为了织牢民生保障网，面向最广泛的就业者和居民提供基本保障，在经济上行期，不至于形成民众过高的福利预期，在变革期能够为改革提供"润滑剂"，在经济下行时期，也能恰当地保护参保人，为其提供风险缓冲。补充层则是为了织密民生保障网，一方面满足居民多样性的医疗保障需求，另一方面则是通过替代效应释放一部分财政负担和公立医疗资源，提升健康支付体系整体的可持续性。

二是有序引导商业保险充分发挥全生命周期健康支付作用。有序引导商业保险发挥作用，就是要使其成为基本医保的合作者、补充者和竞争者。美国、英国、德国三国的经验均表明，在政府有序引导下，商业保险与基本医疗保险的合作能够发挥正面作用，提高基本医疗保险的运行效率，为民众提供更好的医疗保障。要充分发挥商业保险的健康管理功能，以及在减少意外伤害、工伤等方面的作用。同时，商业保险是各国高收入群体获得更高水平医疗保障的重要途径。商业保险机构应对这一市场定位有清晰的认识，从而找准目标客户群，找出适合自己的发展道路。

专题一

儿童早期（0～6岁）营养研究[①]

一、中国儿童营养状况已取得的进展

（一）营养和生长发育水平不断提高

我国儿童的生长发育水平不断提高[②]。城乡不同年龄组的儿童身高和体重均有增长[③]。目前，我国城市儿童的平均生长发育水平已经达到甚至超过世界卫生组织推荐的儿童生长标准，接近西方发达国家同龄儿童的平均水平[④]。

① 本专题作者为首都儿科研究所附属儿童医院王琳、王晓燕、王建红，重庆医科大学附属儿童医院陈立，中日友好医院叶芳。

② Gan X，Xu W，Yu K.Economic Growth and Weight of Children and Adolescents in Urban Areas：A Panel Data Analysis on Twenty-Seven Provinces in China，1985-2014. Child Obes，2020，16（2）：86-93.

③ Li H，Zong X，Zhang J，Zhu Z. Physical growth of children in urban，suburban and rural mainland China：a study of 20 years change. Biomed Environ Sci，2011，24（1）：1-11.

④ Capital Institute of Pediatrics，The Coordinating Study Group of Nine Cities on the Physical Growth and Development of Children. A national survey on physical growth and development of children under seven years of age in nine cities of China in 2015. Zhonghua Er Ke Za Zhi，2018，56（3）：192-199.

（二）营养不良状况持续减少

我国 5 岁以下儿童低体重率、生长迟缓率、消瘦率都已处于较低水平[1][2][3]。常见微量营养素铁、碘及维生素 D 缺乏状况有所改善[4]。中国 5 岁以下儿童的低体重率和生长迟缓率低于多数发展中国家，明显低于东南亚国家，在金砖国家中处于中等水平，与美国等发达国家的差距逐渐缩小[5]。

（三）儿童生存质量和健康水平因营养改善而显著提高

我国 5 岁以下儿童死亡归因于儿童营养不良的比例逐渐下降，儿童营养状况的改善促进了 5 岁以下儿童死亡率的下降。

（四）0～5 岁儿童营养状况变化

0～5 岁儿童营养不良以生长迟缓为主，营养不良检出率持续下降[6][7]，城乡差距缩小，农村儿童的生长迟缓率始终高于城市，且下降速度更快[8]；另外，全

---

[1] Zong XN, Li H, Zhang YQ, Wu HH. Child nutrition to new stage in China: evidence from a series of national surveys, 1985–2015. BMC Public Health, 2019, 19（1）: 402.

[2] Yang B, Huang X, Liu Q, et al. Child Nutrition Trends Over the Past Two Decades and Challenges for Achieving Nutrition SDGs and National Targets in China. Int J Environ Res Public Health, 2020, 17（4）: 1129.

[3] 杨振宇、张环美、王烨等：《中国 5 岁以下儿童营养改善策略与措施》，《食品科学技术学报》2020 年第 2 期。

[4] 张亚青、强润利、陆志宏、饶琴琴、向治平：《陕西汉中地区 5625 例 0～14 岁儿童血清维生素 D 水平调查研究》，《陕西医学杂志》2020 年第 12 期。

[5] Cavalli-Sforza LT. Public Health & Nutrition in the Asia-Pacific: reflections on a quarter century. Asia Pac J Clin Nutr, 2015, 24（1）: 1–9.

[6] Deng ZJ, Mao GX, Wang YJ, Liu L, Chen Y. Evaluation of nutritional status of school-age children after implementation of "Nutrition Improvement Program" in rural area in Hunan, China. Zhongguo Dang Dai Er Ke Za Zhi, 2016, 18（9）: 851–856.

[7] 路新源、王继伟、车贝贝等：《上海市 4 区 0～5 岁儿童生长发育水平及营养状况评价》，《中国儿童保健杂志》2020 年第 10 期。

[8] Yu DM, Zhao LY, Yang ZY, et al. Comparison of Undernutrition Prevalence of Children under 5 Years in China between 2002 and 2013. Biomed Environ Sci, 2016, 29（3）: 165–176.

国超重肥胖率呈整体上升趋势，农村儿童的超重肥胖率普遍低于城市，但上升速度更快，有些地区甚至反超城市[1][2][3]。

（五）7～12岁儿童营养状况变化趋势

7～12岁儿童营养不良率逐年呈持续下降趋势，男孩下降快于女孩，城乡差距逐渐减少[4]，但部分省份的城市地区（如宁夏、北京、河北、黑龙江等）儿童营养不良率反而有所上升。全国各地超重肥胖率呈持续增长趋势[5]，农村地区检出率整体低于城市，但普遍增长速度更快，一些经济发达地区的农村地区检出率已经高于城市。

（六）儿童贫血患病率显著改善

全球范围内，6～59月龄儿童的贫血患病率约为39.8%[6]。近年来，经过对医务人员培训及公共健康教育，我国儿童贫血率得到显著改善。《全国第六次卫生服务统计调查报告》显示，我国6岁及以下儿童贫血检出率为13.9%，男童（15.4%）高于女童（12.3%），差异有统计学意义（p<0001），其中，1岁组较高，为18.5%；5岁组较低，为10.9%，贫血检出率随年龄增加呈下降趋势。

① Gan X，Xu W，Yu K.Economic Growth and Weight of Children and Adolescents in Urban Areas：A Panel Data Analysis on Twenty-Seven Provinces in China，1985-2014. Child Obes，2020，16（2）：86-93.

② Zong XN，Li H，Zhang YQ，Wu HH. Child nutrition to new stage in China：evidence from a series of national surveys，1985-2015. BMC Public Health，2019，19（1）：402.

③ 乔毅娟、张涛、刘恩庆等：《天津市255172名3～6岁幼儿园儿童体格发育情况》，《中国慢性病预防与控制》2020年第6期。

④ Yu DM，Zhao LY，Yang ZY，et al. Comparison of Undernutrition Prevalence of Children under 5 Years in China between 2002 and 2013. Biomed Environ Sci，2016，29（3）：165-176.

⑤ Zhen S，Ma Y，Zhao Z，Yang X，Wen D. Dietary pattern is associated with obesity in Chinese children and adolescents：data from China Health and Nutrition Survey（CHNS）. Nutr J，2018，17（1）：68.

⑥ WHO. Prevalence of anemia in children aged 6-59 months（%）.

农村女童贫血检出率（13.4%）高于城市女童（11.3%），而农村男童贫血检出率（15.5%）与城市男童差别不大（15.3%）[①]。

二、我国儿童营养和生长发育现状、进展及面临的挑战

（一）我国儿童营养和生长发育状况

1. 隐性饥饿

"隐性饥饿"指机体由于营养不平衡或缺乏某种微量营养素（如维生素 A、维生素 D、维生素 E、叶酸、铁等），同时又存在其他营养成分过度摄入，从而产生隐蔽性营养需求的饥饿症状[②]。全球约 20 亿人口处于隐性饥饿状态，儿童及孕妇为主要罹患人群。中国为中度隐性饥饿国家，约 3 亿人口处于隐性饥饿状态。目前认为，维生素 A、维生素 D、叶酸、铁等微量营养素与儿童脑发育直接相关，孕产妇及儿童关键微量营养素的隐性饥饿可能直接影响我国儿童的生长发育，尤其是认知发育，从而影响我国人口质量，阻碍我国经济社会快速发展。对儿童开展微量营养素普查及管理，防控隐性饥饿刻不容缓。我国改革开放以来，在国家卫生健康委妇幼健康司、国家自然科学基金委等相关职能及科研管理部门的关心和支持下，在儿童微量营养素领域持续开展了近 30 年深入、连续的流行病学调查与监测及补充干预研究，在铁、维生素 A、维生素 D 等微量营养素流行病学调查、强化口服补充研究等领域取得了长足的进

---

① 国家卫生健康委统计信息中心：《2018 年全国第六次卫生服务统计调查报告》，人民卫生出版社，2021。

② Harding KL, Aguayo VM, Webb P. Hidden hunger in South Asia: a review of recent trends and persistent challenges. Public Health Nutr, 2018, 21（4）: 785-795.

步①②③。同时，孕期常规补充维生素 A、维生素 D、叶酸、铁等微量营养素已成为产科常规干预推广内容，在一定程度上促进了胎儿脑发育及体格生长，为提高我国人口素质做出了较大贡献。

2. 营养不良

世界卫生组织更新了"营养不良"的定义，包括"营养不足"和"超重 / 肥胖"。当前我国儿童健康问题存在一定城乡差异，营养不足与超重和肥胖这两种状态分别是农村及城市儿童健康的重要问题。2002 年，我国城市儿童生长迟缓率为 4.9%，农村儿童生长迟缓率为 17.3%；城市儿童低体重率为 3.1%，农村儿童低体重率为 9.3%；农村营养不足更为多见。随着改革开放、经济迅速发展，营养不足有所下降，而营养过剩显著上升④。20 世纪 80 年代开始，我国儿童肥胖率逐渐增高。2013 年，我国男童超重和肥胖率达 23%，女童达 14%，许多大城市儿童肥胖率已接近或超过发达国家⑤。

此外，营养不良还存在一定地域分布差异。《全国第六次卫生服务统计调查报告》显示，西部地区营养不良检出率高于东部和中部地区，而超重和城市肥胖检出率低于东部和中部地区；但在农村调查人口中，西部地区的肥胖率高于东部和中部地区⑥。

①　谢荣、李少维、郑春梅、金春华：《健康儿童血清维生素 E 水平现状分析》，《中国儿童保健杂志》2020 年第 6 期。

②　甘倩、王璐璐、徐培培等：《1982 年与 2012 年中国 6～17 岁学龄儿童膳食维生素 A 的摄入比较》，《中华疾病控制杂志》2021 年第 5 期。

③　苏晶莹、陈先睿、林刚曦：《中国大陆儿童维生素 D 营养状况的 Meta 分析》，《中国全科医学》2021 年第 32 期。

④　中华人民共和国国家卫生健康委员会：《中国居民营养与健康现状》政策解读。

⑤　中华人民共和国国家卫生健康委员会：《健康中国行动（2019—2030 年）》。

⑥　国家卫生健康委统计信息中心：《2018 年全国第六次卫生服务统计调查报告》，人民卫生出版社》，2021 年。

3. 食物过敏

随着感染性疾病发病率的下降，儿童过敏性疾病发病率呈逐年上升趋势，受到社会公众与医务工作者的广泛关注。世界过敏组织参与的一项调查显示，亚洲地区学龄前儿童食物过敏患病率为7%[1]。美国疾病控制与预防中心数据显示，0～17岁儿童青少年中，食物过敏患病率从1997—1999年的3.4%上升至2009—2011年的5.1%[2]。

我国城市婴幼儿过敏性疾病流行病学调查显示，40.9%的0～24月龄婴幼儿家长自曝孩子曾出现或正表现有过敏性疾病症状，0～24月龄婴幼儿过敏性疾病总患病率为12.3%[3]。食物过敏等过敏性疾病已经成为0～6岁儿童常见病之一[4]。

4. 小于胎龄儿

小于胎龄儿（SGA）通常指出生体重或身长在同胎龄、同性别第10百分位数（P10）以下的新生儿，是双胎的常见并发症。流行病学调查表明，国外小于胎龄儿的发病率为4.8%～18.8%，我国小于胎龄儿发病率为6.6%，而这一比例在双胎中可达47.0%～57.4%[5]。随着辅助生殖技术的发展及进步，双胎

---

① PrescottSL，PawankarR，AllenKJ，et al.A global survey of changing patterns of food allergy burden in children［J］．World Allergy Organ J，2013，6（1）：1–21.

② Jackson KD，Howie LD，Akinbami LJ. Trends in allergic conditions among children：United States，1997–2011. NCHS Data Brief，2013，121：1–8.

③ 王硕、蒋竞雄、王燕等：《城市0～24月龄婴幼儿过敏性疾病症状流行病学调查》，《中国儿童保健杂志》2016年第2期。

④ 中华儿科杂志编辑委员会、中华医学会儿科学分会：《儿童过敏性疾病诊断及治疗专家共识》，《中华儿科杂志》2019年第3期。

⑤ 王庆红、杨于嘉、魏克伦、杜立中：《我国小于胎龄儿现状分析》，《中国实用儿科杂志》2009年第3期。

妊娠的数量和比例逐年上升[①]。同适于胎龄儿相比，小于胎龄儿在胎儿生长过程中常常受到不利因素的影响，不仅导致小于胎龄儿围生期死亡率以及各种疾病发病率增高，同时胎儿对宫内不良环境的反应使其自身代谢和组织器官的结构发生适应性的调节，这些早期的改变会影响小于胎龄儿出生后的体格生长以及神经心理和智力的正常发育[②]。与单胎妊娠比较，双胎妊娠的不良结局增加，如先天性畸形、早产、宫内生长受限等，这些并发症在复杂性双胎中更为常见[③]。

　　《"健康中国2030"规划纲要》提出以下主要建设指标：重点解决微量营养素缺乏等营养问题，逐步解决居民营养不足与过剩并存问题，实施临床营养干预；超重、肥胖人口增长速度明显放缓；到2030年我国婴儿死亡率及5岁以下儿童死亡率需分别降至5‰及6‰；重大慢性病过早死亡率比2015年降低30%。为落实《国家创新驱动发展战略纲要》《"十三五"国家科技创新规划》《"健康中国2030"规划纲要》《"十三五"卫生与健康科技创新专项规划》，需进一步认清当前我国儿童营养和生长发育现状，紧密围绕医学科技发展需要和重大公共卫生问题防控需求，对当前儿童营养和生长发育重要临床问题进行深入分析，牵头开展相关领域国家临床研究及转化推广。因此对儿童，尤其是对高危儿童进行体格生长、营养监测与管理迫在眉睫。

---

① Fedder J, Loft A, Parner ET, Rasmussen S, Pinborg A. Neonatal outcome and congenital malformations in children born after ICSI with testicular or epididymal sperm: a controlled national cohort study. Hum Reprod, 2013, 28 (1): 230-40.

② Yu B, Garcy AM. A longitudinal study of cognitive and educational outcomes of those born small for gestational age. Acta Paediatr, 2018, 107 (1): 86-94.

③ Fedder J, Loft A, Parner ET, Rasmussen S, Pinborg A. Neonatal outcome and congenital malformations in children born after ICSI with testicular or epididymal sperm: a controlled national cohort study. Hum Reprod, 2013, 28 (1): 230-40.

（二）进展与现状

1. 三级儿童保健网络全覆盖

在国家政策及资源大力支持下，我国三级儿童保健网络对各省、自治区、直辖市实现全覆盖。在国家卫生健康委的大力推动下，由国家卫生健康委妇幼健康服务司、联合国儿童基金会驻华办事处、中国疾病预防控制中心妇幼保健中心先后组织专家编写及颁布了《儿童保健工作手册》《高危儿童保健指导手册》等。同时，妇幼保健系统大力推进《母子手册》的应用，极大地促进了我国0~6岁儿童健康监测与促进工作的开展，改善并提高了人口素质。

2. 高危儿监测及健康管理与促进

"高危儿"指胎儿期、产时、新生儿期受到各种高危因素（如多胎妊娠、早产、低体重、宫内营养不良等）的危害，已发生或可能发生危重疾病的新生儿[1]。"生命早期1000天"指自精卵结合到生后2岁这一段对儿童生长发育及成年健康甚至对其后代健康影响深远的时期[2]。随着"健康与疾病的发育起源"（DoHAD）理论及"生命早期1000天"的概念推广，各级医务人员对生命早期营养及健康监测越来越重视，改善了我国高危儿监测及健康管理与促进工作。

3. 中医疗法在0~6岁儿童健康促进中的推广应用

我国大力发展及扶持传统医学，并在0~6岁儿童健康促进中推广应用[3]。中医疗法具有平衡阴阳、调理脏腑之功效，可改善人体机能，促进微循环，提高免疫力。在卫生行政主管部门的引导下，随着传统医学发展，在中医与西医临床医学、预防医学专家们的共同努力下，中医疗法在0~6岁儿童健康中逐步

---

① 甘银艳、郭超男：《中国0~5岁儿童营养不良的现状、影响因素与干预策略》，《中国妇幼卫生杂志》2015年第4期。

② Agosti M, Tandoi F, Morlacchi L, Bossi A. Nutritional and metabolic programming during the first thousand days of life. Pediatr Med Chir, 2017, 39（2）：157.

③ 国务院：《中医药发展战略规划纲要（2016—2030年）》。

开展推广应用，尤其对于高危儿童康复期的日常保健，小儿推拿等治疗提供了有效的手段。

（三）面临的挑战及未来工作方向及建议

在营养与生长发育方面，构建孕产妇重要微量营养素样本库及临床资料数据库、儿童重要微量营养素样本库及生长发育数据库；构建我国儿童发育行为障碍性疾病临床数据库及生物样本库。开展循证评价，为制定相关临床指南和卫生政策提供依据。

目前国内多数儿童健康与疾病相关临床诊治指南、规范大都建立在"引进"基础上，缺乏立足于我国儿童人群的创新性大规模循证医学研究；另外，一些重要的药物、治疗方案等成果仅在成人中完成了临床循证评价。有必要由国家儿童健康与疾病临床医学研究中心这样的单位牵头协同网络医院，开展临床循证评价，促进在儿童健康与疾病诊、治、防领域形成一批符合我国儿童特点的指南、标准。建议对以下工作进行布局：

1. 近期目标和任务

1.1 多中心、大规模、前瞻性临床研究

通过搭建国家临床研究网络，整合以往国内重复分散的儿童临床研究孤岛，有效共享资源，提高研究效率，牵头开展高质量的多中心、前瞻性儿童随机对照研究。开展儿童感染性疾病、儿童营养与发育障碍性疾病等的多中心前瞻性研究，从干预治疗方案的有效性、安全性、经济性等多方面探索最佳模式，优化临床路径。

在临床研究的同时，全程以能促进政府以最优化的医疗资源配置及临床实践模式、以最终改善及促进儿童健康为目标，推动政府在感染性疾病防控、慢性病示范建设、高危儿监测及管理、发育行为障碍早期识别与干预等领域的政策制定，并发挥智库作用。

1.2 建设儿童健康与疾病防控体系，开展适宜技术推广与人才培养

以国家临床研究中心为技术研发及推广中心，大型三甲医院为推广分中心，在区、县级医院建设区域性示范基地，辐射至广大社区、乡镇医院，构建覆盖我国大部分地区的规范诊疗体系与远程健康照护示范，构建我国儿童健康与疾病规范化诊疗的医疗协同体系与管理平台。建立基于"互联网 +"的远程会诊、支援体系，借助医疗协作网络和信息技术手段开展远程医疗；建立基于"互联网 +"的合作网络研究人员培训体系，培训基层社区医疗人员。

1.3 推动健康与疾病知识普及

积极倡导健康文明的生活方式，将健康教育与健康促进贯穿于全生命周期，开展全民疾病防治教育，实现预防工作关口前移。教育引导群众树立正确健康观，大幅度提高居民重点、主要疾病核心知识知晓率，推动形成人人参与、人人享有的健康管理新模式。

1.4 全面防控孕产妇及儿童隐性饥饿，促进儿童生长发育

通过面授、远程教育等继续教育形式，提高基层妇幼及儿科工作人员对隐性饥饿的认识，加强孕产妇及社会宣教；同时，在国家"营养包"计划的基础上，全面推广维生素 A、维生素 D、叶酸、铁等微量营养素成熟、准确、高效、便捷的检测方法（如微量血高效液相串联质谱等）在妇幼及儿科系统的应用，进行适量补充干预、监测随访，并开展相关真实世界研究，为国家相关防控政策制定提供数据支持，促进儿童生长发育。

1.5 儿童肥胖研究的临床转化

实现基于健康与疾病的发育起源理论及"生命 1000 天理论"研究成果的临床转化，提高高危儿生活质量，防控高危儿肥胖相关问题，降低其成年期代谢性疾病及多系统损害风险。

2. 远期目标和任务

2.1 实现孕产妇保健、传统儿科和发育行为儿科的整合，做到关口前移，提高人口质量

对孕产期保健制定个体化微量营养素筛查、预警及干预模式，不同时期开展不同筛查项目，发现高危因素或异常立即进行干预。在孕早期、中期、晚期不同的胎儿器官系统发育关键时间点实现程序化、个体化的筛查和检验，尤其是引入胎儿医学、儿童营养、健康与疾病的发育起源、脑—肠轴、基因组学等的理论及研究方法，实现孕产妇保健、传统儿科和发育行为儿科的整合，关口前移。构建孕产期重要微量营养素样本库、病史资料数据库以及儿童重要微量营养素样本库及生长发育数据库，搭建精准医疗平台，组织多学科开展联合临床研究，为国家医疗政策制定、临床指南编写提供循证医学证据支持。

2.2 构建儿童营养性疾病及生长障碍预警、监测、管理体系，提高儿童生命质量

对所有儿童进行三级医疗网络体系的分层营养状态及体格生长监测及管理，构建全国性互联互通的临床信息数据平台，方便对迁徙儿童不同阶段营养及生长水平进行连续性监测与评估，对可能出现营养过剩、营养不足的高危儿童进行早期预警并实现个体化管理，降低儿童营养不良及相关系统损害的发生率，提高儿童生命质量。通过上述工作的开展，构建儿童营养性疾病及生长障碍预警、监测、管理体系。在此基础上，开展真实世界研究，为我国儿童营养与生长相关政策制定提供循证医学依据。

三、中国儿童营养状况潜在的影响因素

人体营养状况与能量、蛋白质等营养物质摄入及吸收代谢有关。儿童营养

状况的影响因素众多。将潜在的影响因素按照宏观、中观和微观水平[①]分为三大类，分别包括：

（一）宏观水平因素

宏观水平因素包括社会政策、经济因素和环境因素等。社会政策是通过国家立法和政府行政干预，解决社会问题，促进社会安全，改善社会环境，增进社会福利的一系列政策、行动准则和规定的总称。经济因素决定着卫生服务、所需食物等资源的可获得性，影响着教育水平和生存条件，虽然不会直接导致儿童营养性疾病等问题的发生，但它是影响儿童营养状况的最根本原因。

1. 儿童营养状况与政策法规

卫生政策关系着儿童营养改善的工作重点。近年来我国不断完善儿童营养相关政策法规，深入实施扶贫开发战略，提高家庭最低生活保障水平，这些都有力促进了儿童营养状况的改善。

1.1 配套母婴设施

在公共场所配置母婴设施。国家 10 部门加快推进公共场所和用人单位母婴设施建设，2018 年底在应配置母婴设施的公共场所中，配置率达到 80% 以上。

1.2 完善儿童食品安全标准

政府制定发布了一系列国家标准。颁布《食品安全国家标准婴儿配方食品》《食品安全国家标准较大婴儿和幼儿配方食品》《食品安全国家标准特殊医学用途婴儿配方食品通则》《食品安全国家标准婴幼儿谷类辅助食品》《食品安全国家标准婴幼儿罐装辅助食品》《食品安全国家标准辅食营养补充品》等。在《食品安全国家标准营养强化剂使用标准》《食品安全国家标准预包装食品营养标签

[①] 甘银艳、郭超男：《中国 0～5 岁儿童营养不良的现状、影响因素与干预策略》，《中国妇幼卫生杂志》2015 年第 4 期。

通则》等基础性标准中，充分考虑儿童等特殊人群生长发育、食品安全与营养特点，全力保障婴幼儿食品安全。

1.3 文化教育政策

国家和社会的教育水平影响着国民的受教育程度，对儿童来说，教育会影响其父母对营养知识的掌握程度，一方面可能影响其喂养方式和儿童的膳食情况，另一方面可能影响父母自身的营养状况，进而影响儿童。

1.4 环境保护政策

环境方面的政策也会对儿童营养状况产生影响，因为环境是儿童呼吸系统疾病的危险因素之一，同时，环境也会对安全饮水等方面产生影响，这些均会增加儿童营养问题的产生。

1.5 卫生事业发展

卫生政策能够为卫生领域的活动提供指南，为卫生资源的配置提供指导，为直接或间接利益相关群体的利益调节提供杠杆，以达到在现有条件下，最大限度地利用现有卫生资源、提高国民健康水平。它关系着儿童营养改善的工作重点。

（1）实施婴幼儿喂养策略。加强婴幼儿科学喂养指导。《中华人民共和国母婴保健法》及其实施办法强化医疗保健人员和儿童养护人婴幼儿科学喂养知识和技能。创新爱婴医院管理，促进医疗机构开展母婴同室和科学母乳喂养指导，全国共有爱婴医院7036家。

（2）儿童营养干预广泛开展。启动实施贫困地区儿童营养改善项目。为国家集中连片特殊困难地区6～24月龄婴幼儿每天免费提供1包辅食营养补充品，加强对家长科学喂养指导和健康教育。截至2018年底，已覆盖715个国家级贫困县，累计722万儿童受益[①]。监测地区2017年6~24个月婴幼儿平均贫

---

① 霍军生：《营养包——从科学研究到贫困地区婴幼儿营养干预》，《卫生研究》2021年第3期。

血率和生长迟缓率与 2012 年相比分别下降了 46.5% 和 36.6%[1]，有效改善了贫困地区儿童营养状况。

（3）儿童营养监测不断完善。加强儿童肥胖监测和预防。开展儿童生长发育监测和评价，强化个性化营养指导，引导儿童科学均衡饮食，加强体育锻炼，预防和减少儿童肥胖发生。实施儿童营养综合干预项目，研究开发儿童肥胖预防和干预适宜技术。

（4）开展 7 岁以下儿童的系统管理。结合不同发育阶段特点，为 1 岁以内儿童提供 4 次免费健康检查，为 2 岁和 3 岁儿童每年提供两次免费健康检查，为 4～6 岁儿童每年提供 1 次免费健康检查，重点进行体格检查、生长和心理发育评估、听力和视力筛查，为家长进行母乳喂养、辅食添加、意外伤害预防、心理行为发育、口腔保健、常见病防治等健康指导，为促进儿童营养保驾护航。

（5）健康教育。托幼机构、中小学校组织开展形式多样的课内外营养健康教育活动，指导儿童认识食物、选择有益健康的食物，指导家长掌握平衡膳食的知识和技能。各区卫生计生、教育行政部门要加强托幼机构和学校供餐的营养指导，实施食堂规范化管理，推动有条件的学校、幼儿园选派专人参加营养管理和营养干预培训或聘请营养师对儿童营养配餐人员进行专业指导[2]。通过儿童营养干预，改善儿童肥胖、营养不良和贫血等情况。

网络和电视是学生家长获取营养知识的主要途径[3]。微信公众号、微博、抖

---

[1] 国家卫生健康委员会妇幼健康司：《中国妇幼健康事业发展报告（2019）（一）》，《中国妇幼卫生杂志》2019 年第 5 期。

[2] 北京市卫生和计划生育委员会等三部门：《北京市儿童营养均衡计划》（节选），《中国食品》2018 年第 6 期。

[3] 张璐：《关于我园幼儿家长营养知识和营养行为的调查报告》，《早期教育（教育科研）》2019 年第 5 期。

音短视频等逐渐成为家长寻求健康知识的主要手段[①]。

2. 儿童营养状况与经济因素

经济社会快速发展，家庭收入增加提高了人均食物消费能力，食物种类的丰富和膳食质量的提高促进了儿童营养的全面和均衡。总体来说，中国儿童的营养不良率下降，超重和肥胖率增加。人口密度越高，社会经济越发达、城市化程度越高，肥胖发生率越高。

2.1 营养不良与经济因素

营养不良率与地区经济发展成反比关系，检出主要集中在人均GDP较低的西南和西北地区，整体随经济发展而下降。农村营养不良普遍高于城市，但有少数城市已经反超农村。0～5岁的营养不良以生长迟缓为主，7～12岁的营养不良以消瘦为主[②]。

2.2 超重和肥胖与经济因素

儿童的超重和肥胖率与地区经济发展成正比关系，主要集中在人均GDP较高的东部地区，整体随经济发展而上升。城市超重和肥胖率普遍高于农村，有少数农村已经反超城市。

2.3 贫血与经济因素

0～5岁贫血率低于12%[③]，但各省差异大。各省人均GDP与儿童贫血率成反比。

---

① 符勤怀、林东耳、申龙强等：《学龄前儿童家长对儿童心理健康教育的认知、需求状况及获取儿童心理健康知识途径》，《广西医学》2018年第21期。

② 董彦会、王政和、马军：《2005～2010年我国7～12岁学生营养不良流行现状分析》，《营养学报》2016年第5期。

③ 房红芸、于冬梅、郭齐雅等：《2013年中国0～5岁儿童贫血现状》，《中国公共卫生》2018年第12期。

2.4 其他营养相关疾病与经济因素

高血压、糖尿病等成年期慢性非传染性疾病正逐渐低龄化。儿童青少年高血压患病率为 6.47%，糖尿病患病率为 0.8%，血脂异常总患病率为 25.3%[①②③]。

3. 儿童营养状况与环境因素

环境因素包括社会文化、自然资源以及地域。

3.1 儿童营养状况与社会文化

儿童生存环境的主体文化会对其家庭的饮食观念、饮食习惯和饮食结构等多个方面造成影响[④]，进而影响儿童的膳食及营养状况。长久以来，我国一直存在一种观念——孩子"胖"是福气，这一观念导致很多家长忽略了肥胖对儿童健康的影响，觉得孩子吃得越多、越丰盛越好，胖一点儿才可爱，从而造成了儿童超重和肥胖人数的增加。

随着社会发展和观念的更新，很多家长对儿童营养态度是理性的，但具体到饮食量安排、进餐过程中的实际行为，则与态度不完全一致，说明一些问题的产生不是因为知识水平不高，而是传统观念根深蒂固，对健康、肥胖的认识不足[⑤]。

3.2 儿童营养状况与自然资源

资源主要包括自然资源和社会资源两大方面，它们均能对儿童营养产生影响。具体体现在空气、水、食物等自然资源，以及居住环境、卫生服务、信息等社会资源。良好的自然资源能够为儿童提供好的成长条件，清新的空气和优

---

① 卫生部、科技部、国家统计局：《中国学龄儿童少年营养与健康状况调查报告》，社会科学文献出版社，2007。

② 刘洋、旷满华、刘也、杨青廷、谢新鑫、让蔚清：《中国儿童青少年高血压患病率的 Meta 分析》，《中国儿童保健杂志》2017 年第 1 期。

③ 孙学达、陈秀华、刘振杰：《儿童青少年"四高"的防与治》，《中医健康养生》2020 年第 10 期。

④ 蔡佳音：《我国 5 岁以下儿童营养问题及影响因素研究》，北京协和医学院，2013。

⑤ 季成叶：《儿童肥胖流行和肥胖易感环境》，《中国学校卫生》2006 年第 6 期。

质的水源可以降低呼吸和消化系统等疾病的发生，丰富的食物能够为其补充充足的能量。优化居住环境、卫生服务等社会资源，对儿童营养状况的改善具有非常重要的意义①。

3.3 儿童营养状况与地域

不同的地区由于经济发展水平、社会文化背景以及自然环境等方面的条件不同，使得各地区的儿童营养状况存在一定差异。我国地域广阔，地区经济发展不平衡，各地方的饮食习惯和膳食结构也不同，这些在一定程度上都会对儿童营养状况产生影响②。

（二）中观水平因素

中观水平主要指家庭层面，包括家庭收入、家庭环境和家长受教育程度等。

1. 儿童营养状况与家庭收入

经济发展对于改善人民物质生活、提高儿童膳食质量、减少营养不良的发生起重要作用。家庭经济状况的好坏直接决定了食物资源情况，收入水平会对人们的购买能力产生影响，从而影响儿童膳食营养状况，导致营养不良的产生。收入较高的家庭居住环境和食物资源都相对优越，可以为儿童提供更为丰富的膳食。而对于贫困家庭，其物质生活相对单一、贫乏。

2. 儿童营养状况与家庭环境

由于5岁以下儿童的生活和饮食主要由家长安排，因此，家庭生活状况和饮食习惯会对儿童营养状况产生重要影响。良好的家庭生活条件更有可能为儿

---

① 姜明照、孙铃、张红川：《社会经济地位与肥胖的关系及其解释机制》，《心理技术与应用》2018年第10期。

② 甘银艳、郭超男：《中国0～5岁儿童营养不良的现状、影响因素与干预策略》，《中国妇幼卫生杂志》2015年第4期。

童提供充足的食物，创造一个比较好的成长环境。

2.1 儿童营养状况与生活方式

体力活动不足、不吃早餐、贪吃零食、过多食用含糖饮料、在外用餐等生活方式对儿童少年健康的影响日益突出[1]。看电视时间与儿童肥胖正相关，适宜的体育锻炼、合理的膳食营养、良好的饮食习惯、积极参加体育活动，对营养健康有促进作用[2]。饮酒、吸烟等危害健康行为对儿童青少年健康的影响日益突出。

2.2 儿童营养状况与可获得的卫生服务

家庭对卫生服务的可获得性和所获得的卫生服务质量都会影响儿童的生长发育。卫生服务可获得性会受到卫生政策、家庭经济水平、家庭与医疗地点间的距离等方面的影响。

3. 儿童营养状况与家长受教育程度

父母（看护人）对儿童营养状况的影响非常重要。父母，特别是母亲会花更多时间和精力来照顾儿童的生活起居，帮助儿童了解基本的健康知识，对于良好膳食习惯的建立，起到言传身教的作用。父母对孩子的生长有着非常关键的作用，父母受教育的水平是影响儿童营养状况的重要因素[3]。父母受教育年限越长，学习吸收和运用相关营养知识及卫生保健知识越多，促进了儿童科学喂养和平衡膳食，推动了儿童营养状况的改善，对儿童营养状况产生积极深远的影响。

---

① 马冠生：《我国儿童少年营养与健康状况》，《中国学校卫生》2006 年第 7 期。
② 李艳平、马冠生：《看电视时间对儿童肥胖的影响》，《国外医学卫生学分册》2002 年第 2 期。
③ 杨晓芳、王平：《营养不良患儿家长营养相关知识知晓率状况及其影响因素》，《中国医药科学》2021 年第 4 期。

（三）微观水平因素

微观水平主要指个体层面，包括遗传、疾病、膳食摄入量等。

1. 儿童营养状况与遗传

肥胖、贫血等儿童营养性疾病都会受到遗传因素的影响。遗传因素对儿童肥胖的影响包括：

1.1 肥胖基因

肥胖是由多种基因作用相加的结果，属多基因遗传[1]。

1.2 父母遗传

父母肥胖会增加儿童肥胖的可能性[2]。

1.3 母亲初潮年龄

由于月经初潮年龄过早可能是快速生长的结果[3]，所以可能会在后代身上产生婴儿期显著的体重增加等特征。

2. 儿童营养状况与疾病

与营养不良密切相关的疾病有腹泻、发热性疾病和呼吸系统疾病[4]。患病不仅影响儿童食欲，减少食物和营养素摄入量，而且肠道寄生虫病等疾病也会影响营养素的吸收和利用。

3. 儿童营养状况与膳食摄入量

儿童膳食结构和质量都会直接影响各种营养素的摄入，不同年龄段儿童的膳食内容不同。5岁以下儿童以母乳、乳制品和辅食为主，因此，母乳、乳制

---

[1] 胡媛媛、杨丹：《儿童肥胖研究的相关进展》，《现代临床医学》2021年第2期。

[2] 李晓卉、郭红侠、黄艳丽等：《父母超重肥胖对儿童青少年超重肥胖的影响》，《中国学校卫生》2016年第2期。

[3] 王文媛、傅平、汪之顼：《儿童肥胖的流行趋势及影响因素研究进展》，《中国妇幼健康研究》2008年第6期。

[4] 马乐欣、赵丽云、曾果：《0～5岁儿童营养不良及其干预研究进展》，《国外医学卫生学分册》2009年第2期。

品和辅食的质量对这一时期的儿童非常重要。

城乡学龄儿童青少年蔬菜的摄入量明显下降，学龄儿童 2012 年每天蔬菜摄入量为 185.8g，较 1982 年的 300.4g 下降了近 40%[1]，奶及奶制品消费量依然很低，尤其在农村学龄儿童中更为突出；谷类食物摄入低于合理比例；农村学龄儿童青少年蛋白质摄入低于合理比例；城市学龄儿童少年脂肪摄入远超世界卫生组织的建议；钙、铁、锌和维生素 A 等微量元素缺乏[2]。

4. 与营养相关联的喂养行为问题

4.1 母乳喂养与辅食添加

母乳喂养、添加辅食时间是儿童营养状况的重要影响因素。母乳是婴儿最佳的天然食物，可以促进婴幼儿生长发育。在婴儿 6 月龄后，母乳已不能满足其营养需求，应及时、科学地添加辅食。开始添加辅食的时间需根据婴幼儿的营养需求、生理发育的特点和母乳摄入量来决定，过早或较晚添加辅食均会造成婴幼儿营养过剩或营养不良[3]。

过早添加辅食是 5 岁以下儿童肥胖发生的危险因素[4]。过晚添加辅食，不仅影响儿童营养状况，还会影响婴幼儿味觉的形成[5]。婴儿对不同味觉和气味的物质反应的时间不同（7~8 个月较灵敏），若婴儿到 8 个月仍未给予需要添加的辅食，将导致婴儿偏食、挑食的发生率增加，偏食、挑食是儿童肥胖的危险因

---

[1] 许娟、王璐璐、杨媞媞等：《1982 年与 2012 年中国 6~17 岁儿童蔬菜水果摄入比较》，《中华疾病控制杂志》2021 年第 5 期。

[2] 周晨、房红芸、赵丽云等：《中国农村 2~5 岁留守儿童膳食营养状况》，《中国食物与营养》2021 年第 5 期。

[3] 刘树芳、马冠生：《辅食添加与婴幼儿生长发育》，《国外医学卫生学分册》2005 年第 1 期。

[4] 曲敬师、李玲、赵冬梅：《5 岁以下儿童肥胖与婴儿期喂养行为关系的研究》，《中国儿童保健杂志》2009 年第 5 期。

[5] 卫培培、孟娣娟：《辅食添加时间对婴儿生长发育影响的研究进展》，《护理研究》2012 年第 3 期。

素[①]。因此，要提倡适时、及时添加辅食，科学喂养，减少不良饮食习惯，促进儿童健康发展。

4.2 饮水习惯

在我国农村，仍有一大部分人群习惯喝生水。不同的饮水习惯与儿童营养不良的患病率相关[②]，这可能是由于生水中细菌含量高于开水及净化水，饮用水安全又与儿童腹泻的发生有关，而腹泻是儿童营养不良的危险因素[③]，故改善我国农村贫困地区居民饮用水卫生，加强健康饮水的教育，降低儿童腹泻发病率，是改善儿童营养的重要措施之一。

4.3 填鸭式抚养

由于传统观念认为儿童越胖越好，儿童肥胖代表了儿童被照顾得很好，因此部分其他亲戚作为儿童的看护人，对儿童饮食不加节制，甚至进行了填鸭式的抚养。

4.4 不吃早餐

不吃早餐会使机体血糖降低，影响控制饥饱的中枢神经，从而产生饥饿感。中午吃进的食物更容易被肠胃吸收，转化为皮下脂肪。由于吃得过多，食物消化后，多余的糖分大量进入血液，也容易形成脂肪。另外，在空腹时，体内胆囊中的胆固醇饱和度比较高，容易形成胆结石。长此以往，孩子体内的平衡系统便会受到严重破坏，从而出现贫血和营养不良现象。

4.5 过多饮用含糖饮料

大量摄入含糖饮料后，口腔里的细菌可以使糖和食物残渣发酵，参与形成

---

① 沙海滨、贺圣文、王燕琳、王素珍、周健、王琳琳：《学龄前儿童单纯性肥胖影响因素分析》，《中国公共卫生》2009年第7期。

② 孙颖、林万龙：《收入增加、健康干预与儿童营养不良率降低——基于2002—2011年31省市数据的分位数回归》，《人口与社会》2014年第2期。

③ 耿岚岚、龚四堂：《儿童慢性腹泻的诊断思路》，《中国实用儿科杂志》2019年第11期。

牙菌斑；碳酸饮料有一定的酸度，长期饮用会酸蚀牙齿，增加患龋齿风险，研究显示，喝碳酸饮料和果汁在 1 次 / 天以上的学龄前儿童，患龋齿风险是很少喝含糖饮料儿童的 3.328 倍[①]。

由于含糖饮料能量高、饱腹感较差等原因，经常过量饮用会增加肥胖的发生风险。同时，含糖饮料中的糖可以迅速吸收，过量饮用也可能使 2 型糖尿病的发病风险增加[②]。

4.6 外卖依赖

目前外卖点餐非常便捷，但因为潜在的卫生问题更容易让孩子发生消化道感染，高油高盐的"重口味"烹调容易让孩子摄入更多的能量，摄入新鲜果蔬的比例较低，成为近年来影响儿童营养状况的新生因素。

四、儿童阶段营养问题的国内外干预模式

随着社会发展、国民经济水平的提高，我国儿童阶段的营养问题也逐渐出现了新的变化。由于人民生活水平及膳食模式的变化，使得营养过剩所致儿童超重和肥胖的发生率逐年增高，儿童营养不良的状况得到了显著的改善，城市 5 岁以下儿童生长迟缓率已接近美国的 4%。但基于我国目前国情，城乡发展程度差距大，在一定程度上导致儿童营养问题在城乡之间差异较大。据统计，我国贫困农村 5 岁以下儿童生长迟缓率为 19%，为城市儿童的 4.3 倍[③]；贫困农村

---

① 刘群群、修丽、陈国平等：《含糖饮料对儿童青少年健康的影响及消费控制策略研究现况》，《安徽预防医学杂志》2021 年第 4 期。

② McKeown Nicola M, Dashti Hassan S, Ma Jiantao, et al. Sugar-sweetened beverage intake associations with fasting glucose and insulin concentrations are not modified by selected genetic variants in a ChREBP-FGF21 pathway: a meta-analysis [J]. Diabetologia, 2018, 61 (2): 317-330.

③ Yu DM, Zhao LY, Yang ZY, et al. Comparison of Undernutrition Prevalence of Children under 5 Years in China between 2002 and 2013. Biomed Environ Sci, 2016, 29 (3): 165-176.

5岁以下儿童贫血率为城市儿童的1.6倍[①]。所以目前我国儿童营养不良所导致的儿童生长发育迟缓，低体重以及消瘦等情况仍存在城乡差异。微量营养素缺乏所导致的如缺铁性贫血、维生素A缺乏、锌缺乏等仍需关注。此外，6月龄以内婴儿的母乳喂养率低和婴幼儿的辅食添加状况仍需引起重视。2019年联合国儿童基金会全球儿童报告再次强调了营养不足、微量营养素缺乏以及超重和肥胖为儿童营养不良的三重负担[②]。除此之外，全球2025年6项妇幼营养目标中5项为儿童营养目标[③]。因此，明确目前儿童营养现状，改善和促进儿童营养状态，针对儿童营养问题总结国内外的经验和不足，寻找适合我国国情的儿童营养干预模式，是亟待解决的问题。目前，针对儿童阶段的营养问题国内外有效的干预模式如下：

（一）针对营养过剩：超重和肥胖

近些年来，超重和肥胖的发病率在全球范围内迅速增长，有资料表明，美国学龄前儿童超重［体重指数（BMI）大于或等于同年龄同性别儿童体重指数的第95个百分位］由1976—1980年的7.2%增加到1999—2002年的10.3%[④]。2006年国家妇幼保健中心对我国11个城市6岁以下儿童肥胖流行病学调查的结果显示，城市3～6岁儿童单纯性肥胖的发病率为8%，超重为15%，已接近发达国家的水平。据流行病学统计，近10年来，发展中国家和发达国家不

---

① 杨振宇、张环美、王烨等：《中国5岁以下儿童营养改善策略与措施》，《食品科学技术学报》2020年第2期。

② UNICEF. The state of the world's children 2019：children，food and nutrition，growing well in changing world［R］.New York：UNICEF，2019.

③ Who NWHO. Global nutrition targets 2025：stunting policy brief［J］. Geneva Switzerland Who，2014.

④ Hedley，Allison A. Prevalence of Overweight and Obesity Among US Children，Adolescents，and Adults，1999–2002［J］.Jama，2004，291（23）：2847–2850.

仅超重和肥胖儿童的数量增加，而且年龄越来越小[1]。因此，预防儿童肥胖的发展已成为国际首要的健康问题。《国民营养计划（2017 — 2030 年）》提到2020 年学生肥胖率上升趋势减缓；到 2030 年，学生肥胖率上升趋势得到有效控制。在重大行动中提到开展吃动平衡行动，推广健康生活方式。积极推进全民健康生活方式行动，构建以预防为主、防治结合的营养运动健康管理模式[2]。肥胖是由遗传因素和环境因素共同所致，而环境因素中不良的生活方式，如运动量过少、静坐时间过长、饮食摄入过多等是导致肥胖的重要原因。美国医学会认为，肥胖的原因是多方面的，因此干预手段也应该是多种多样的。使用多种干预手段，以父母为中心包括托幼机构教师在内的成人参与方法可能是预防儿童肥胖最有效的手段[3]。

1. 以家庭为基础的干预模式

儿童生活的饮食习惯与家庭环境有着密切的关系。研究显示，家庭干预治疗能降低儿童肥胖症患者的体重、血压等指标，尤其是对已有肥胖家长的家庭更为适用。在美国的一项干预研究中[4]，研究人员将 22 个肥胖家庭（儿童BMI>95%，父母 BMI>27kg/m^2）随机分为两组，对其进行为期 3 个月的饮食—行为—运动干预：对照组中只有肥胖儿童参与干预过程，实验组在肥胖儿童参与干预的基础上，其父母也参与干预过程。结果显示，实验组与对照组相比肥胖儿童的体重指数均有明显下降；同时，实验组与对照组相比儿童的屏幕暴露时间（电视 / 电脑）也明显减少。因此，在以家庭为干预基础的模式中，父母

---

① Wang Y, Lobstein T. Worldwide trends in childhood overweight and obesity［J］. International Journal of Pediatric Obesity，2006.

② 国务院办公厅：《国民营养计划（2017—2030 年）》，《营养学报》2017 年第 4 期。

③ Koplan J P, Liverman C T, Kraak V I. Preventing Childhood Obesity：Health in the Balance［J］. Journal of the American Dietetic Association，2005，105（1）：131–138.

④ Nemet D, Barzilay-Teeni N, Eliakim A. Treatment of childhood obesity in obese families［J］. J Pediatr Endocrinol Metab，2008，21（5）.

的参与度对儿童肥胖的干预有积极的作用。同样，哈文（Harvey）等人的一项研究表明[1]，父母参与以家庭为基础的干预模式中起着重要的作用。该研究将43对9～36月龄的儿童家庭随机分成两组：对照组为父母支持组，干预组在父母支持基础上，增加了父母参与干预的过程。研究者每周家访1次，对照组父母无任何饮食行为干预的内容，干预组父母需要给孩子树立一个良好的饮食行为榜样、儿童良好饮食行为的养成以及一些行为干预。16周后，分析两组儿童的饮食摄入情况，结果干预组儿童总能量摄入明显降低。所以，在以家庭为基础的儿童饮食行为干预模式中，父母的参与能更好地帮助肥胖和超重儿童改善不良的饮食习惯。此外，适当增加蔬菜和水果的摄入可以在一定程度上减少肥胖发生率。通过向父母传输健康饮食观念及进行行为教育，使父母能够帮助儿童在生命早期形成良好的饮食习惯。美国海尔（Haire）等人的一项研究中[2]，研究者以家访的形式向父母进行营养健康教育，即让父母知道如何在家庭生活中为学龄前的儿童保证良好的进食蔬菜水果的饮食环境，观察父母行为的变化以及儿童摄入水果蔬菜的比例。该研究以1306个家庭的父母和儿童为研究对象进行观察，其中干预组605人，对照组701人。与对照组比较，干预组提供蔬菜的次数和喂养知识有所增加，喂养行为也有改善；同时随着儿童消费水果蔬菜的增加，父母提供蔬菜水果的机会亦增加。综上所述，在以家庭为干预基础的模式中，通过向父母进行健康教育，宣传营养知识及科学养育方法，帮助儿童在生命早期阶段形成良好的饮食习惯和观念，养成良好的生活规律和运动习惯可以预防肥胖的发生；对于已经发生肥胖的儿童，父母参与干预方案中对儿童的

---

① Harvey-Berino J, Rourke J. Obesity Prevention in Preschool Native-American Children：A Pilot Study Using Home Visiting［J］. Obesity research, 2003, 11（5）：606-611.

② Haire-Joshu D, Elliott M B, Caito N M, et al. High 5 for Kids：The impact of a home visiting program on fruit and vegetable intake of parents and their preschool children［J］. Preventive Medicine, 2008, 47（1）：77-82.

肥胖干预效果更明显。

以家庭为基础的干预模式也存在不足之处，实施家庭干预成功与否，取决于家庭成员是否积极参与和支持，监督、鼓励孩子养成正确的行为方式需要过程，如果家长对此缺乏明确的认识和耐心，或缺少提供合理膳食的知识和技能以及精力，耐心有限等，干预往往失效。因此，如何保证家庭干预过程的顺利实施是需要解决的问题。

2. 以社区为基础的干预模式

国外对儿童肥胖的社区干预研究比较深入，效果良好。在英国和澳大利亚开展的心灵、运动、营养、行动（MEND）模式社区干预显示，来自社会经济条件欠佳的城市女童干预效果较好。以社区为中心，对儿童的饮食、体力活动以及生活质量进行网络信息记录，创建信息图形资料，并定期到社区进行评估提供干预意见。3 个月的干预结果表明被干预儿童的体重指数降低，饮食质量有所改善，运动量有所提升。社区干预通过动态监测，实现长期连续的观察，有助于实时了解干预效果。国内研究也显示出社区干预的有效性，提出通过营养、运动、健康教育等角度，采取讲座、健康咨询、折页宣传等方式的社区干预对降低肥胖有一定作用。社区干预同时有助于创建利于控制儿童肥胖的环境，减少家长对儿童的安全、交通等的顾虑，同时开展与儿童健康相关的讲座，定期举办一些以家庭为单位的体育运动比赛，可增加肥胖儿童对运动的兴趣等。亦可充分发挥社区医生的作用，关注肥胖儿童的心理健康问题，但社区干预目前还比较少，家长的认同和参与程度仍较低，特别是预防性干预应该从孕后期即开始，减少巨大儿出生，关于此方面的社区管理及意识需加强。

3. 以学校为基础的干预模式

3.1 增加儿童活动量及活动时间

中国疾病预防控制中心营养与食品安全所早在 2008 年在全国七大城市开展

了"全民健康生活方式行动在学校的开展及评估"项目，旨在从"学校教育要树立健康第一的指导思想"的角度出发，充分重视学生的健康，把"在学生中开展健康的生活方式教育"纳入学生素质教育之中，通过宣传、教育，对学生进行科学引导，从小培养他们健康的生活方式，预防儿童青少年肥胖的发生。其中的"快乐10分钟"行动由教师组织学生，在教室内或室外，每个学习日在学校日常设置的体育课程之外进行，每次进行持续10分钟运动量中等以上的简单有趣的活动，得到教师、学生和家长的普遍认可和支持，学生体重指数有所改善。对预防儿童超重和肥胖的发生、提高健康水平有着积极促进作用[①]。增加体育锻炼是控制和预防儿童肥胖的重要手段。到目前为止，国外已经以学校为基础，开展了不少针对肥胖儿童的肥胖控制项目，有些也取得了良好效果，但是总的来说，缺乏对全体学生的整体干预。从长远看，单纯开展营养教育和呼吁增加体育锻炼的策略难以持续进行，课业学时等竞争以及教师和家长的重视程度也影响着以学校为基础进行干预的成效。

3.2 校园及周边不健康食品售卖监管情况

不健康食品的摄入对于还未形成良好饮食习惯的学生会增加偏食挑食及肥胖发生的风险。因此对校园及其周边售卖不健康食品进行限制与监管是十分重要的举措。但是，迄今为止包括我国在内的大多数国家对校园不健康食品售卖情况的限制及监管力度有待加强[②]。

3.3 营养健康教育

养成良好的膳食习惯不仅直接影响儿童阶段营养问题的发生，同时树立正确的营养观念和良好的进食习惯还可以降低成年期发生慢性非传染性疾病的风险。例如减少油炸、熏制及腌制等食品的摄入可以降低肥胖、心脑血管相关疾

---

① 郑文龙：《"快乐10分钟"体力活动干预模式在小学生中应用效果评估》，天津医科大学，2011。
② 李雨昕：《国内外中小学生营养政策对比和分析》，中国疾病预防控制中心，2017。

病的发生风险，增加新鲜蔬菜水果的摄入可以减少肥胖发生率。国务院发布的《中国食物与营养发展纲要（2014—2020 年）》中明确提出"将食物与营养知识纳入中小学课程，加强对教师、家长的营养教育和对学生食堂及学生营养配餐单位的指导，引导学生养成科学的饮食习惯"。《"健康中国 2030"规划纲要》明确提出"将加大学校健康教育力度，将健康教育纳入国民教育体系，把健康教育作为所有教育阶段素质教育的重要内容，建立学校健康教育推进机制"。[①]因此，儿童的营养健康教育尤为重要。目前部分国家已将营养及健康教育课程加入普通课程。但部分国家由于各种原因尚未将营养及健康教育课程纳入普通课程，仍是通过其他的宣传手段及方法对儿童进行营养健康教育。我国大多数学校把健康营养教育作为健康教育的一部分，并没有设立专门的营养课程，且这项任务多由体育教师、班主任、校医或科学教师来辅助教学，有营养教育背景的教师少。因此，需要对相关法制、体制进行完善，以保障学生的营养教育工作有效进行[②]。

（二）针对营养不良

1. 营养包

由于经济等发展的不平衡，贫困地区儿童营养情况仍需引起重视。为改善贫困地区儿童营养和健康状况，卫生部与全国妇联于 2012 年 10 月起，合作实施了重大公共卫生服务项目，旨在为项目实施地区 6 ~ 24 月龄婴幼儿免费提供营养包，同时普及婴幼儿科学喂养知识、喂养技能，预防婴幼儿营养不良和贫血。此项目中涉及的营养包是由中国预防医学科学院营养学家陈春明教授带领

---

① 曾钊、刘娟：《中共中央国务院印发〈"健康中国 2030"规划纲要〉》，《中华人民共和国国务院公报》2016 年第 32 期。

② 李雨昕：《国内外中小学生营养政策对比和分析》，中国疾病预防控制中心，2017。

的团队研发出的具有中国特色的营养补充品。该项目由中央安排专项资助金，特对贫困地区予以支持。截至 2018 年该项目累计惠及 722 万名适龄儿童；据 2017 年统计数据显示，项目持续监测地区，6～23 月龄婴幼儿生长迟缓率为 6.4%，低于 2012 年基线调查生长迟缓率 10.1%；贫血率由 2012 年的 32.9% 下降到 2017 年统计数据 17.6%[①]。据此表明，该项目的实施有效促进了贫困地区儿童生长发育，改善贫困地区儿童贫血状况。

2. 国家行动计划和食物强化

如 1996 年经国务院批准并启动的国家大豆行动计划：由于欠发达地区存在肉蛋奶及鱼类等优质蛋白供应不足问题，结合我国当时国情及丰富的大豆资源，将大豆制成豆奶及奶制品提供给儿童，改善了相应地区膳食中蛋白供应不足的情况。

2000 年 11 月启动的学生奶饮用计划是农业部、教育部等联合宣布并启动的。学生奶是在政府的财政和行政支持下，通过专项计划向学生提供由指定食品企业按国家标准生产的学生饮用奶[②]。此项国家营养干预计划希望通过在课间为在校学生供应优质牛奶，从而提高学生身体素质和养成良好的膳食习惯。

3. 营养餐

我国基本上实行全日制教学。午餐的各类营养素的摄入量应占人体每日摄取推荐量（RDA）的 40%，所以保证学校营养餐的供给对于提高营养水平十分重要。我国自 1996 年以来，卫生部先后颁发了《学生集体用餐卫生监督办法》《学生营养午餐营养素供给量》《学生营养餐生产企业卫生规范》，2001 年国家

---

① 杨振宇、张环美、王烨等：《中国 5 岁以下儿童营养改善策略与措施》，《食品科学技术学报》2020 年第 2 期。

② Nemet D，Barzilay-Teeni N，Eliakim A. Treatment of childhood obesity in obese families［J］. J Pediatr Endocrinol Metab，2008，21（5）.

经贸委①、卫生部、教育部联合发布了《关于印发〈关于推广学生营养餐的指导意见〉的通知》。以上这些关于学生营养餐的管理方案、办法、标准等，加强了我国关于学生营养餐科学规范管理，促进学生营养餐稳步健康发展。但是目前我国关于学生营养餐工作的法制、体制、机制支撑等尚有不足。中国地广，且经济发展不均衡，尚未找到适合全国的学生营养餐工作管理体制和运作模式；国家财政难以在全国范围内对学生营养午餐提供补贴，政府的干预力度及政策是目前学生营养餐所面临的问题之一②。

五、儿童阶段营养问题的参与主体和支付模式

儿童营养问题已成为发达国家和发展中国家常见的公共卫生问题之一，适宜的干预措施和干预场所对于实施有效干预至关重要。同时，实施综合干预，需要一定的干预理论和政策支持，保证各干预行为的一致。从胎儿、婴儿期开始，由政府主导、社会参与，建立以学校、家庭、社区为场所的干预体系；从综合干预的角度出发，坚持长期的干预，形成完善而权威的干预体系。

（一）儿童阶段营养问题的参与主体

1. 领导和组织方面

儿童营养问题从来不是孤立出现和存在的，要解决儿童营养问题也要将它作为整个系统的一部分，将儿童营养政策与教育、人力资源开发等政策和其他疾病项目相结合。儿童营养改善作为长期的基础性工作，应该由政府主导做出明确承诺，将儿童营养服务作为公共产品来提供，并做到很好的执行，从而使

---

① 2003 年，组建商务部，不再保留国家经济贸易委员会。
② 付俊杰、翟凤英：《学生营养餐现状与发展趋势》，《国外医学卫生学分册》2005 年第 2 期。

儿童营养状况逐步改善[①]。

2. 基层社区的参与

任何营养改善政策或计划，如果不能通过社会动员，调动基层社区成员的积极参与，都难以持续。尽可能让社区参与、向社区赋权，是发展中国家营养干预项目的一条基本经验，也是降低管理成本、提高儿童营养政策可持续的必要条件之一[②]。

3. 发挥家庭的作用

家庭对儿童营养改善的作用至关重要，如果没有家庭的积极参与，任何儿童营养计划都难以获得持续改善的效果。研究表明，如果母亲没有知识和时间，任何收入的增长都不会获得最大的儿童营养收益。南亚地区儿童营养不良状况严重，与该地区妇女社会地位低下、受教育程度低密切相关。母亲对儿童营养政策的实施具有重要意义：营养不良对儿童造成的最严重和最持久的影响发生在怀孕期和婴儿期，而这时母亲是最重要的营养提供者；母亲的收入更多用于儿童营养改善上。因此，对家庭，尤其是母亲营养知识和抚育技能的提高对于营养问题的干预具有非常积极的意义。

（二）儿童阶段营养问题的支付模式

儿童营养不良与贫困、低收入存在显著的相关性，所以，首先要将儿童营养政策纳入国家扶贫和经济增长政策。有条件现金转移支付计划（CCT）是国际上社会安全网计划（Social Safety Net Programs）中的主要减贫项目之一，其主

---

① 石光、邹珺、田晓晓等：《发展中国家儿童营养政策的经验和教训》，《中国卫生政策研究》2010年第2期。

② 石光、邹珺、田晓晓等：《发展中国家儿童营养政策的经验和教训》，《中国卫生政策研究》2010年第2期。

要特征是针对贫困家庭提供定期的现金津贴，前提是这些家庭要满足一定的行为条件要求，例如儿童入学、接受免疫、健康检查等。近 20 年来有条件现金转移支付计划在发展中国家扶贫政策中发展很快并取得成绩。据墨西哥公共卫生研究所报告显示，在接受资助的家庭中，其常规健康检查次数在农村增加 35%，在城市增加 20%；5 岁以下儿童和 16～49 岁受益人的患病天数在 1998—2000 年间下降了 20%，在全国范围内，孕妇死亡率和婴儿死亡率分别下降 11% 和 2%。除此之外，此计划还改善了儿童的营养，农村 2 岁以下受益幼儿与非受益幼儿相比身高增加了 1.42 厘米；城乡 2 岁以下受益幼儿的严重贫血病患病率下降了 12.8%；城市中 90% 以上的幼儿可以保证摄取足够的铁、锌以及维生素 A 和维生素 C，同时受益家庭的蛋白质、水果和蔬菜的摄入量明显增加[1]。

发展中国家普遍存在的筹资问题是用于儿童营养方面资金非常有限，常采用多种渠道进行筹资，包括向企业和地方慈善组织"化缘"的方式，对项目的稳定性和持续性有一定影响。儿童营养改善政策可使多个利益相关者受益，因此可以采取费用分担机制，但作为公共产品或准公共产品，仍以政府承担筹资和组织责任为主。因此将儿童营养政策与其他公共政策相融合，能更好地改善儿童营养状况。

六、创新技术在儿童营养问题早期筛查和干预中的作用

儿童阶段是人生中发展最快、最重要以及最具影响力的阶段。科学高效地提供儿童健康服务、保障儿童的发育健康需求、早期发现对儿童生长发育产生不良影响的因素成为新时期迫切需要解决的问题。充足均衡的营养摄入、适宜

---

[1] 郭存海：《巴西和墨西哥的"有条件现金转移"计划评析》，《拉丁美洲研究》2010 年第 4 期。

的运动、良好的睡眠可以保障儿童以最佳状态生长发育，对降低儿童期患病率和成年期慢性病风险起到至关重要的作用。近年来，国家高度重视"互联网＋妇幼健康"，我国在人工智能的科技研发以及社区儿童健康信息化建设方面，积累了比较扎实的经验。随着数字信息技术和移动健康干预方式等创新技术的发展，儿童营养问题的早期筛查和干预将会取得更大的进展。

（一）完善的互联网妇幼营养监测工作

儿童营养与健康状况的监测是评估和掌握我国儿童生长发育、营养和健康状况的重要手段，对于儿童营养状态的监测、营养性疾病的早期发现发挥了重要作用。可以通过定期开展儿童体格发育、运动等多维度的早期发育监测，构建儿童发育健康管理信息化平台，借助各种线上专业测评量表和问卷，构建基于大数据的智能化风险预测模型[1]。

（二）数字信息技术促进主动监测

数字信息技术的发展为儿童早期的营养筛查和干预提供了新的思路。手机等移动设备的广泛应用为这些新的移动技术跟踪和干预儿童营养相关行为提供了机会，如监测身体活动、饮食行为、睡眠以及重要的体格测量结果（如体重、体成分），及早发现营养相关问题。

近些年，移动健康干预备受关注，移动健康是基于移动技术开发的个体化、自动适配和实时传递的行为监管系统。大卫等[2]的一项荟萃分析结果阐述了移

---

① 杨振宇、张环美、王烨等：《中国 5 岁以下儿童营养改善策略与措施》，《食品科学技术学报》2020 年第 2 期。

② DA Fedele，Cushing C C，Fritz A，et al. Mobile Health Interventions for Improving Health Outcomes in Youth：A Meta-analysis［J］. Jama Pediatr，2017.

动健康干预在儿童健康行为改变监测中的可行性，及其未来在促进公共健康领域的应用。同时手机等移动技术的发展，促进了包括应用程序和作为生活方式监测的活动跟踪器的应用。应用程序和活动跟踪器能自主记录并即时反馈用户的身体活动水平、睡眠、运动时间、久坐时间等；远程食物摄像法是一种追踪参与者食物摄入量的方法，它通过参与者拍摄摄入食物的图像并发送到应用程序获取摄入量的信息，还可以通过扫描包装食物的条形码自动加入饮食日志，从而对儿童的营养干预提供依据[1]。

七、"十四五"期间我国儿童早期营养领域的关注点及相关政策建议

（一）儿童肥胖防控

儿童生长发育状况是衡量一个国家社会经济发展的关键指标，而营养是生长发育最重要的物质基础。近年来随着经济的迅速发展，我国儿童营养及生长发育水平也迅速提高，但仍面临营养不良和超重肥胖双重负担[2]。一方面，随着国家经济快速增长以及政府推行针对营养不足的干预措施，儿童低体重和消瘦患病率显著下降，但生长迟缓问题依然存在，特别是在贫困农村地区；另一方面，随着经济的发展，人民生活水平的提高及生活方式、饮食结构的改变，超重和肥胖的儿童比重持续升高，儿童肥胖已成为影响公共健康的严重问题。

《中国居民营养与慢性病状况报告（2015）》显示，2013 年，我国 6 岁以下

---

[1] Nicklas，Theresa，Islam，et al. Validity of a Digital Diet Estimation Method for Use with Preschool Children［J］. Journal of the Academy of Nutrition & Dietetics，2018.

[2] Yang B，Huang X，Liu Q，et al. Child Nutrition Trends Over the Past Two Decades and Challenges for Achieving Nutrition SDGs and National Targets in China. Int J Environ Res Public Health，2020，17（4）：1129.

儿童超重率为 8.4%，其中城市、农村儿童均为 8.4%，男女儿童分别为 9.4% 和 7.2%；肥胖率为 3.1%，其中城市和农村儿童分别为 3.3% 和 2.9%，男女儿童分别为 3.6% 和 2.5%；2012 年，我国 6～17 岁儿童青少年超重率和肥胖率分别为 9.6% 和 6.4%，其中男性分别为 10.9% 和 7.8%，女性分别为 8.2% 和 4.8%，城市高于农村。

2017 年，由联合国儿童基金会和北京大学公共卫生学院联合发布的《中国儿童肥胖报告》指出，20 世纪 80 年代，我国儿童的超重及肥胖率还处于一个较低水平。20 世纪 90 年代以后，出现快速上升趋势。1985—2005 年，我国主要大城市 0～7 岁儿童肥胖检出率由 0.9% 上升至 3.2%，肥胖儿童人数由 141 万人增加至 404 万人。我国 7 岁以上学龄儿童超重和肥胖率分别由 2.1% 和 0.5% 增长至 12.2% 和 7.3%。基于上述增长趋势，利用趋势外推法，如果不采取任何有效措施，到 2030 年，0～7 岁儿童肥胖检出率将达 6.0%，人数将达 664 万人；7 岁及以上学龄儿童超重及肥胖检出率将达 28.0%，人数将达 4948 万人。

由于肥胖所致的健康问题可造成巨大的经济负担。2002 年超重和肥胖所造成的高血压、糖尿病、冠心病、脑卒中的直接经济负担分别占 2003 年中国卫生总费用和医疗总费用的 3.2% 和 3.7%。2009 年全国每年约有 24.55 亿元的医疗费用可归因于超重和肥胖，约占全国总医疗费用的 2.46%。2000—2025 年，中国因肥胖所导致的间接损失将达到国民生产总值的 3.6%～8.7%；如果不采取预防控制措施，至 2030 年由超重和肥胖所致成人肥胖相关慢性病直接经济花费将增至 490.5 亿元 / 年。

近年来，我国出台的相关文件也有利于解决儿童肥胖问题。2017 年国务院办公厅印发的《国民营养计划（2017—2030 年）》指出，开展针对学生的"运动 + 营养"的体重管理和干预策略。2019 年《健康中国行动（2019—2030 年）》出台，提出围绕疾病预防和健康促进两大核心，促进以治病为中心向以人民健康为中心转变。《"健康中国 2030"规划纲要》中指出"共建共享、全民健康"，要实施慢性病综合防控战略，加强肥胖等常见病的防治。

儿童肥胖的防控措施应主要从调整饮食、身体活动指导和行为矫正 3 个方面开展，需要全社会共同参与。对于儿童肥胖防控应综合个体、家庭、学校、社会、政治、经济、文化等各个层面的干预措施，才能获得好的效果。

（1）在营养立法方面，一些发达国家已经有了一系列的营养法规，如美国的《儿童营养法》《全国学校午餐法》等专门针对儿童肥胖防控的法律法规和日本的《营养改善法》《食育基本法》《学校供餐法》等法规。所以，我国应加快营养立法，加大政府的资金投入，明确政府职责和功能，以形成防控儿童肥胖的法律体系。

（2）《中国学龄儿童少年超重和肥胖预防与控制指南》发布已 10 余年，需要进行相应的更新。与国外的儿童肥胖防控指南相比，中国尚无针对初级卫生保健部门、临床医疗机构等部分的指南。

（3）食物环境方面针对儿童的食品营销等没有相关的法规进行限制。在学校应该提供健康餐食并限制"垃圾食品"在学校与游乐场所附近的销售与广告宣传。

（4）我国居民健康素养不断提高，但整体水平依然偏低，中国居民对肥胖的健康危害认识不足，有必要进一步加强对肥胖尤其是儿童肥胖的健康危害的科普宣传。

（5）多学科联合开展儿童肥胖代谢性疾病发生机制与精准防治示范研究，揭示肥胖、代谢紊乱、代谢性疾病发生发展的规律、特点和病理生理机制；建立针对肥胖儿童的科学健身指导标准和示范应用服务标准。

（二）营养与儿童视力健康

儿童青少年是祖国的未来和民族的希望。近些年来，由于中小学生课内外负担加重，手机、电脑等电子产品的普及，用眼过度、用眼不卫生、缺乏体育锻炼和户外活动等因素，我国儿童青少年近视率居高不下、不断攀升，近视低龄化、重度化日益严重，已成为一个关系国家和民族未来的大问题。《综合防控儿童青少年近视实施方案》提出，到 2023 年，力争实现全国儿童青少年总体近视率在 2018 年的基础上每年降低 0.5 个百分点以上，近视高发省份每年降低 1 个百分点以上。到 2030 年，实现全国儿童青少年新发近视率明显下降，儿童青少年视力健康整体水平显著提升，6 岁儿童近视率控制在 3% 左右，小学生近视率下降到 38% 以下，初中生近视率下降到 60% 以下，高中阶段学生近视率下降到 70% 以下，国家学生体质健康标准达标优秀率达 25% 以上。《国务院关于实施健康中国行动的意见》提出，到 2022 年和 2030 年，国家学生体质健康标准达标优良率分别达到 50% 及以上和 60% 及以上，全国儿童青少年总体近视率力争每年降低 0.5 个百分点以上，新发近视率明显下降。但调查发现，2011—2019 年，北京市 4～6 岁儿童视力低常检出率除 2013 年和 2018 年出现降低外，其余年份均持续增长，整体呈现随时间上升的趋势，由 2011 年的 5.95% 增长到 2019 年的 7.06%[①]。近视防控任务艰巨。

研究显示多种营养素促进眼睛健康，其中维生素 A 对维持视网膜功能和眼表层（角膜和结膜）的健康至关重要。维生素 A 重度不足可引起儿童干眼症，甚至致盲。部分限制性饮食的儿童维生素 A 摄入量不足，可导致严重的干眼症。维生素 A 缺乏可导致儿童出现角膜干燥、角质化、角膜折叠和毕脱斑等症状。近年来儿童发育时期叶黄素和玉米黄质的作用也受到广泛关注。伯恩斯坦[②] 等对早

---

① 尚晓瑞、何辉、张丽晋等：《2011—2019 年北京市 0～6 岁儿童健康状况变化趋势》，《首都公共卫生》2020 年第 5 期。

② Bernstein PS, Sharifzadeh M, Liu A, et al. Blue-light reflectance imaging of macular pigment in infants and children. Invest Ophthalmol Vis Sci, 2013, 54（6）: 4034-4040.

产儿和 7 岁以下儿童进行了黄斑色素光密度（MPOD）与皮肤、血清类胡萝卜素水平的相关性检测，发现黄斑色素光密度与血清叶黄素和玉米黄质含量、皮肤类胡萝卜素水平显著相关。维什瓦纳塔纳 [1] 等研究发现，早产儿大脑中叶黄素和玉米黄质含量明显低于足月婴儿。叶黄素可保护脆弱的神经组织，抑制神经组织氧化损伤，降低早产新生儿视网膜病变和视力丧失的发生风险；叶黄素和玉米黄质对婴儿视觉发育或视网膜病变的发生、发展至关重要。二十二碳六烯酸（DHA）在中枢神经系统和视网膜中含量较高，特别是对视网膜光感受器发育有重要意义。足量的二十二碳六烯酸可以通过影响神经递质途径，进一步优化胎儿或婴儿大脑和视网膜的成熟。其他还有很多营养素如维生素 C、维生素 E、锌、硒、花青素等的水平与视力密切相关，合理补充营养素可有效改善视力，缓解视疲劳，预防眼部相关疾病的发生。因此提出以下对策和建议：

（1）加大宣传，重视营养知识普及。采取多种形式，有针对性地加大视力与营养知识宣传教育力度，重视膳食的科学指导，树立儿童平衡膳食的理念。

（2）条件成熟的幼儿园注意供餐搭配合理，酸碱平衡，多食用富含蛋白质、维生素、矿物质及微量元素的食物，必须保障为学生提供鱼类、水果、绿色蔬菜等有益于视力健康的营养膳食。通过提高营养餐质量促进视力健康水平的提高。

（3）定期检查，及时治疗。发现营养不良及营养过剩情况应及时治疗，纠正儿童不平衡膳食习惯。

（4）幼儿园—医院—家庭联动，培养孩子不挑食、不偏食的良好饮食习惯，严格控制高糖、高油、高盐等食品饮料的摄入。

---

① Vishwanathan R，Kuchan MJ，Sen S，et al. Lutein and preterm infants with decreased concentrations of brain carotenoids. J Pediatr Gastroenterol Nutr，2014，59（5）：659–665.

（三）营养教育 —— 传统饮食文化与食育融合

随着健康意识的提升，儿童营养从侧重于吃饱不饿、生长发育、食品卫生等基本需求，逐渐更关注儿童的饮食行为的发展。营养学、卫生学、心理学和教育学等学科的融合不仅能促进儿童身体发育，而且有利于儿童身心平衡，形成正确价值观和人生观，培养必备的能力，发展艺术想象，形成完整人格。民以食为天，教以育为先。我国的饮食文化源远流长，有别具一格的饮食特色、有特点鲜明的文明礼仪、有以和为贵的饮食美学、有经久不衰的古典历史等。如何将这些优秀的传统饮食文化传承并发扬下去，食育便是一个很好的途径。关于食育的概念还没有一个完全统一的标准。食育顾名思义即食物教育，通过不同的形式使全体民众从小接受关于饮食文化、科学合理的营养知识和技能的教育，使民众树立饮食安全理念，养成饮食安全化、科学化、文明化的行为习惯。广义概念是指通过各种饮食观念、营养知识、饮食安全、饮食文化等知识教育和多种多样的烹饪、栽种等体验，培养出具有人与自然和谐相处的意识、有传统饮食文化理解力和良好饮食习惯，能健康生活的人。

随着社会经济的发展与生活水平的提高，我国城乡居民膳食结构逐步优化，从吃饱到吃好转向通过从食物中摄取营养素来增强机体营养。据国家统计局数据分析[1]，我国城乡居民膳食结构从以植物性食物为主转变为植物性与动物性食物并重发展，呈选择多样化、结构合理化的趋势。城镇居民人均粮食消费量由1978年的152千克降到2017年的110千克，农村居民人均粮食消费量由1978年的248千克降到2017年的155千克。肉禽蛋奶等动物性食品消费显著增加。城镇居民人均猪肉消费量由1978年的13.7千克上升到2017年的20.6千

---

① 国家统计局：《居民生活水平不断提高，消费质量明显改善 —— 改革开放40年经济社会发展成就系列报告之四（2018-08-31）》。

克，禽类消费量由 1978 年的 1.0 千克上升到 2017 年的 9.7 千克，蛋类消费量由 1978 年的 3.7 千克上升到 2017 年的 10.3 千克；农村居民人均猪肉消费量由 1978 年的 5.2 千克上升到 2017 年的 19.5 千克，禽类消费量由 1978 年的 0.3 千克上升到 2017 年的 7.9 千克，蛋类消费量由 1978 年的 0.8 千克上升到 2017 年的 8.7 千克。其中粮食消费量明显下降，动物性食物消费量增加，膳食结构明显多元化。但整体也反映出膳食结构不尽合理，仍面临营养素缺乏、肥胖等慢性病多发问题，严重影响了当代人的健康。营养不仅关乎个体健康，也是关乎社会经济发展和人口素质的关键。居民的营养数据反映了一个国家或地区经济与社会发展、卫生保健和人口健康等状况，也是制定国家公共卫生及疾病预防控制策略不可缺少的基础信息。缺乏食物教育的人群更易被潜在的不良饮食习惯影响，危害健康。

《"健康中国 2030"规划纲要》指出要建立健全有关健康行业的促进和教育体系，在国民教育体系中引入健康教育，并作为在整个教育阶段素质教育的重要组成部分，并以全国中小学为重点，建立起学校健康教育的工作推进机制，以达到提高全民健康素养的目的。《国民营养计划（2017—2030 年）》[①] 要求提升营养健康科普信息供给和传播能力，推动营养健康科普宣教活动常态化，并提出创建国家食物营养教育示范基地。在以上背景下，食育引起越来越多学者的关注，被认为是提升健康素养的有效途径，是普及传统饮食文化、增强民族自信心的有效方式，是减少食物浪费、促进人与自然协调发展的重要措施。

根据我国的具体国情，开展食育工作可以从以下几个方面着手：

1. 制定食育相关的法律法规，加强法律监督和保护

政府通过制定相应的法律法规，加强对食育活动的规范和引导，明确每个

---

① 中国营养学会：《国民营养计划（2017—2030 年）》，《营养学报》2017 年第 4 期。

主体的职责和义务，为加强食育推广提供法律保障。

2. 构建食育课程体系

营养教育应该从儿童甚至是婴儿时期就开始，幼儿时期以对食物原料的初步认知为主，义务教育阶段在课堂教学中学校应开设和教授相关的基本理论知识，中等教育阶段不同学科的教师，应在自己的课堂中将食育方面的知识与本学科相关知识有机地结合起来讲授给学生，将食育的理论、思想渗透进学科教学中。传统的历史、地理、生物、化学等课程都能和食育体系中的相关知识互相衔接。高等教育阶段，公共基础课程中应开设食育方面的比如饮食文化、食物营养、食品安全等专业课程，以便供学生深入学习。从学前教育到义务教育阶段，以及中等教育再到高等教育时期都应有不同程度、深度、广度的食育课程。

3. 政府应当重视、引导和鼓励各教育单位积极开展食育专业人才培养

食育是一个多学科交叉的综合性命题，涉及营养学、农学、生物学、地理学等多领域，需具备跨学科的思维方式与知识技能。作为复合型人才，食育从业人员需针对不同地区、不同民族、不同学段、不同年龄开展相应的知识传播、行为干预、膳食指导、健康监测与评估等多项工作。

4. 加大政策导向，倡导全社会多元主体共同参与

鼓励企业、学术机构、社会团体、媒体等多元社会主体积极参与食育。只有全社会不同主体共同参与，才能让食育惠及大众。

5. 开展食育推进试点

在自主自愿的情况下选择部分城市、学校、科研机构和企业等开展食育基地创建与示范工作，系统开展试点单位的食育模式总结与食育效果评估，为推进全国食育工作提供借鉴和支撑。

专题二

青少年心理健康研究 [①]

一、研究背景与问题提出

　　儿童青少年是人类持续发展的前提和基础，儿童青少年的健康水平是衡量一个国家或地区社会经济发展和人类发展的重要综合性指标。中国有世界上规模最大的儿童青少年群体，根据全国妇联 2014 年的数据显示，我国约有 2.8 亿未成年人，伴随着当今社会经济的飞速发展和我国"三孩"政策的放开，儿童青少年健康备受政府、社会和学术界的关注。根据世界卫生组织的定义，健康包括生理、心理和社会适应性 3 个方面的完好状态，并不仅仅指身体没有疾病或不虚弱。在健康的 3 个维度中，心理健康是人在成长和发展过程中认知合理、情绪稳定、行为适当、人际和谐、适应变化的一种完好状态，是儿童青少年全面素质发展中的重要组成部分。

---

　　① 本专题作者为北京大学第六医院赵苗苗、王慧、孙思伟，北京大学公共卫生学院史宇晖。

我国政府一直将提高儿童青少年健康水平作为卫生健康事业发展的核心任务之一，并取得了显著的成效，如儿童身体健康、营养状况持续改善，婴儿、5 岁以下儿童死亡率持续下降。2011 年，国务院颁布了《中国儿童发展纲要（2011—2020 年）》，从儿童健康、教育、法律保护和环境 4 个领域提出了儿童发展的主要目标和策略措施，该纲要颁布 10 余年来，我国儿童生存、保护、发展的环境和条件得到明显改善，儿童权利得到进一步保护，儿童发展取得了巨大成就。但我国既往的儿童健康和儿童发展政策对儿童青少年的心理健康关注较少，直至 2019 年 12 月，国家卫生健康委、中宣部等 12 部委联合印发《健康中国行动 —— 儿童青少年心理健康行动方案（2019—2022 年）》，将儿童青少年心理健康工作提升至健康中国建设的重要内容，也开始吸引社会各界对此领域的关注。

青少年时期是人生成长中的一个关键时期，约有 1/6 的人处于这一时期。儿童青少年心理健康是十分重要的公共卫生问题。就理论而言，青少年由于其心理活动状态的不稳定性、认知结构的不完备性、生理成熟与心理发展的不同步性、对社会和家庭叛逆及依赖的冲突、成就感与挫折感的交替等，使他们的焦虑情绪较重。同时，由于青少年自我意识脆弱、生活阅历较浅、抗挫折能力较低，因而更易产生心理行为问题。特别是在快速发展的当今社会，青少年对周围环境的适应、对人际关系的选择、学习等方面压力都成百倍地大于过去，其心理行为问题的发生率和精神障碍患病率逐步上升，全世界约 10% ~ 20% 的青少年受到心理健康问题困扰，约有一半的精神疾病于 14 岁前发病。世界卫生组织在 2014 年的《世界青少年健康报告》指出，自杀是全球青少年死亡的第三大死因；在 10 ~ 19 岁的青少年中，抑郁症是致病和致残的主要原因。在中国，目前尚无具有全国代表性的儿童青少年心理行为问题和精神障碍研究数据。中国青少年研究中心和共青团中央国际联络部发布的《中国青年发展报告》显示，中国 17 岁以下儿童青少年中，约 3000 万人受到各种情绪障碍和行为问题困扰，其中，有 30% 的儿童青少年出现过抑郁症状，有 4.76%～10.9% 的儿童青少年出现过不同程度的焦虑障碍。

目前我国儿童青少年心理健康领域有许多问题尚待研究和明确，如我国儿童青少年的心理健康状况如何，突出的心理问题是什么，引起这些心理问题的关键因素有哪些，如何针对这些因素从社会、家庭、学校多层面开展适宜我国儿童青少年的心理健康促进和干预服务等。《健康中国行动——儿童青少年心理健康行动方案（2019—2022 年）》的出台，为开展我国儿童青少年心理健康及服务研究提供了良好的契机。自该行动方案发布以来，全国多地纷纷在儿童青少年心理健康政策、心理健康促进和干预服务方式和内容等方面展开探索，本专题拟通过对国内外文献和全国各地相关政策、做法的梳理分析，回答上述研究问题，并聚焦于青少年群体，从理论和实践两方面总结我国青少年心理健康的现状、问题、影响因素和服务需求，结合青少年心理健康服务需求分析服务供给情况，并与国际现状和经验进行比较，为我国政府未来开展有针对性的青少年心理健康促进和干预服务、建立青少年心理健康服务体系、制定青少年心理健康战略提供工作思路和科学依据。

二、研究方法

本研究的研究对象是青少年，根据世界卫生组织对青少年的年龄界定，本研究将青少年年龄限制在 10～19 岁。研究方法以文献分析法为主，辅以关键知情人访谈。文献检索的关键词包括但不限于："'青少年'或'儿童'或'小学生'或'中学生'或'中小学生'"且"'精神'或'心理'"。结合研究问题的提出，本研究确定了研究思路（见图 2-1）和内容，包括青少年心理健康现状

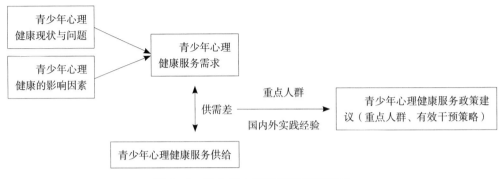

图 2-1　青少年心理健康研究框架图

资料来源：作者自绘

与问题、影响因素及服务需求与供给情况，青少年心理健康服务的国内外实践和经验，以及中国青少年心理健康服务的政策建议。

三、研究结果

（一）青少年心理健康现状与常见问题

1. 国际情况

联合国儿童基金会和世界卫生组织 2019 年联合发布的数据显示，全球 12 亿 10～19 岁青少年群体中，约 20% 存在心理健康问题，10～19 岁青少年群体遭受的疾病和伤害中约 16% 由心理健康问题引发，在中低收入国家 10～19 岁青少年中约 15% 曾有过自杀念头；高达 50% 的心理健康问题始于 14 岁之前，但大多数病例未被发现和治疗，自杀是大龄青少年死亡的三大主要原因之一[1]。国内外研究中发现的青少年常见心理健康问题有情绪障碍（如抑郁和焦虑等）、

---

① Global accelerated action for the health of adolescents（AA-HA!）: guidance to support country implementation. Geneva: World Health Organization, 2017.

行为障碍（如注意缺陷多动障碍和破坏性的行为障碍等）、饮食失调（如神经性厌食症、神经性贪食症和暴食症等）、精神疾病、自杀与自残、冒险行为（如吸毒和性冒险等）。

1.1 情绪障碍

情绪障碍通常在青春期出现，表现为情绪低落或焦虑等，此外情绪低落的青少年还会感到烦躁、沮丧或愤怒，几种情绪障碍还可叠加引发相应症状。青少年可能还会出现与情绪有关的身体症状，如胃痛、头痛或恶心。情绪障碍会严重影响青少年学业和入学率等。抑郁症是最常见的情绪障碍，不仅会给青少年及其家庭带来巨大的生理和心理上的痛苦，还容易导致学习成绩差、失眠、物质滥用，甚至是自伤、自杀等不良后果。在全球范围内，抑郁症是15～19岁青少年产生疾病负担的第四大原因，是10～14岁青少年产生疾病负担的第十五大原因。另一个常见的情绪障碍是焦虑症，这是全球15～19岁青少年产生疾病负担的第九大原因，是10～14岁青少年产生疾病负担的第六大原因，焦虑症会产生不安、忧虑、担忧等痛苦感觉，由于社会大众对焦虑症有持续时间短、可自行痊愈等错误认知，青少年患有焦虑症常常被忽视，事实上，未经治疗的焦虑症可能成为慢性疾病，对青少年心理健康甚至是心理认知功能的发育都会产生不良后果，例如学习成绩下降、自杀等[1]。

1.2 行为障碍

行为障碍是10～14岁青少年疾病负担的第二大原因，是15～19岁青少年疾病负担的第十一大原因，行为失常会影响青少年的教育并可能导致犯罪行为。注意缺陷多动障碍是青少年中常见的精神障碍之一，是一种神经发育障碍，其症状给青少年带来不利影响，如学习成绩较差、人际交往差，甚至导致药物滥

---

[1]　J. Zhao, X. Xing and M. Wang, Psychometric properties of the Spence Children's Anxiety Scale（SCAS）in Mainland Chinese children and adolescents. Journal of anxiety disorders, 2012, 26（7）: 728–736.

用、社会功能障碍、犯罪行为等严重精神卫生问题[①]。

1.3 自杀自残

自杀是全球 15～19 岁青少年的第三大死因，是重大的公共卫生问题，指自己对自己施行的有意结束自己生命的一种行为，大部分自杀成功的青少年在自杀前都没有接受过心理评估与治疗，有自杀倾向与自杀未遂的青少年较自杀成功者而言更常见[②]。世界上近90%的青少年生活在中低收入国家。非自杀性自伤行为指的是不受文化和社会认可的不以自杀为目的，故意破坏或损害自己身体组织的行为，包括皮肤切割、燃烧、击打和严重的皮肤抓伤，不仅会给个人带来身心伤害，严重者还会导致残障、死亡等后果，给家庭带来沉重负担[③]，非自杀性自伤行为的成因复杂，不仅是心理健康问题，也是社会问题。在世界范围内，儿童和青少年非自杀性自伤行为的发生率约为 19.5%；一项纳入近 60 万名 12～18 岁青少年的荟萃分析显示，自伤问题的发生率为 16.9%，女性青少年发生自伤的风险要显著高于男性[④]。

1.4 冒险行为

许多冒险行为都是在青春期开始的。研究表明，冒险行为既是应对不良心理健康的无益策略，也可能严重影响青少年的身心健康；暴力行为会增加低学历、受伤、涉嫌犯罪或死亡的可能性；全球 15～19 岁的青少年重度间歇性饮酒

---

① Pingault, J.B., et al., Childhood trajectories of inattention, hyperactivity and oppositional behaviors and prediction of substance abuse/dependence: a 15-year longitudinal population-based study. Mol Psychiatry, 2013, 18 (7): 806-812.

② Cho, H., et al., Genetic Contribution to Suicidal Behaviors and Associated Risk Factors among Adolescents in the U.S. Prevention Science, 2006, 7 (3): 303-311.

③ Leong, C.H., A.M.S. Wu and M.M. Poon, Measurement of Perceived Functions of Non-Suicidal Self-Injury for Chinese Adolescents. Archives of suicide research, 2014, 18 (2): 193-212.

④ Gillies D, Christou MA, Dixon AC, et al. Prevalence and Characteristics of Self-Harm in Adolescents: Meta-Analyses of Community-Based Studies 1990-2015. J Am Acad Child Adolesc Psychiatry. 2018, 57 (10): 733-741.

的患病率为 13.6%（2016 年数据），其中男性的患病风险最高。

2. 国内情况[①]

关于我国青少年精神疾病患病率的大样本研究非常缺乏。最新的一项研究是 2021 年发表的在我国北京、辽宁、江苏、湖南、四川 5 省（市）对 7 万余名 6~16 岁儿童青少年展开的流行病学调查研究[②]，结果显示儿童青少年精神障碍的时点患病率为 17.5%，该研究还按照美国精神障碍诊断与统计手册（DSM-IV）疾病类别进行分类，发现注意力缺陷和破坏性行为障碍的患病率为 10.2%，焦虑障碍的患病率为 4.7%，抑郁障碍的患病率为 3.0%，抽动障碍的患病率为 2.5%，物质相关障碍的患病率为 1.0%，其他精神障碍的患病率为 1.3%。另一项 2015 年在湖南省针对 1.7 万名 6~16 岁儿童青少年开展的研究表明，儿童青少年精神障碍 12 个月患病率为 9.74%，最常见的精神障碍为注意缺陷多动障碍（患病率为 4.96%）、对立违抗障碍（患病率为 2.98%）和广泛性焦虑障碍（患病率为 1.77%），且在调查到的儿童青少年精神障碍患者中 34.6% 的人有至少一种共病精神障碍[③]。2015 年发表的一项系统综述研究[④]分析了 1988—2009 年发表的我国部分地区流行病学调查数据，发现我国儿童青少年精神障碍患病率在 8.3%~16.2%，且心理行为问题发生率总体呈逐年增高趋势，如北京城区儿童青少年心理健康问题检出率在 1985 年、1993 年和 2003 年分别为 8.3%、10.9% 和 18.2%；20 世纪 90 年代初，22 个省（市）的调查结果显示儿童青少年心理

---

① 此部分英文注释，均为国内学者发表在国外期刊（报纸）的研究成果。

② Fenghua Li，Yonghua Cui，Ying Li，et al. Prevalence of mental disorders in school children and adolescents in China：diagnostic data from detailed clinical assessments of 17，524 individuals. Journal of Child Psychology and Psychiatry，J Child Psychol Psychiatry，2022，63（1）：34-46.

③ Shen Y M，Man C，Liu J B，et al. The prevalence of psychiatric disorders among students aged 6~16years old in central Hunan，China. BMC Psychiatry，2018，18（1）：243.

④ Zheng Y，Zheng X . Current state and recent developments of child psychiatry in China. Child and Adolescent Psychiatry and Mental Health，2015.

行为问题和精神疾病总患病率为 12.97%，2007 年在全国 21 个省（市）的 39 个城市开展的国民心理健康状况研究中，儿童青少年心理健康问题发生率达 16%。2018 年发表的一项儿童青少年焦虑症研究，分析了我国 5 个省 2008—2015 年发表的 10 项基于学校开展的调查数据，发现约 7% 的学生伴有焦虑症状[①]。2017 年发表的一项中国大陆中学生非自杀性自伤流行特征的荟萃分析共纳入总样本量 146936 人，非自杀性自伤总检出率为 27.4%，且 2012 年及之后调查的检出率（31.4%）高于 2012 年之前的检出率（22.7%）[②]。

我国临床诊疗中最常见的是与青少年学习相关的心理问题，注意缺陷多动障碍、学习障碍、厌学逃学、拒绝上学等是导致儿童与青少年学习困难的因素。但近几年我国青少年情绪障碍发病率呈逐渐增高趋势，成为仅次于学习问题的青少年心理障碍，主要表现为自闭症、焦虑症、抑郁症；几项大规模的、设计良好的儿童青少年流行病学调查表明，焦虑障碍患病率在 10%~20% 之间，是最常见的儿童青少年心理障碍之一。此外，人际关系类问题、人格障碍类问题、青春期性心理类问题和网络成瘾等也是近年来困扰我国青少年的常见心理问题。

新冠肺炎疫情以来，青少年心理健康问题进一步凸显，在疫情期间经历被隔离或与父母分离的青少年更有可能出现应激障碍、适应障碍和负面情绪[③]。2020 年开展的一项针对 9.3~15.9 岁青少年的研究表明，新冠肺炎疫情后青少年心理健康问题显著增加，其中抑郁症状发生率 24.9%、焦虑症状 15.9%、

---

① Liu H，Shi Y，Auden E，et al. Anxiety in rural Chinese children and adolescents: Comparisons across provinces and among subgroups. Int J Environ Res Public Health，2018，15（10）：87.

② 韩阿珠、徐耿、苏普玉：《中国大陆中学生非自杀性自伤流行特征的 Meta 分析》，《中国学校卫生》2017 年第 11 期。

③ J. J. Liu，Y.B.X.H.，Mental health considerations for children quarantined because of COVID-19. The Lancet Child & Adolescent Health，2020.4（5）.

非自杀性自残 42.0%、自杀意念 29.7%、自杀计划 14.6%、自杀尝试 6.4%，除焦虑症状发生率没有明显的增加外，其他精神卫生疾病都有不同程度的增长（见图 2-2）。另一项是 2020 年在 5 万余名 11～20 岁中学生中做的调查显示，新冠肺炎疫情期间解除封锁后，我国青少年焦虑、抑郁和创伤后应激障碍症状的发生率分别为 7.1%、12.8% 和 16.9%[①]。

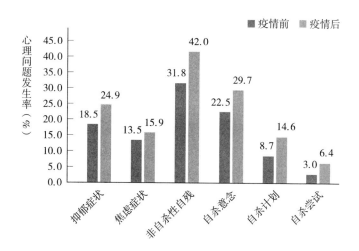

图 2-2　新冠肺炎疫情前后青少年心理问题发生情况

资料来源：Zhang, L., et al., Assessment of Mental Health of Chinese Primary School Students Before and After School Closing and Opening During the COVID-19 Pandemic. JAMA Network Open, 2020. 3（9）

（二）青少年心理健康的影响因素

1. 国际研究结果

青少年期是从童年到成年的过渡，要经历许多重大的生理、社会和心理变

---

① Cao，C.，et al.，Anxiety，depression，and PTSD symptoms among high school students in china in response to the COVID-19 pandemic and lockdown. Journal of Affective Disorders，2022，296：126-129.

化，这些变化都会对青少年的心理健康带来潜在影响[1]。国际研究中发现的青少年心理健康相关风险因素包括性别差异、生殖相关问题、贫困、冲突、社区暴力、移民、社会支持、同伴关系、生活方式、社交媒体等。

性别差异是导致心理健康问题的一个危险因素。女性，尤其是年轻女孩，面临的常见精神疾病风险是男性的两倍[2]。研究表明，受教育程度低、贫穷、遭受家庭暴力和虐待以及决策权低等社会文化因素往往会增加女孩和妇女患抑郁症的风险[3]。此外，与生殖问题（如月经相关的荷尔蒙波动、婚前或意外怀孕、堕胎、流产、性传播感染）有关的心理困扰也使女孩易患相关精神疾病[4][5]，包括心理健康问题，如抑郁、酗酒和其他物质使用；与成年母亲相比，青春期母亲也更有可能陷入贫困，居住在较低社会经济水平的社区和家庭，这些情况可能会对产妇的心理健康、育儿方式、子女的成长和发展结果产生不利影响，并增加虐待儿童的风险。

贫困、移民、青少年的经历和理想之间的反差（有时会受到媒体的推动）以及性别规范也影响着青少年的心理健康。青春期是从童年到成年的过渡时期，年轻人面临着生育、性取向和青春期的快速变化，这会导致人们对身体形象和外表的担忧。许多社会规范可能会增加青少年患心理健康障碍的风险。这些规

① Balvin N，Banati P，editors. The adolescent brain：a second window of opportunity – a compendium. Florence：UNICEF Office of Research – Innocenti，2017.

② Kapungu C，Petroni S，Allen NB，Brumana L，Collins PY，De Silva M，et al. Gendered influences on adolescent mental health in low-income and middle-income countries：recommendations from an expert convening. Lancet Child & Adolescent Health，2018，2（2）：85.

③ Maselko J，Patel V. Why women attempt suicide：the role of mental illness and social disadvantage in a community cohort study in India. Journal of Epidemiology & Community Health，2008，62（9）：817–822.

④ Patel V，Kirkwood BR，Pednekar S，Pereira B，Barros P，Fernandes J，et al. Gender disadvantage and reproductive health risk factors for common mental disorders in women：a community survey in India. Archives of General Psychiatry，2006，63（4）：404–413.

⑤ Bifulco A，Brown GW，Moran P，Ball C，Campbell C. Predicting depression in women：the role of past and present vulnerability. Psychological Medicine，1998，28（1）：39–50.

范包括早婚和强迫婚姻（通常针对青春期女孩）、性暴力和亲密伴侣暴力（通常针对青春期女孩和年轻妇女）。它们还包括涉及其他类型风险的社会规范，如使用酒精和其他物质以及不安全的性行为[①]（特别是在男孩中）。

　　此外，社会支持与同伴关系、身体活动以及随着生活方式转变所带来的久坐行为、睡眠不足、网络与社交媒体的使用等均对青少年心理健康有着重要的影响。有研究表明，青少年与父母的关系、与学校和其他社区组织的同伴关系以及与其他社区组织的联系对青少年的心理健康起着至关重要的作用[②]。有研究指出，与儿童（10岁以下）相比，青少年与同龄人相处的时间比与家人相处的时间多，并形成了更复杂的同伴关系[③]。青少年获得同伴社会认可的重要性增加，同伴的影响也增强[④]。有证据表明，同伴关系、同伴拒绝、欺凌和孤独等问题是青春期抑郁症等情感疾病发展的风险因素[⑤⑥]。相反，高质量的同伴关系似乎可以预防心理健康问题[⑦]。众多研究表明，同伴关系与社会支持和抑郁之间存在着负相关的关系，社会支持是对抗抑郁的保护性因素，相反社会支持不足则

　　① World Health Organization. Guidelines on mental health promotive and preventive interventions for adolescents：helping adolescents thrive. 2020.

　　② Oldfield J，Humphrey N，Hebron J. The role of parental and peer attachment relationships and school connectedness in predicting adolescent mental health outcomes. Child and Adolescent Mental Health，2016，21（1）：21–29.

　　③ Lam CB，McHale SM，Crouter AC. Time with peers from middle childhood to late adolescence：developmental course and adjustment correlates. Child Dev，2014，85（4）：1677–1693.

　　④ Knoll LJ，Magis–Weinberg L，Speekenbrink M，Blakemore SJ. Social influence on risk perception during adolescence. Psychol Sci，2015，26（5）：583–592.

　　⑤ Arseneault L. Annual Research Review：The persistent and pervasive impact of being bullied in childhood and adolescence：implications for policy and practice. J Child Psychol Psychiatry，2018，59（4）：405–421.

　　⑥ Platt B，Cohen Kadosh K，Lau JY. The role of peer rejection in adolescent depression. Depress Anxiety，2013，30（9）：809–821.

　　⑦ van Harmelen AL，Kievit RA，Ioannidis K，Neufeld S，Jones PB，Bullmore E，Dolan R；NSPN Consortium，Fonagy P，Goodyer I. Adolescent friendships predict later resilient functioning across psychosocial domains in a healthy community cohort. Psychol Med，2017，47（13）：2312–2322.

可能诱发抑郁[1][2][3]。此外，社会支持不足的青少年自杀的风险更高，社会支持与自尊、乐观等心理指标也存在正相关关系[4][5]。

人们普遍认为，体育活动对年轻人本来就有好处，例如自尊和认知功能。一项关于身体活动与心理健康研究的系统综述表明，体育活动对青少年心理健康存在积极影响，对减少青少年抑郁、焦虑存在有益效果，并且体育活动至少在短期内可以提高青少年自尊[6]。现代的久坐生活方式导致与不活动相关的疾病增加，如肥胖和其他非传染性疾病[7][8]。除了身体健康的决定因素，新出现的证据表明，久坐时间与焦虑风险之间呈正相关的关系，且久坐时间还可能与情绪

---

① Czyz EK, Liu Z, King CA. Social connectedness and one-year trajectories among suicidal adolescents following psychiatric hospitalization. J Clin Child Adolesc Psychol, 2012, 41（2）: 214-226.

② Miller AB, Adams LM, Esposito-Smythers C, Thompson R, Proctor LJ. Parents and friendships: a longitudinal examination of interpersonal mediators of the relationship between child maltreatment and suicidal ideation. Psychiatry Res, 2014, 220（3）: 998-1006.

③ Weber S, Puskar KR, Ren D. Relationships between depressive symptoms and perceived social support, self-esteem, & optimism in a sample of rural adolescents. Issues Ment Health Nurs, 2010, 31（9）: 584-588.

④ Gallagher M, Prinstein MJ, Simon V, Spirito A. Social anxiety symptoms and suicidal ideation in a clinical sample of early adolescents: examining loneliness and social support as longitudinal mediators. J Abnorm Child Psychol, 2014, 42（6）: 871-883.

⑤ Mackin DM, Perlman G, Davila J, Kotov R, Klein DN. Social support buffers the effect of interpersonal life stress on suicidal ideation and self-injury during adolescence. Psychol Med, 2017, 47（6）: 1149-1161.

⑥ Biddle SJ, Asare M. Physical activity and mental health in children and adolescents: a review of reviews. Br J Sports Med, 2011, 45（11）: 886-895.

⑦ Dale H, Brassington L, King K. The impact of healthy lifestyle interventions on mental health and wellbeing: a systematic review［J］. Mental Health Review Journal, 2014.

⑧ Choi BC, Hunter DJ, Tsou W, Sainsbury P. Diseases of comfort: primary cause of death in the 22nd century. J Epidemiol Community Health, 2005, 59（12）: 1030-1034.

和精神健康结果相互作用[1]。青春期是精神障碍疾病发病的重要风险期[2]。这也是形成独立生活方式和行为的时期，可以对近期和长期健康产生重大影响[3][4]。一项基于 32 项关于久坐行为与青少年心理健康关系研究的综述表明，青少年抑郁症状及其他心理困扰与屏幕使用所导致的久坐存在着正相关的关系，在每天使用屏幕所导致的久坐时间超过 2 小时的青少年中，发现他们的心理健康状况较差，并且存在性别差异；且发现自尊水平与久坐之间也有关系，即久坐时间越长，自尊水平越低[5]。此外，还有证据表明，低水平的屏幕使用所导致的久坐行为与较低的抑郁情绪水平有关[6][7]。大量证据证明了青少年睡眠不足与健康和情绪不佳之间的关系，包括更高水平的自我批评、冒险行为、自杀风险和精

① Teychenne M, Costigan SA, Parker K. The association between sedentary behaviour and risk of anxiety: a systematic review. BMC Public Health, 2015, 15: 513.

② Kessler RC, Amminger GP, Aguilar-Gaxiola S, Alonso J, Lee S, Ust ü n TB. Age of onset of mental disorders: a review of recent literature. Curr Opin Psychiatry, 2007, 20（4）: 359-364.

③ Biddle SJ, Gorely T, Stensel DJ. Health-enhancing physical activity and sedentary behaviour in children and adolescents. J Sports Sci, 2004, 22（8）: 679-701.

④ Eaton DK, Kann L, Kinchen S, Shanklin S, Flint KH, Hawkins J, Harris WA, Lowry R, McManus T, Chyen D, Whittle L, Lim C, Wechsler H. Centers for Disease Control and Prevention（CDC）. Youth risk behavior surveillance – United States, 2011. MMWR Surveill Summ, 2012, 61（4）: 161-162.

⑤ Hoare E, Milton K, Foster C, Allender S. The associations between sedentary behaviour and mental health among adolescents: a systematic review. Int J Behav Nutr Phys Act, 2016, 13（1）: 108.

⑥ Do YK, Shin E, Bautista MA, Foo K. The associations between self-reported sleep duration and adolescent health outcomes: what is the role of time spent on Internet use? Sleep Med, 2013, 14（2）: 195-200.

⑦ Ybarra ML, Alexander C, Mitchell KJ. Depressive symptomatology, youth Internet use, and online interactions: A national survey. J Adolesc Health, 2005, 36（1）: 9-18.

神疾病，以及对身体健康和认知能力的大量负面影响[1][2][3][4][5]。

在过去 10 年中，社交媒体在青少年群体中特别受欢迎。要衡量社交媒体对个人关系的影响，有必要区分其不同的用途[6]。具体而言，社交媒体的主动使用，例如参与定向沟通（即发消息）或直接在他人的社交媒体上发帖，已被证明可以提高幸福感并有助于维持个人关系[7]。不过初步的实验证据表明，社交媒体的被动使用（如滚动社交媒体新闻等）甚至可能对健康产生负面影响[8]。此外，越来越多的人认为使用社交媒体的后果将取决于个人差异。一些研究支持在线交流的没有心理健康问题的人更容易受到正面影响（即那些已经拥有牢固的线下友谊的人可能从数字互动中受益最大），而那些有心理健康问题的人可能更容易受到负面影响（如那些现实中受害的人更有可能在网上受害或被欺负）[9]。

① Allen SL, Howlett MD, Coulombe JA, et al. Abcs of Sleeping: a review of the evidence behind pediatric sleep practice recommendations. Sleep Med Rev, 2016, 29: 11-14.

② Paruthi S, Brooks LJ, D'Ambrosio CD, et al. Recommended amount of sleep for pediatric populations: a consensus statement of the American Academy of Sleep Medicine. J Clin Sleep Med, 2016, 12 (6): 785-786.

③ Alfano CA, Gamble AL. The role of sleep in childhood psychiatric disorders. Child Youth Care Forum, 2009, 38 (6): 327-340.

④ Owens JA, Adolescent Sleep Working Group, Committee of Adolescence. Insufficient sleep in adolescents and young adults: an update on causes and consequences. Pediatrics, 2014, 134 (3): e921-932.

⑤ Weaver MD, Barger LK, Malone SK, et al. Dose-dependent association between sleep duration and unsafe behaviors among US high school students. JAMA Pediatr, 2018, 172 (12): 1187-1189.

⑥ Clark J L, Algoe S B, Green M C. Social network sites and well-being: the role of social connection [J]. Current Directions in Psychological Science, 2018, 27 (1): 32-37.

⑦ Ellison N B, Vitak J, Gray R, et al. Cultivating social resources on social network sites: Facebook relationship maintenance behaviors and their role in social capital processes [J]. Journal of Computer-Mediated Communication, 2014, 19 (4): 855-870.

⑧ Verduyn P, Ybarra O, Résibois M, et al. Do social network sites enhance or undermine subjective well-being? A critical review [J]. Social Issues and Policy Review, 2017, 11 (1): 274-302.

⑨ Odgers CL, Jensen MR. Annual Research Review: Adolescent mental health in the digital age: facts, fears, and future directions. J Child Psychol Psychiatry, 2020, 61 (3): 336-348.

2. 国内研究结果[①]

除上述影响因素外，我国的研究中还发现儿童青少年罹患精神疾病的情况也因年龄、地区、城乡等因素的差异而有所不同。2021 年发表的在我国北京、辽宁、江苏、湖南、四川 5 省（市）对 7 万余名 6~16 岁儿童青少年展开的流行病学调查研究发现，男孩、年龄较小、生活在发达地区的儿童青少年精神障碍的患病率比女孩、年龄较大、生活在发展中地区的儿童更高[②③]。

年龄差异：2018 年在河南省开展的一项研究表明，高年龄段青少年在此生命阶段中经历快速的生物学和行为变化，较其他年龄段青少年而言承担着更多压力，41.8% 的学生有心理健康问题，焦虑症和行为障碍等问题尤为突出[④]。四川省开展的一项研究表明，在 6~16 岁的儿童青少年中，8~10 岁年龄组的精神障碍患病率最高，情感障碍患病率（8.23%）和物质使用障碍患病率（4.00%）在 16 岁人群中最高，焦虑障碍患病率（6.21%）和抽动障碍患病率（3.74%）分别在 10 岁和 11 岁人群中最高[⑤]。研究表明青少年抑郁症的发生会随着年龄增长而增加，不同年龄组间存在明显差异，一项系统综述研究表明儿童青少年中 10~12 岁年龄组的抑郁症患病率最低，16~17 岁年龄组的患病

① 此部分英文注释，均为国内学者发表在国外期刊（报纸）的研究成果。

② Fenghua Li, Yonghua Cui, Ying Li, et al. Prevalence of mental disorders in school children and adolescents in China: diagnostic data from detailed clinical assessments of 17, 524 individuals. Journal of Child Psychology and Psychiatry, 2022, 63（1）: 34-46.

③ Cui, Y., et al., The prevalence of behavioral and emotional problems among Chinese school children and adolescents aged 6-16: a national survey. European Child & Adolescent Psychiatry, 2021, 30（2）: 233-241.

④ Luo, Y., et al., Mental Health Problems and Associated Factors in Chinese High School Students in Henan Province: A Cross-Sectional Study. International Journal of Environmental Research and Public Health, 2020, 17（16）: 5944.

⑤ Qu, Y., et al., Prevalence of Mental Disorders in 6-16-Year-Old Students in Sichuan Province, China. International Journal of Environmental Research and Public Health, 2015, 12（5）: 5090-5107.

率较高[①]，另一项研究表明 14～16 岁青少年较其他年龄青少年而言重度抑郁症的患病率显著较高[②]。

地区差异：青少年抑郁症患病率呈现地区差异，这可能是由于不发达省份的经济水平低、社会支持系统薄弱、卫生保健服务能力较弱，与此同时，随着经济的快速发展，部分省份的劳动力尤其是农村人口向城市转移，大量的留守儿童缺失父母的陪伴，难以满足情感需求，面临更高罹患心理疾病的风险[③]。2019 年开展的一项荟萃分析表明，东部地区青少年抑郁症状发生率为 17.8%，中部地区为 23.7%，西部地区为 22.7%，东北地区为 14.5%[④]。一项在我国 5 个省份开展的调查表明，不同省份青少年患焦虑症风险存在差异，欠发达省份青少年患焦虑症的风险更高，其中黑龙江和广西接受调查学生中约 60% 的人存在焦虑风险[⑤]。

城乡差异：农村地区青少年相较于城市而言，面临着更多危险因素，例如贫困、生活压力大、父母陪伴缺失、学习资源匮乏等，这些因素影响着他们的心理健康，对其发展产生负面影响[⑥]。在四川省开展的一项研究表明，农村留守儿童精神健康问题的发生率高达 43.3%，其中恐慌的发生率为 32.4%、低自尊

① Prevalence of major depressive disorder in children and adolescents in China: A systematic review and meta-analysis. Journal of Affective Disorders.

② Wang, L., et al., The epidemiological characteristics of depressive symptoms in the left-behind children and adolescents of Chongqing in China. Journal of Affective Disorders, 2015, 177: 36-41.

③ Wen, M. and D. Lin, Child Development in Rural China: Children Left Behind by Their Migrant Parents and Children of Nonmigrant Families. Child Development, 2012, 83 (1): 120-136.

④ Rao, W., et al., Prevalence of depressive symptoms in children and adolescents in China: A meta-analysis of observational studies. Psychiatry Research, 2019, 272: 790-796.

⑤ Liu, H., et al., Anxiety in Rural Chinese Children and Adolescents: Comparisons across Provinces and among Subgroups. Int J Environ Res Public Health, 2018, 15 (10).

⑥ Liu, S., et al., Effects of early comprehensive interventions on child neuro development in poor rural areas of China: a moderated mediation analysis. Public Health, 2018, 159: 116-122.

率为 26.6%、抑郁症状发生率为 26.5%[1]。

综上所述，影响儿童青少年心理健康的风险因素可以概括为自身因素、家庭因素、学校因素、社会因素四大类。自身因素是青少年个体自身所具有的一种内在的、主观的因素，包括认知、情绪和个性等，如认知失调产生的认知矛盾、经常波动而消极的负性情绪状态，都容易导致青少年出现心理问题；而特殊人格特征往往是导致相应精神疾病的发病基础。家庭因素包括家庭社会经济地位、家庭氛围、父母教养方式、亲子关系、父母健康状况等。学校因素主要有学校教育条件、学习条件、生活条件以及师生关系、同伴关系等，校风学风不正、学习负担过重、教育方法不当、师生情感对立、同学关系不和谐等，都会使学生的心理压抑，精神紧张、焦虑，如不及时调适，就会造成心理失调，导致心理障碍。社会因素主要指社会生活中的种种不健康的思想、情感和行为，特别是在人与人交往日益广泛的当今时代，各种社会传媒的作用越来越大，生活紧张事件增多，矛盾、冲突、竞争加剧，这些现象都会加重青少年的心理负担和内心矛盾，影响身心健康。

（三）中国青少年心理健康服务需求与供给

根据上述文献分析，青少年心理健康服务的需求是大量的、多元化的。然而，在一项儿童青少年抑郁症患病研究中发现，我国大约有 90 万儿童和 230 万青少年患有重度抑郁症，合并时点患病率为 1.3%，但在 6～14 岁患有重度抑郁症的儿童青少年中，只有 6.4% 的人寻求心理健康专家的帮助，青少年心理健康服务不足可能是阻碍其寻求专业帮助的主要原因之一。

目前国内的青少年心理健康服务主要有 3 类。

---

[1] Tang, W., et al., Mental health and psychosocial problems among Chinese left-behind children: A cross-sectional comparative study. Journal of Affective Disorders, 2018, 241: 133-141.

一是基于医疗机构的精神专科服务，主要以有精神障碍的青少年为服务对象，受限于儿童精神科医生数量不多，此类服务的受众也较少。有数据显示，我国的儿科医生不足 10 万人，即每名儿科医生负责近 4000 名儿童，而儿童精神科医生在中国更是稀缺，全国全职儿童精神科医生不足 500 人，且分布不均[1]，初级医疗服务体系的医生没有接受过儿童精神病学的专业培训[2]；专门为儿童青少年提供的床位很少，只有北京、上海等经济发达的大中城市的部分综合或精神专科医院开设有儿童精神科，部分城市甚至还没有儿童精神科的设置和相关服务，专业的儿童康复机构也几乎没有。根据全国精神卫生机构调查数据[3]，截至 2015 年底，全国共有精神卫生机构 2936 家，精神科编制床位 292877 张，实际开放床位 433090 张，其中开设精神科儿童病房的机构有 175 家（占 5.96%），儿童精神科开放床位 3835 张，仅占实际开放床位的 0.89%；而 2015 年全国 0～17 岁儿童数量约有 2.71 亿人，与数量庞大的儿童群体相比，儿童精神科床位数严重不足。

二是基于学校的心理健康教育和疏导，以学生为服务对象，以开设心理健康课程、开展心理健康宣传教育和对重点学生进行心理健康辅导等为主要内容。城市地区的心理健康教育资源更为丰富，配备较高，而农村地区尤其是经济水平较差的地区心理健康教育相关资源短缺，机构建设不健全，开展校内儿童青少年健康辅导的人员专业素养水平参差不齐[4][5]。此外，贫困本身也是影响青少

① J. L. Wu，J. P，The scarcity of child psychiatrists in China. The Lancet Psychiatry，2019. 6（4）.

② Zheng Y，Zheng X，Current state and recent developments of child psychiatry in China. Child Adolesc Psychiatry Ment Health，2015，9：10.

③ 史晨辉、马宁、王立英等：《中国精神卫生资源状况分析》，《中国卫生政策研究》2019 年第 2 期。

④ 徐富明、黄龙：《贫困与心理健康的关系研究》，《中国临床心理学杂志》2020 年第 2 期。

⑤ 姚本先、刘志远：《我国学校心理辅导伦理建设：现状、问题与对策》，《课程·教材·教法》2012 年第 10 期。

年心理健康的重要因素。2012 年开展的一项关于高中生心理卫生服务利用的研究表明，25% 的学生表示需要心理咨询或其他心理健康治疗，但只有 5% 接受了学校提供的服务。在最需要接受心理健康服务的群体中，只有约 20% 的人接受过心理健康专业人员的帮助，需求很大程度上没有被满足[1]。2015 年《中小学心理辅导室建设指南》政策出台后，相关领域专家指出不同的学校可以结合当地经济发展水平和自身情况，建设不同标准的心理健康教育辅导室，其中大中城市和经济发达地区，应属良好配置标准，是最高配置标准；中小城镇和中等经济发达地区，应属基本配置标准，是基本的配置要求；农村、山区和边远贫困地区等经济欠发达地区，应属基础配置标准，是最低配置标准[2]。随着社会各界对心理健康教育的重视，心理健康教育的途径不断丰富，教师队伍扩大，与此同时，各地学校根据学生需要，开设各类课堂，积极建设心理辅导机构[3]。近年来，在湖南省开展的一项关于中小学校心理健康教育资源的调查中发现，城乡、不同类型学校（公办和民办）以及不同学段的学校间存在较大差异，59.13% 的学校没有设置心理健康教育业务机构，而是由其他教师职工承担该项工作，兼职多于专职；开展中小学生心理健康教育的经费严重不足，调查学校中仅有 6.19% 有固定工作经费；55.66% 的心理教师在从事心理咨询等工作时无报酬，仅有 7.08% 的学校为心理教师制定了专门的职称晋升、工资发放等相

————————

① Wu P., et al., Need for Mental Health Services and Service Use Among High School Students in China. Psychiatric services（Washington，D.C.），2012，63（10）：1026–1031.

② 何妍、丁尧：《心理辅导室：打磨中小学心理健康教育的"舰载机"——访教育部〈中小学心理辅导室建设指南〉起草组组长、中国人民大学俞国良教授》，《中小学心理健康教育》2015 年第 17 期。

③ 叶子青、叶一舵：《学校心理健康教育三十年：历史演进与未来走向》，《福建师范大学学报（哲学社会科学版）》2020 年第 2 期。

关制度[①]。

三是面向所有大众的社会心理咨询服务，相关服务缺乏行业规范和行业监管，服务质量良莠不齐。有关研究表明[②]，当前我国的心理健康服务基本上还处于起步阶段，亟待发展。在需求方的需求满足方面，亟须促进心理健康服务需求的行为外化、服务方式的多样化以及发展性服务内容的强化等；在服务方的质量提高方面，有待提高行业准入标准、采取心理健康服务人员分层次培养模式、加强心理咨询从业者的管理与监督以及增加专职心理健康服务人员的比例等。

整体而言，我国青少年心理健康服务呈现数量不足、质量不高、针对性不强的特点，尚不能很好地满足实际需求。部分地区在发展青少年心理健康服务方面做了有益的探索，几个典型的做法如下[③]。

1. 浙江省衢州市 ——"医校合作"为青少年共筑"心"长城

衢州市第三医院与衢州中等专业学校共建"阳光心理驿站"，落实护佑未成年人心理健康服务新举措。具体做法包括：

通过线上线下开展多形式的心理健康教育，针对学生、家长和老师等不同群体进行心理专题讲座。

为学校教工提供系列培训，协助举办了心理健康专兼职教师岗前培训和班主任心理健康知识培训，确保心理健康师资队伍的优化和全员教师心理辅导水平的提升。

[①] 彭玮婧、王瑞瑶、胡宓：《湖南省中小学心理健康教育资源的现况与展望》，《中国临床心理学杂志》2021 年第 2 期。

[②] 黄希庭、郑涌：《中国心理健康服务：基于需求与服务关系的研究》，《心理与行为研究》2015年第 5 期。

[③] 国家卫生健康委员会疾病预防控制局：《全国精神卫生综合管理试点典型实践》，人民卫生出版社，2021。

每周驻校预约坐诊一次，为学生提供个体心理咨询服务，并建立心理健康档案。

协助学校处理各类突发心理危机事件，建立绿色转介通道，提供心理疾病早期干预和治疗等。

通过在学校开展的一系列心理服务工作，学生的适应与抗挫能力、竞争与合作能力、自我约束与调节能力都得到了明显的提高。打破了以往的"被动服务"模式，改变医务人员服务理念，以预防为主，做好早期心理干预服务。

2. 上海市 —— 心理卫生进校园

上海市杨浦区加强区域儿童青少年心理健康教育，辖区 97 个中小学全部建立心理辅导室和配备专兼职心理健康教师。区精神卫生中心与区未成年人心理健康辅导中心签订"关注区域未成年人心理健康成长"项目协议。开展"关注心灵成长、守护生命阳光"等心理健康教育公益宣传活动，开展"阳光成长坊 —— 青少年成长训练营"、专科医生评估、危机干预、疑难个案讨论等活动，维护学生的心理健康，防范不良事件发生。自 2015 年起，杨浦区精神卫生中心由 3 名主治以上专科医生组成专家团队，每周一次到区未成年人心理健康指导中心开展心理热线、沙盘治疗，每月一次开展评估及案例督导等工作。自 2015 年开始实施"医教结合"项目，与辖区内复旦、同济等 10 余所大学签约，组建了一支包括精神科医师、护士、心理治疗师、心理咨询师、高校心理辅导老师的专业团队，联合学校开展宣教、培训、评估、随访等服务，完善干预预警、就医绿色通道等工作机制，定期开展案例分析及督导，加强学校和医院之间的沟通和联动。

3. 河南省濮阳市 —— 建立"一二三四"工作机制、抓好中小学生心理健康教育

濮阳市建立"一二三四"工作机制，即建好一支队伍、用好两大阵地、探

索三种模式、注重四个结合。不断强化师资队伍，建设功能阵地，丰富教育模式，创新推进策略，学校心理和精神卫生防治覆盖率达到了100%，保障了学生心理健康和精神障碍的早发现、早诊断、早干预、早治疗、早康复。

3.1 建好一支队伍

重视心理健康教育队伍建设，首先抓教师配备，全市制定了心理健康教育教师配备5年行动计划，要求学校每800～1000名学生设一名专职心理健康教育教师。其次抓能力提升，每年分两期对全市心理健康教育教师进行专业培训，现场教学，提升了学校心理健康教育教师的工作能力；每年定期选派心理健康教育教师参加国家、省、市相关培训，丰富教师理论知识。截至2017年底，全市中小学有20余名教师获国家二级心理咨询师资格，100余名教师获国家三级心理咨询师资格。

3.2 用好两大阵地

用好心理大讲堂和心理咨询室两大阵地。

一是面向全体师生家长开设心理大讲堂，根据实际情况和阶段特点设计出系列化的讲座主题，在认知式教育中普及心理健康知识，提升心理健康理念，促进全员健康心理的持续发展。

二是用好心理咨询室。市直24所中小学都已建立心理咨询室，设立了心理健康巡视员，随时观察学生心理变化，建立规范的心理档案，开设心理热线。对一些面临家庭变故、重大挫折、突发事件或有严重心理障碍、行为问题的学生及时发现，评估可能出现的心理危机，及时提供必要的心理援助，预防意外事件的发生。心理咨询中心分设了来访接待室、个案咨询室、沙盘游戏室、心理测量室、减压宣泄室、团体活动室，全套引进了高端的平安校园身心管理系统、智能互动宣泄仪、音乐按摩椅等心理设施，每天下午第四节课，这里成了师生家长倾吐心声、寻求帮助、放松心灵的温馨港湾。

3.3 探索三种模式

根据学校心理健康教育常态化和动态化的工作特点，逐渐摸索出一套层次化的"集中教育＋分类辅导＋个案咨询"的运行模式。

集中教育，主要通过心理健康大讲堂指导师生、家长了解心理健康常识，培养自我心理健康教育的方法，同时学校广泛利用宣传渠道，通过课程、网络、电子屏、宣传栏、静态作品展示等各种形式进行心理健康知识普及，宣传心理健康的重要性。通过家长会、家长委员会，与广大家长取得密切联系，了解学生的全面心理动态，在心理健康教育上与家长形成合力。

分类辅导，主要针对个案咨询、调查问卷、班主任及任课教师反馈的学生突出问题进行。全市各学校根据情况，每周日晚上都筛选一个主题做针对性的辅导，面对学生带手机的问题，开展"放下手机，珍爱生命"活动；面对学生学习动力不足问题做了"给梦想以开花的机会""为未来而战"和"向着目标前进"活动；针对校园暴力问题做了"珍爱生命，远离校园暴力"等团体辅导活动。针对小学生心理成长障碍、网瘾、厌学情绪等问题进行逐一的分析与解答，让学生学会处理成长过程中遇到的各种心理问题。

个案咨询，主要通过心理咨询室，对个别存在心理问题的学生及时进行认真而耐心的心理辅导，帮助学生战胜心理障碍。

3.4 注重四个结合

一是与学生管理相结合。心理教育与少先队、共青团、学生会等紧密结合，开展班级"手拉手"互助活动，加强学生之间的交流，增进感情，发现和消除一些引起心理问题的因素。

二是与各学科的社团组织充分结合。利用重大节日、纪念日举办主题教育活动和文体活动，达到教育目的。

三是与文明校园创建相结合。通过心理健康大讲堂、心灵辅导、心理知识讲座、心理健康课等渠道，广泛动员，提高认识，广大教师主动参与，加强心理健康知识理论学习，人人都是心理健康辅导员，慎重对待学生向老师提出的心理问题，并科学解决。同时，学校把教师的心理健康教育工作作为评先评优的重要依据，激励老师们提升心理教育方面的素养。

四是与平安校园建设紧密结合。具体工作包括心理健康知识的研究和普及、个人心理问题的疏导和跟踪辅导、建立学生心理健康档案、开展有利于学生身心健康发展的课程、针对老师的心理知识的辅导和培训、解决家庭问题和家校矛盾等。

4. 天津市——依托"守门人"应用程序，线上线下三级守护学生心理健康

天津市东丽区在每个学校配备了专兼职心理老师，开展心理咨询、心理辅导、集体心理健康教育课等，但专业服务能力还有较大差距，如何在专业资源缺乏的情况下为学校提供长期连续的专业支持是当前急需解决的问题。东丽区卫生健康委借鉴"守门人"理论，借助互联网技术，建设学校班主任、普通心理老师、区级专家心理老师三级网络，分别承担班级、学校、全区学生的心理健康"守门人"职责，同时建立专家平台和专业转介平台，为学校心理健康提供专业支持和出口支持，这样通过多方面工作来综合提升学校整体的服务能力和服务的专业性，从而提升学生的心理健康水平。

2015 年初，经过天津市和东丽区卫生部门、区教育局、心理学专家、学校领导与班主任老师多次座谈、调研、讨论，学生心理健康"守门人"项目终于成形启动。具体做法如下：

（1）建立专家组。为应对开展学生心理健康工作所面临的观念、伦理、法律等方面的问题，组建了医疗、教育等领域专家组成的"守门人"项目专家组，为项目工作提供了强大的技术支持。

（2）建立培训制度。项目最先开展的工作是建立学校教师心理服务能力培训制度，分别针对全体教师、班主任、心理教师进行不同层次系统培训，建立了心理健康教育教学督导制度，与此同时开展了学生心理健康整体状况评估。

（3）开发心理"守门人"应用程序。这款手机软件使项目工作取得实质性进展和成果，承载 4 方面的功能：一是作为提升学校心理服务能力的辅助工具；二是学生心理健康宣传和健康教育的载体；三是整合各方心理服务资源的平台；四是转介和救助的绿色通道。经过 10 多个月的共同努力，多次修改完善后，"学生心理守门人"应用程序终于投入使用。2017 年 10 月 13 日精神卫生日宣传周召开了"学生心理守门人"应用程序启动会，标志着学生"心理守门人"项目全面运行。"学生心理守门人"应用程序的功能在使用中不断完善，2017 年 11 月 4 日教师端应用程序使用，2018 年 9 月 18 日学生心理健康测评系统上线，通过教师评定和学生自评相结合的方式了解学生心理健康情况。2018 年 12 月家长端上线，进一步扩大了心理健康知晓率，提高家长的心理健康素养。

在两年多的时间里，东丽区学生心理"守门人"项目团队召开各种研讨会议达到 30 余次；完成了 1000 多名一级守门人（班主任）集中和网络培训，60 余名二级守门人（专兼职心理教师）的教学辅导和工作坊培训，15 名专职心理教师儿童心理门诊临床实训；借助"守门人"应用程序一级守门人关注了 5000 余名学生的心理状况，二级守门人对 100 多名学生进行了帮助，三级守门人对 60 多名学生进行了专业帮助，对 10 名学生进行了专科转介。心理教师队伍的专业能力有了大幅度提升，20 余名教师取得了心理咨询师资质，12 名教师参加了心理健康志愿者服务团队，为更广泛的有需求的人群提供心理健康服务，成为全区心理危机干预队伍中的重要力量。东丽区的"守门人"项目的成功经验已在天津市推广。

（四）青少年心理健康服务的国内外实践

从历史上看，儿童青少年心理健康领域的干预措施往往侧重于为在精神病学领域中被诊断为精神病的儿童青少年提供服务。2001 年，世界卫生组织和儿童青少年心理健康领域的权威专家开始倡导对心理健康采取公共卫生方法，强调促进心理健康以及预防和干预心理疾病[1]，随之世界各国采用公共卫生模式对儿童青少年心理健康进行干预。公共卫生的使命是创造一个健康的社会，这需要通过"创造保护人群健康所需的专业知识、信息和工具 —— 通过健康促进和预防疾病、伤害和残疾"来完成。使用公共卫生模式的儿童青少年心理健康服务侧重于帮助所有儿童青少年发展和维持心理健康，职业治疗从业者向所有儿童青少年（不论是否发现有心理问题）提供此类服务。这些服务包括教育、娱乐、休闲、工作、社会参与、日常生活活动、日常生活的工具性活动以及睡眠和休息，所涉及的环境包括学校、家庭、社区和医疗环境[2]。

在青春期有多种促进健康和预防疾病的机会，考虑到青春期明显的神经可塑性，以及在大多数精神健康状况和危险行为发生时介入的机会，这一阶段被认为是干预的最佳时间段之一。儿童青少年心理健康干预的公共卫生模式，主要为帮助青少年茁壮成长指南。这一指南旨在促进儿童青少年积极的心理健康，并预防青少年中的精神障碍。目前，世界卫生组织已将青少年茁壮成长指南列为其全球卫生公共产品之一。

该指南基于对 10～19 岁青少年干预措施的研究证据，提出心理健康的公共卫生模式包括下面 3 个层级：

---

① Bazyk，S.（Ed.）.（2011）. Mental health promotion，prevention，and intervention with children and youth：A guiding framework for occupational therapy. Bethesda，MD：AOTA Press.

② American Occupational Therapy Association. Occupational therapy practice framework：Domain and process（2nd ed.）. American Journal of Occupational Therapy，2008，62：625–683.

第一层级——向所有青少年，包括那些有或没有精神健康或行为问题或其他残疾和疾病的儿童提供普遍性的干预措施；

第二层级——向已知因暴露于特定逆境（暴力、贫困和人道主义紧急情况）、慢性病（艾滋病）、特殊生活环境（青少年怀孕或为人父母）而有更高精神障碍或自我伤害风险的青少年提供有选择性的干预措施；

第三层级——向出现情绪或行为问题的早期迹象或症状，但没有被正式诊断为情绪或行为障碍的青少年提供有针对性的干预措施。

基于青少年茁壮成长指南，围绕青少年心理健康的影响因素，目前国内外青少年心理健康干预实践可归纳为学校、社区、家庭、卫生服务和互联网干预等不同类型。

1. 学校干预

来自世界卫生组织官网的数据显示，心理健康状况占全球 10~19 岁人群疾病和伤害负担的 16%，高达 50% 的心理健康状况始于 14 岁之前。大多数针对儿童和青少年的抑郁症预防方案都是在学校实施的。这是因为考虑到青少年大部分时间都待在学校中，因此要解决青少年心理健康问题，应借助学校这一场所，来开展健康促进和预防服务[1]。

迄今为止实施的以学校为基础的干预项目所采用的策略可以分为 3 个主要的子类型：普遍性、选择性和针对性[2][3]。每种类型都有其独特的优势和局限性。

普遍性干预项目旨在为所有学生提供心理健康服务，以促进整体福祉。选

---

[1] Sturgeon S. Promoting mental health as an essential aspect of health promotion. Health Promot，2007，36–41.

[2] Neil AL，Christensen H. Efficacy and effectiveness of school-based prevention and early intervention programs for anxiety. Clin Psychol Rev，2009，29：208–215.

[3] Barrett PM，Turner CM. Anxiety Disorders in Children and Adolescents Second Edition . Morris TL，March JS（ed）：The Guilford Press，New York；2004.

择性干预项目主要针对因创伤、家庭自杀、父母离婚等特定风险因素而患抑郁症风险增加的个人。针对性干预项目是针对那些表现出早期抑郁症状的学生[①]。

学校被定位为促进积极心理健康的前沿。基于学校的心理健康促进是解决世界范围内日益普遍的精神疾病的一个重要途径。国际社会已经发布了大量的指导方针和政策，探讨如何实现这一目标。威尔士和苏格兰政府制定了政策和做出声明，提倡促进学龄儿童的积极心理健康。此外，其他一些国家也一直在探索将健康和教育结合起来的方法[②]。

促进青少年心理健康的方法通常包括改变学校风气、教师教育、与父母的联络、育儿教育、社区参与以及与外部机构的协调工作。长期以来，人们一直认为，实施良好的全校参与在健康结果方面比仅注重技能、基于课程的方法更有效。采取全校参与的方式符合许多国际政策和惯例。全校参与的方式意味着学校应通过其行为政策、课程设计、对青少年的关心和支持以及家长和工作人员的参与来解决心理健康问题。在国际上，是通过学校进行社会和情感课程来实施的。例如，在美国，主要是学术、社会和情感学习方面的协作，在澳大利亚和英国，是社会和情绪方面的学习[③]。在实施的地方，它不仅促进了青少年的心理健康，而且还提高了青少年的学业成绩。

在精神健康问题促进和预防中，重点一直放在学校精神健康促进方法上，以及针对每个人的普遍方法上。显而易见的是，普遍方法本身并不像针对性的方法那样有效，针对性干预措施对高风险儿童有更显著的影响。从目前的证据

---

① Hains A, Ellmann SW. Stress inoculation training as a preventative intervention for high school youths . J Cogn Psychother, 1994, 8: 219.

② Atkins MS, Hoagwood KK, Seidman E. Toward the integration of education and mental health in schools. Adm Policy Ment Health Ment Health Serv Res, 2010, 37: 40-47.

③ DCSF (2010). Social and emotional aspects of learning (SEAL) programme in secondary schools: national evaluation. Department for Children, Schools and Families, Nottingham.

来看，最好的知情方法是普遍方法和针对性方法相结合，这两种方法结合起来效果更强[①]。

2. 社区干预

青少年生活很容易受到周围成年人和其他青少年的行为、规范和价值观的影响。社区干预通常涉及地方政府、家庭、以青年为中心的宗教组织和学校。例如，积极的青年发展方案往往以社区为基础，目的为促进生活技能的提高和培养积极的生活态度。所采用的策略从运动、生存技能和户外教育到戏剧、音乐和艺术、领导力培训和导师。在女孩中推广体育运动等干预措施有可能带来身体健康和健身方面的好处，并通过挑战有害的传统性别规范增强女孩的能力[②]。最有效的干预措施通常包括建立在现有社区结构基础上，利用关于青少年健康的良好信息，采取多组成部分战略，以及监测进展情况。

3. 家庭干预

家庭对于儿童青少年的成长起着至关重要的作用。存在心理健康问题家庭的小孩更容易出现心理健康问题，因此家庭干预应主要针对此类家庭。有研究表明，父母抑郁的儿童和青少年比父母不抑郁的儿童和青少年患重度抑郁症的可能性高3~4倍[③]。鉴于接触到这一风险人群可能产生的公共健康影响，针对父母患有抑郁症的儿童和青少年的干预一直是家庭心理健康干预研究的重点。基于家庭的干预，一方面主要是对父母患有抑郁症的青少年进行干预，另一方面则是对患抑郁症的父母和其孩子进行干预。一项针对抑郁青少年的认知行为干

---

① Weare K, Nind M. Mental health promotion and problem prevention in schools: what does the evidence say? Health Promot Int, 2011, 26: i29-i69.

② Saavedra M. Dilemmas and opportunities in gender and sport-in-development. In: Levermore R, Beacom A, editors. Sport and international development. Basingstoke: Macmillan; 2009, 124-155.

③ Weissman MM, Wickramaratne P, Nomura Y, et al. Offspring of depressed parents: 20 years later. Am J Psychiatry, 2006, 163 (6): 1001-1008.

预研究，主要干预内容为认知重构、人际问题解决以及有效的沟通技巧。研究发现，与未接受干预的青少年相比，接受干预的青少年在 12 个月的随访中显示出抑郁症的发生率明显降低[①]。另一项针对抑郁父母及其孩子干预的研究，主要干预内容为向父母提供有关情绪障碍的信息、与孩子沟通的技巧、促进父母与孩子之间的沟通策略[②] 以及向孩子传授应对父母抑郁相关压力的技巧[③]。结果表明，这些策略增加了儿童对父母抑郁的理解，并且在减少儿童和父母抑郁方面取得了良好的效果。这一结果为其他心理健康问题的干预提供了借鉴。

4. 卫生服务干预

卫生保健在应对突出的健康问题、新出现的健康问题和青少年慢性健康问题方面具有独特的作用。卫生保健提供者需要知识和技能来应对这些复杂的健康问题，但他们也需要不带偏见的态度，愿意保密，以及与青少年和年轻人接触的技能，同时保持与青少年家庭的适当接触。加强心理卫生系统建设，包括卫生筹资、创造卫生保健人力资源和领导力，也将使青少年受益。然而，考虑到青少年面临的心理健康障碍，向青少年提供心理医疗保健也需要有针对性的投资[④]。

5. 互联网干预

近年来，越来越多的人对利用互联网进行健康促进和心理健康干预感兴趣。在线心理健康干预的潜力包括直接、方便地获取资源，在线干预也可以更好地保障个人隐私。此外，对于生活在偏远地区的人来说，在线干预是一种成本效

---

① Clarke GN, Hornbrook M, Lynch F, et al. A randomized trial of a group cognitive intervention for preventing depression in adolescent offspring of depressed parents. Arch Gen Psychiatry, 2001, 58: 1127–1134.

② Beardslee WR, Gladstone TRG, Wright EJ, et al. A family-based approach to the prevention of depressive symptoms in children at risk: evidence of parental and child change. Pediatrics, 2003, 112: 119–131.

③ Compas BE, Forehand R, Keller G, et al. Randomized controlled trial of a family cognitive-behavioral preventive intervention for children of depressed parents.J Consult Clin Psychol, 2009, 77: 1007–1020.

④ Patton GC, Sawyer SM, Santelli JS, et al. Our future: a Lancet commission on adolescent health and wellbeing. Lancet, 2016, 387: 2423–78.

益高且容易获得服务的方式[1]。最近的研究结果表明，对青少年来说，互联网可以被视为改善其心理健康的工具和行动环境[2]。研究表明，青少年和新兴成年人使用互联网寻求心理健康信息[3][4]。重要的是，他们说在网上获取关于心理健康问题信息的感觉很舒服。

基于互联网进行心理健康干预可分为两大模块，一种是线上心理健康促进模块，另一种是线上心理健康干预模块。

有证据表明，针对青少年实施的基于心理健康促进模块的在线干预措施可以对他们的心理健康产生显著的积极影响。这些干预措施是在学校环境中实施的，可促进青少年的心理健康素养、寻求支持行为和心理健康得到显著改善[5][6]。社交媒体与基于教育的心理健康促进网站相结合，在提高青少年对心理健康和健康寻求行为的认识方面具有潜力[7]。

关于线上心理健康干预模块，有 12 项研究评估了旨在预防抑郁和焦虑的计算机化认知行为疗法（CCBT）干预措施的有效性。有证据表明，这些干预措施

① Barak，A.，Grohol，J. M. Current and future trends in internet-supported mental health interventions. Journal of Technology in Human Services，2011，29（3）：155-196.

② Rickwood，D. Promoting youth mental health through computer mediated communication. International Journal of Mental Health Promotion，2010，12（3）：32-44.

③ Dooley，B.，Fitzgerald，A. My World Survey National Study of Youth Mental Health. Dublin：Headstrong，2012.

④ Gould，M. S.，Munfakh，J. L.，Lubell，K.，Kleinman，M.，Parker，S. Seeking help from the internet during adolescence. Journal of the American Academy of Child and Adolescent Psychiatry，2002，41（10）：1182-1189.

⑤ Van Vliet，H.，Andrews，G. Internet-based course for the management of stress for junior high schools. Australian and New Zealand Journal of Psychiatry，2009，43（4）：305-309.

⑥ Fridrici，M.，Lohaus，A. Stress-prevention in secondary schools：Online- versus face-to-face-training. Health Education，2009，109（4）：299-313.

⑦ Livingston，J. D.，Tugwell，A.，Korf-Uzan，K.，Cianfrone，M.，Coniglio，C. Evaluation of a campaign to improve awareness and attitudes of young people towards mental health issues. Social Psychiatry and Psychiatric Epidemiology，2013，48（6）：965-973.

在减少青少年和面临发展障碍风险的新兴成年人的焦虑和抑郁方面具有显著的积极作用[1]。

可以看出，基于互联网的心理健康促进与干预措施在促进青少年健康和减少心理健康问题方面发挥了一定的作用，未来应重视互联网对青少年心理健康的促进作用。

（五）中国青少年心理健康服务政策建议

加强青少年心理健康服务的制度保障，进一步在法律法规的修订和政策的制定中强化青少年心理健康服务有关内容，并推进相关服务的落实。如现行的《精神卫生法》《全国精神卫生工作规划（2015—2020 年）》《中国儿童发展规划纲要（2011—2020 年）》等均涉及青少年心理健康促进工作，建议未来修订时在青少年心理健康服务有关内容中提出更高的工作要求。同时，在精神卫生和心理健康相关政策制定时，建议进一步强化教育部门和卫生健康部门对心理健康服务的责任，尤其加强对青少年这一服务群体的关注，从明确部门职责、丰富服务内容、疏通服务渠道、完善服务网络、建设服务队伍等方面加强顶层设计。此外，还需要加强对青少年心理健康服务的督导评估，近期可围绕《健康中国行动——儿童青少年心理健康行动方案（2019—2022 年）》中的各项行动设计评估方案，远期需建立长效的督导评估机制，从制度上确保青少年心理健康服务保质保量地开展。

青少年心理健康服务，应以"预防为主，防治结合"为原则，采用综合性的干预手段，构建青少年心理健康综合服务体系。预防类服务以学校、社区和家庭层面为主，治疗类服务以医疗机构为主。其中，学校干预是儿童青少年心

---

① Clarke AM, Kuosmanen T, Barry MM. A systematic review of online youth mental health promotion and prevention interventions. J Youth Adolesc, 2015, 44（1）: 90–113.

理健康干预的最重要阵地，但考虑到儿童青少年成长所面对的多元化环境，综合性的干预手段是必不可少的，应从学校、社区、家庭 3 个维度出发，同时辅以新兴的互联网手段，共同保障和促进儿童青少年心理健康。建议各级各类学校设立心理服务平台，切实从学生的心理需求出发开展学生心理健康服务，重视对师生心理健康意识的培育，充分发挥班主任和学生心理委员在识别学生心理健康问题中的作用，也可通过家校活动引导家长关注自身和学生的心理健康。社区则可依托社区综合服务设施、社区卫生服务中心、心理咨询室、社会工作站等搭建社区心理服务平台，支持引导专业社工、志愿者面向社区开展青少年心理健康服务；同时，通过社区心理健康服务的开展，提升青少年家庭的心理自助、心理问题早期识别、和谐家庭关系维护、子女养育等能力，这也是促进青少年心理健康的重要手段。

加强部门间协作，尤其是教育和卫生健康部门之间，做好学校和医院之间的服务衔接和转介，以及其中涉及的青少年隐私保护。建议教育部门和卫生健康部门在心理健康促进与精神障碍发现、转介、诊疗、康复等工作中建立协作机制，并畅通学校、社区、社会心理服务机构等向医疗卫生机构的转介渠道。对于疑似有或者已经出现心理行为问题的青少年，学校、社区和家庭要联动，学校和社区可指导家长陪同学生到医疗机构寻求专业帮助，并在此过程中特别注意对青少年及其家庭的隐私保护，尤其是学校在开展学生心理健康工作时需注意对学生的管理权和隐私权的平衡。

确定服务重点人群，细化、实化服务内容。潜在的重点人群包括遭受暴力的青少年、贫穷青少年、怀孕青少年和青少年父母、患有特定疾病（如艾滋病、严重精神障碍等）的青少年、有情绪问题的青少年（存在心理症状，但没有现有诊断）、有行为问题的青少年、弱势家庭的青少年（如流动儿童、留守儿童）等，对遭遇明显的外部精神刺激事件的青少年，及时做好相关的心理危机预警和干预工作。

结合不同青少年的服务需求，开展线上线下相结合的多元化的服务形式。青少年处于生长发育的关键期，许多青少年比较敏感，单一的线下咨询、诊疗方式会成为部分青少年寻求心理健康服务的障碍，因此，开展青少年心理健康服务需要结合服务需求、服务内容采取线上线下相结合的多元化的服务形式，如心理热线、线上咨询诊疗等看不见的服务方式更容易被大多数青少年及其家长接受。

增加相关经费投入以改善青少年心理健康服务的整体供给，尤其要重点加强有关专业服务人员的队伍建设。增加工作经费投入是提高青少年心理健康服务供给的基本条件之一，建议一方面在各级各类精神卫生工作经费中逐步提高儿童青少年心理健康服务的占比，另一方面建立多元化资金筹措机制，积极开拓精神卫生公益性事业投融资渠道，鼓励各种社会资源支持开展青少年心理健康服务。在有关工作经费的分配上，应重点加强对专业服务人员队伍建设的经费投入，包括对相关人员的学历教育、在职培训和薪酬待遇的倾斜，首先通过学历教育培养更多人才，补充青少年心理健康服务队伍数量的不足，创造条件让更多的人加入这个工作领域；其次通过在职培训提升服务人员的专业能力，有助于提高服务质量；最后通过薪酬待遇的倾斜，激励更多专业服务人员长期从事青少年心理健康服务工作，确保服务队伍的稳定性。

专题三

职业人群健康管理体系与策略研究 [①]

一、研究背景

职业人群健康管理作为全生命周期健康管理的重要一环，一直以来始终是公共卫生领域关注的热点问题之一。劳动者的健康、安全和福祉对于全社会和谐稳定发展至关重要，它不仅关系到个人和家庭，还会影响企业、所在社区的生产力和竞争力，甚至最终影响整个区域和国家的经济。美国一项研究显示，职业伤害和疾病造成的间接损失与癌症造成的损失相当，而工人的补偿不足这些损失的 25%，且造成的经济负担需要全社会间接共同分担 [②]。2017 年第 21 届世界职业安全健康大会公布的数据显示，全球每年因工作相关事故伤亡和职业

---

① 本专题作者为北京大学公共卫生学院常春、纪颖、刘熠华、张晓悦，福建医科大学公共卫生学院郑韵婷。

② LEIGH J P. Economic Burden of Occupational Injury and Illness in the United States ［J］. Milbank Quarterly, 2011, 89（4）: 728–729.

病相关造成的经济损失多达 2.68 万亿欧元，占全球每年 GDP 的 3.9%[①]。因此保护职业人群健康的要求由来已久，早在 1950 年国际劳工组织（ILO）和世界卫生组织便对职业卫生（Occupational Health）做出明确定义："促进和保持每个劳动者最高水平的身体、心理和社会完美状态；预防劳动者因工作所致的健康问题；保护劳动者就业期间免受职业性有害因素所致风险；安排并保持劳动者在适应其生理和心理能力的环境中工作；简言之，工作适应劳动者，每个劳动者适应其工作。"[②] 1978 年《阿拉木图宣言》[③] 中提出的初级卫生保健中要求每个工人不论年龄、性别、职业工作场所等都应享有可达到的最高健康标准的基本权利，到如今《"健康中国 2030"规划纲要》[④] 中提出健康中国建设的目标和任务，强调要把健康融入所有政策，加快转变健康领域发展方式，全方位、全周期维护和保障人民健康。党的十九大进一步强调实施健康中国战略，完善国民健康政策，为人民群众提供全方位全周期健康服务，均将职业人群健康作为重要的关注领域。

从全生命周期的角度来看，职业人群是占比最大、年龄覆盖范围最广的人群。经济合作与发展组织统计数据显示，2019 年全球 38 个市场经济国家的就业人数占总人口的 68.8%，就业年龄段涵盖 15~64 岁，多数劳动者职业生涯超过其生命周期的 1/2，是现代社会发展的中坚力量，是经济和社会发展的主要贡献者。我国是世界上劳动人口最多的国家，根据国家统计局数据，我国 2019 年 16~59 岁劳动力人口为 8.96 亿人，占全人口的 64%；2019 年末全国就业人

① 吴大明：《全球每年工伤事故与职业病损失》，《劳动保护》2017 年第 10 期。

② 牛胜利：《国际职业卫生法规发展历程》，《劳动保护》2010 年第 4 期。

③ WHO, Declaration of Alma-Ata, Report of the International Conference Primary Health Care Alma-Ata, USSR, 1978.

④ 国家卫生健康委员会：《健康中国行动（2019—2030 年）》。

员达到 7.75 亿人[①]，因此只有职业人群的健康得到保障，才能实现全生命周期人群的健康。职业人群的身心健康面临着诸多风险和挑战，他们不仅受到工作场所接触到的环境危险因素以及引起的例如尘肺病、职业中毒、噪声聋等传统职业病的威胁，随着社会高速发展和物质水平的提高，新技术、新工艺得到广泛应用和职业竞争日渐加剧，劳动者在职业活动中接触的职业病危害因素更加复杂多样，职业暴露人群日益扩大，职业病疾病谱也随之发生改变。另外，职业人群心理健康问题和不良工效学因素导致的肌肉骨骼损伤等职业相关健康疾病也日益突出。"健康不仅是没有病和不虚弱，而且是身体、心理、社会功能三方面的完满状态。"[②③] 满足职业人群对于健康的全方位需求，创建一个安全、健康、和谐、舒适的工作环境尤为重要。职业人群的健康问题不仅关乎他们自身，还是全民健康的重要组成部分，也是工作场所提高经济效益的重要保障。他们的健康素养、身心健康和社会适应状态，将直接影响国家经济发展和进步。综上所述，我国职业人群单靠传统的职业卫生与安全的管理模式并不能有效解决当代劳动者们综合性的健康需求问题。

健康管理通常包括健康需求评估、危险因素监测、健康咨询提供、健康教育与健康促进以及康复治疗等一系列活动。国内目前针对职业人群健康管理的研究仍处在发展阶段，重点依旧放在传统职业病防控领域，对于职业人群面临的其他健康问题重视程度还存在不足，健康管理整体的理论体系和具体干预措施还不完善，不论是发展理念、服务体系还是支持环境、政策制度等均存在薄弱环节。国际目前对于职业人群的健康管理服务经验已从简单的健康体检及生

---

① 中华人民共和国卫生部：《2012 中国卫生统计年鉴》，中国协和医科大学出版社，2012。

② P. 奥唐奈 米：《工作场所健康促进（原著第三版）》，化学工业出版社，2009。

③ Hagberg M, Violante F S, Bonfiglioli R, et al. Prevention of musculoskeletal disorders in workers: classification and health surveillance-statements of the Scientific Committee on Musculoskeletal Disorders of the International Commission on Occupational Health [J]. BMC Musculoskeletal Disorders, 2012, 13.

活方式指导,发展为群体层面的全面健康监测、风险评估以及相应的控制管理方式,通常针对不同层次的人群建立多元化的健康管理模式,建立同时能为全生命周期人群服务的健康维护和管理系统。职业人群的健康管理具备一定特殊性,首先职业人群健康问题通常与生产、劳动过程中接触到的职业有害因素相关,其次职业人群健康干预通常有固定的平台。因此本研究拟结合职业卫生、健康管理和工作场所健康促进等内容形成针对职业人群的有别于传统健康管理的职业人群健康管理框架,并对各框架中各部分内容进行回顾分析和总结,具体相关概念定义和研究内容会在研究方法部分详细描述。

本次研究内容首先对职业人群的健康现况及其危险因素进行回顾和提炼,对职业人群健康管理的策略和具体干预措施依据国内外实践经验进行梳理和归纳,并在此基础之上提出对我国职业人群健康管理具有参考价值的策略及建议。本次研究主要试图回答以下几类问题:

(1)我国职业人群健康状况,主要的健康问题及流行特点,以及健康问题的长期影响。

(2)我国职业人群健康管理政策,分析政策执行主体、保障措施和政策执行效果。

(3)我国职业人群健康管理实践,包括服务模式、参与主体和支付模式,特别是利用大数据等创新技术在我国职业人群健康管理和重点职业人群的健康监测中的应用情况,分析职业人群健康管理取得的成绩、存在的不足和面临的挑战。

(4)讲解国际职业人群的健康管理成功经验和案例,提出值得中国借鉴的经验和模式。

(5)符合中国实际的职业人群健康管理模式和落实《健康中国行动(2019—2030年)》中提到的职业健康促进行动要求的政策建议。

二、研究方法及相关概念界定

（一）文献研究方法

（1）收集我国职业人群健康相关文献，整理职业人群的健康、职业有害因素和不良的生活方式的现况描述，资料来源包括官网报告，国家层面的监测数据，具有较好代表性的调查研究报告、论文等。

（2）通过国务院、国家卫生健康委、人力资源和社会保障部等部门官方网站，收集我国职业人群健康相关法律法规、政策文件，并进行梳理，确定相关法律法规、政策制度关注的健康问题、执行主体、政策内容、保障措施、政策效果等。

（3）收集国际、国内健康管理理论、职业人群健康管理项目、实践案例以及工作场所的疾病预防控制和健康促进实践案例，总结成功经验、发现问题，并提出建议。

数据库查询范围：各级政府相关官方网站。中文数据库包括中国知网（CNKI）、万方数据库，时间限制为 2010—2020 年；英文数据库有 Pubmed、Elsiver、Web of science，时间限制为 2010—2020 年。

（二）研究相关概念界定

1. 职业卫生

职业卫生又称职业健康或劳动卫生，是指劳动者在工作过程中的卫生问题，它以保护职工健康为目的，使他们在职业活动过程中免受有毒有害因素的侵害，其中包括劳动环境对劳动者健康的影响以及防止职业性危害的对策[1]，是针对职

---

① 金泰廙：《职业卫生与职业医学》，人民卫生出版社，2007。

业性有害因素及其健康损害进行识别、评估、预测和控制的一门科学。主要目的是在工作中保护工人免受职业有害因素和不良工作环境的损害，促进和保障员工的身心健康和社会福利。由此可见，职业卫生更强调的是对来自职业的危险因素进行干预，以此来促进从事职业的劳动者健康。重点是传统职业病的防治、监管以及健康教育。随着党的十九大实施健康中国战略的提出，国内对职业卫生工作提出了更高的要求和目标，同样指明了职业卫生未来发展的方向。

2. 职业人群健康管理

健康管理是以不同人群的健康需求为导向，在对个人或群体进行健康状况分析和评估、对其健康影响因素识别和预测的基础上，向人们提供健康咨询与指导、健康监护和干预、健康教育和健康促进，以及必要的转诊与康复期治疗等一系列长期、连续、动态与循环往复服务的活动过程[①]。传统狭义的健康管理通常是指基于健康体检结果，建立个人专属健康档案，对健康需求进行全面评估后提出针对性的个性化干预管理方案。现如今健康管理的内容和范围在不断地丰富，可以为个体或群体提供有针对性的科学健康信息并采取相应措施以改善人群健康状况。另外，健康管理可以覆盖全生命周期中各个类型的人群，包括患者和未患病人群，同时综合了一、二、三级预防的全部内容，是一类覆盖健康相关内容较为全面的管理体系，通过收集健康相关信息、健康需求评估和健康干预的过程逐步实现对目标人群生活方式、健康需求、常见疾病、重大疾病以及残疾的全方位综合性管理。

职业人群是健康管理的重要目标人群之一。职业人群的健康管理除了传统的健康效益提升外，还需要注意用人单位和所处工作环境的改善措施，特别是职业人群面对的某些职业特异性危险因素的评估和防护，例如常见职业性有害

---

① 杨金侠:《健康管理:从概念到实践》,《中国卫生》2018 年第 7 期。

因素、工伤发生和工作压力过大等。通过一系列评估与干预措施，可以提高用人单位员工的整体健康水平，进而实现降低员工离职率，增进其工作满意度，提高工作场所生产效益和经济效益的目的。另外，传统健康管理是为解决全生命周期人群全方位的健康需求的一种方法，本研究仅针对职业人群这一群体，因此不包含类似于残疾管理、灾难性病伤管理，例如癌症治疗等非职业人群特异性内容。由此可见，职业人群健康管理更强调管理对象为职业人群，管理内容包括来自职业和劳动环境的危害因素及来自生活中各类因素的全方位健康管理。

3. 工作场所健康促进

健康促进是通过改变人民的生活方式，来帮助人们达到理想健康状态的一门科学和艺术。理想的健康状态是指身体、情绪、社会适应性、精神状态和智力的和谐完美状态。人们可以通过学习知识、改变行为以及创造有利于健康的良好环境来改变生活方式[1]。工作场所健康促进或被称为职业健康促进，是指在多学科、多部门、多种干预手段的框架体系下通过综合性干预的方式以改善工作场所的健康环境、增进劳动者的健康生活方式、控制工作和生活中的健康危害因素，最终达到促进职工、单位及其家属乃至整个社区居民的安全和健康，保护其健康权益，生活质量得到提高的目的[2]。工作场所健康促进更强调的是以工作场所为干预活动开展的地点，通过改善环境、增加员工健康知识和改变行为等方式，促进职工并延伸至其家庭成员的健康。

从以上概念的界定来看，虽然强调视角有所不同，但诸多内容有重叠。工作场所健康促进的具体内容与职业人群健康管理更加接近，包括职业心理健康促进、体力活动健康促进、女性员工健康促进、健康饮食、控烟等。工作场

---

① Definition of health promotion[J]. American Journal of Health Promotion Ajhp, 1986, 1（1）: 4.
② 李霜、张巧耘:《工作场所健康促进理论与实践》，东南大学出版社，2016。

所会直接接触员工本身，因此是开展健康促进的理想场所，健康相关活动开展可以取得更高效的实施结果，改善单位和员工整体健康水平并提供生产能力。同时工作场所健康促进框架包含了职业人群健康管理中没有包含的用人单位的健康环境、设施和氛围的建设，对环境因素、职业人群的影响进行了很好的补充。

综上所述，此次研究主要依据健康管理的定义、框架要求和步骤进行回顾整理，同时需要结合工作场所健康促进中关于健康工作环境成分的理念进行补充，具体内容包括：（1）对我国职业人群的健康现况和健康需求进行回顾。（2）各类健康影响因素的识别。（3）国内国际上针对职业人群的健康干预和健康管理的实践经验和经典案例，同时结合工作场所健康促进的干预案例进行总结。（4）形成值得国内借鉴的对于职业人群的健康管理模式。

三、我国职业人群健康现况

（一）职业性疾病现况

传统职业性疾病通常是指企业、事业单位和个体经济组织等用人单位的劳动者在职业活动中，因接触粉尘、放射性物质或其他有毒有害物质而引起的疾病，职业病始终是职业人群健康管理中最重要的一环。我国职业病防治现况依旧严峻，《2018 年我国卫生健康事业发展统计公报》数据显示，2018 年全国共报告各类职业病新病例 23497 例，其中职业性尘肺病 19468 例，是我国最为严重的职业病；根据《2019 年我国卫生健康事业发展统计公报》中全国职业病报告数据显示，2019 年全国共报告各类职业病新病例 19428 例，职业性尘肺病及其他呼吸系统疾病 15947 例（其中职业性尘肺病 15898 例）。回顾近 20 年我国职业病数据可以看到，传统职业病危害依然严重，职业病病例报告数仍在高位波动，尘肺病依然是我国最为严重的职业病；职业病疾病谱发生了一定变化，职业性慢性、急性化学中毒的报告病例数分别下降，而物理因素所致职业病报告病例数增加；煤工尘肺、硅肺、职业性噪声聋、职业性布鲁氏菌病为位列前四位的职业病病种，需要持续关注 ①。

近年来在实施"国家职业病防治规划（2016—2020 年）"和全力推进健康中国建设的背景下，我国已经连续 18 年开展《职业病防治法》宣传周活动。截至 2020 年，我国职业病防治工作取得了可喜成就，2020 年和 2019 年新增职业病病例数分别较上一年减少 12.2% 和 17.3%，新增职业性尘肺病分别较上一年减少 9.6% 和 18.3%。但值得注意的是，我国传统职业病的危害依然严峻。

职业病的影响因素主要分为两类，环境因素和社会因素。环境因素又可分为生产环境和生产工艺中的有害因素，具体包括：

（1）生产环境中的有害因素：包括劳动过程中的因素，例如劳动强度过大，劳动时间过长，精神或视力过度紧张等，长时间不良体位或使用不合理的工具，以及作业环境因素，例如不良气象条件、烈日下室外作业、车间厂房矮小狭窄、车间位置不合理、通风不良、采光照明不足等一般卫生条件和卫生技术措施不良相关的有害因素等。

（2）生产工艺过程中的有害因素：①化学因素：铅、苯系物、氯、汞等生产性毒物。②物理因素：高温、高湿、低温等异常气象条件，高气压、低气压等异常气压；可见光、紫外线、红外线、激光、射频辐射等非电离辐射、噪声及振动。③生物因素：如动物皮毛上的炭疽杆菌、布氏杆菌、森林脑炎病毒等传染性病原体。④粉尘：矽尘、石棉尘、煤尘、有机粉尘等。

除去以上工作环境中常见职业有害暴露因素之外，职业病还会受到社会影

① 李涛：《新时期职业病防治形势分析及对策建议》，《中国职业医学》2018 年第 5 期。

响因素的影响。具体也可以分为社会经济因素、政府因素、用人单位和个人因素。具体如下：

（1）社会经济因素：制度因素，包括政府层面制度，例如户籍管理、社会保障、财税金融、行政管理等制度。管理体系因素，例如监管部门落实不到位、职业卫生医疗服务机构水平不足等。

（2）用人单位因素：职业健康检查率低、政策制度欠缺、用人单位健康责任意识和执行能力不强、监测诊断机构不规范。

（3）个人因素：自主性漏检现象、职业安全防护技能欠缺。

（二）职业性伤害现况

职业性伤害又称工作伤害，简称工伤，是在生产劳动过程中，由于外部因素直接作用而引起机体组织的突发性意外损伤，如因职业性事故导致的伤亡及急性化学物中毒。职业伤害影响最为严重的是偏年轻的青壮年劳动力，是职业人群缺勤、致残、致死的重要原因之一，也是发达国家和发展中国家都存在的常见公共卫生问题。据国际劳工组织和世界卫生组织研究结果显示，发达国家中所有的死亡病例有 5% ~ 7% 归因于职业伤害和疾病。2012 年全球约有 31.8 万人死于职业性伤害，并呈逐年下降趋势。美国在 1980 年工人职业伤害的死亡率为 7.4/10 万，至 2009 年下降为 3.7/10 万[1]。中国是工伤高发国家之一，《2020 年度人力资源和社会保障事业发展统计公报》数据显示全国参加工伤保险人数为 26763 万人，其中全年认定（视同）工伤者 112.0 万人，与 2019 年基本持平。全年评定伤残等级人数为 60.4 万人，全年有 188 万人次享受工伤保险待遇。

---

[1] Paeivi Haemaelaeinen, Kaija Leena Saarela, Jukka Takala. Global trend according to estimated number of occupational accidents and fatal work-related diseases at region and country level [J]. Journal of safety research, 2009, 40（2）: 125–139.

职业性伤害发生影响因素与传统职业病相似，除去常见生产、劳动和工作环境中的职业暴露因素之外，还与社会性、心理健康方面的因素相关。

（三）职业相关疾病现况

职业相关疾病是指因职业有害因素暴露或不良工作环境等原因导致劳动者机体的抵抗力下降，造成潜在的疾病暴露或已患疾病的加重，进而表现为接触人群中某些常见病的发病率增高或病情加重。随着我国经济转型升级，新技术、新材料、新工艺广泛应用，新的职业、工种和劳动方式不断产生，职业病危害因素更为多样、复杂，社会心理因素和不良工效学因素所致精神疾患和肌肉骨骼损伤等工作相关疾病问题日益突出，职业健康工作面临多重压力。新型职业相关疾病便是并不属于法定职业病范畴，但与职业人群接触的健康有害因素相关，并会直接影响劳动者健康的一类新型疾病，通过控制职业性有害因素，改善工作环境等措施可以有效减少工作有关疾病的发生。现以以下几类国内常见疾病举例说明：

1. 工作相关肌肉骨骼疾患（WMSDs）

工作相关肌肉骨骼疾患是指劳动者从事职业活动引起或加重身体局部肌肉、骨骼、肌腱、结缔组织和神经等运动系统损伤的健康问题，它包括从轻微症状、短暂损伤到不可逆、能力丧失性伤害等所有形式的疾病状态，主要表现为身体局部肌肉疼痛、麻木、活动功能受限等症状，多见于颈、肩和腰背部[1]。根据2019年开展的"亚洲最佳职场"项目针对15000名员工的调研数据显示，63.1%的受调查员工报告了不同部位不同程度的疼痛，40%的员工腰部有不同程度疼痛或麻木。

---

[1] 秦东亮、王生、张忠彬、何丽华：《工作相关肌肉骨骼疾患判别标准研究进展》，《中国职业医学》2017年第3期。

职业人群常见肌肉骨骼症状影响因素包括职业紧张、体力劳动强度、静态作业、抑郁因素等①②③，还与个人因素相关，包括性别、年龄、颈部或肩部损伤史等④。另外社会心理因素也与骨骼疾患高度相关，例如社会支持、较差的工作控制能力、高工作压力和工作单调等⑤⑥。

2. 职业人群心理健康

心理健康问题同样严重影响职业人群的工作状态，是现今社会经济负担的重要来源之一。世界卫生组织预测，截至 2020 年由心理健康问题引发的疾病负担会占到全球疾病负担的 15%⑦。职业人群常见心理健康问题主要是焦虑与抑郁症状，根据《中国国民心理健康发展报告（2019—2020）》⑧数据，2019 年有 24.0% 的科技工作者有一定程度的抑郁表现，6.4% 属于高风险群体。42.2% 的人有轻度焦虑表现，8.8% 的人具有中度焦虑问题，4.5% 的人有重度焦虑问

① 吴金贵、钮春瑾、唐传喜等：《职业紧张对城市职业人群颈、肩、腰部症状的影响》，《职业与健康》2015 年第 15 期。

② Andersen J H, Haahr J P, Frost P. Risk factors for more severe regional musculoskeletal symptoms: A two-year prospective study of a general working population[J]. Arthritis & Rheumatology, 2007, 56 (4): 1355–1364.

③ Diepenmaat, CM A. Neck shoulder, low back, and arm pain in relation to computer use, physical activity, stress, and depression among Dutch adolescents[J]. Pediatrics, 2006, 117 (2): 412–416.

④ Lang J, Ochsmann E, Kraus T, et al. Psychosocial work stressors as antecedents of musculoskeletal problems: A systematic review and meta-analysis of stability-adjusted longitudinal studies[J]. Social Science & Medicine, 2012, 75 (7): 1163–1174.

⑤ Lang J, Ochsmann E, Kraus T, et al. Psychosocial work stressors as antecedents of musculoskeletal problems: A systematic review and meta-analysis of stability-adjusted longitudinal studies[J]. Social Science & Medicine, 2012, 75 (7): 1163–1174.

⑥ Hauke A, Flintrop J, Brun E, et al. The impact of work-related psychosocial stressors on the onset of musculoskeletal disorders in specific body regions: A review and meta-analysis of 54 longitudinal studies[J]. Work & Stress, 2011, 25 (3): 243–256.

⑦ Charlson F J, Baxter A J, Cheng H G, et al. The burden of mental, neurological, and substance use disorders in China and India: a systematic analysis of community representative epidemiological studies[J]. Lancet, 2016, 376–389.

⑧ 杨帅：《中国首部心理健康蓝皮书正式出炉》，《中华灾害救援医学》2019 年第 3 期。

题；医务工作者中有 27.7% 的人员存在抑郁倾向，19.8% 的人员存在焦虑倾向，其中医生抑郁和焦虑最多，其次是护士；从职业群体看，不同职业群体之间的心理健康状况存在显著差异。以抑郁为例，抑郁水平最高的是无业、失业、退休人员，其次是学生群体，主体是大学生，再次是服务业人员、个体经营者和公司职员，抑郁水平最低的是专业技术人员；从性别与年龄看，男性和女性之间的差别比较微小，但年龄差异非常显著。研究将调查对象分为 18～24 岁、25～34 岁、35～44 岁和 45 岁以上 4 个年龄段，调查发现，抑郁和焦虑水平有随年龄增大而降低的趋势。

职业倦怠也是职业人群常见的一种心理层面的负性症状，此概念最早由费登伯格（Freuden berger）于 1974 年提出，指个体在工作重压下产生的身心疲劳与耗竭的状态。他认为职业倦怠是一种最容易在助人行业中出现的情绪性耗竭的症状，是由于工作对工作者能力、资源的过度需求导致工作者无法完成工作或精力或身心耗竭的状态[1]。我们以医务人员为例进行说明，医务人员普遍被认为是我国社会中压力水平较高的一类特殊职业群体。2015 年《中国医师执业状况白皮书》显示：52.72% 的医师平均每周工作 40～60 小时，32.69% 在 60 小时以上，14.43% 在 40 小时以内。在此高强度工作环境下职业倦怠现象在该人群中十分普遍，2017 年一项研究对吉林省 499 名乡村医生进行调查，职业倦怠率为 65.13%[2]；同年另一项研究对广东省公立三甲医院 300 名儿科医生的调查中发现儿科医生中重度倦怠的比例接近 60%，且职业倦怠与离职意向呈显著正相

---

　① Maslach C, Jackson S E. The measurement of experienced burnout [J]. Journal of Organizational Behavior, 1981, 2（2）：99–113.
　② 吴野、王柳行、任丽平：《吉林省乡村医生职业倦怠调查分析》，《中国农村卫生事业管理》2019 年第 1 期。

关[1]。2020 年对重庆市家庭医生团队的一项调查中选取了 13433 名家庭医生，结果发生职业倦怠的阳性检出率高达 78.9%，其中达到中等程度倦怠及以上的比例为 69.8%。

关于职业人群心理健康问题的影响因素主要与劳动过程和工作环境相关，包括不良的工作性质、职业紧张、工作压力和人际关系方面[2]。另外个人行为等因素例如抽烟、喝酒及睡眠行为均与心理健康显著相关[3]。

（四）职业人群慢性病及健康行为

除受工作环境中的职业有害因素导致的职业相关疾病威胁之外，职业人群也与普通成年人一样受到慢性病等常见公共卫生问题的威胁，甚至因某些工作性质、心理压力等原因，导致不良健康行为的频发，最终导致慢性疾病发生。国家卫生健康委员会在 2020 年中国县域健康大会上的报告中指出，高血压、脑卒中、冠心病、糖尿病、慢阻肺、癌症等慢性疾病已经成为我国居民的主要健康问题，慢性病导致的疾病负担占总疾病负担的七成。《中国心血管病报告 2018》[4]结果显示，中国现有心血管病（CVD）患者（冠心病、脑卒中、高血压等）2.9 亿人，每 5 个成年人中有 1 人患心血管病，且患病率处于持续上升阶段。

我们以常见慢性病如高血压为例对职业人群慢性病现况进行描述，王增武等学者对山东、湖南等 8 个省份共计 17000 名在职人员的高血压现况进行

---

[1] 李璇、杨燕绥、袁向东：《儿科医生工作满意度、职业倦怠与离职意向的相关性——基于广东省三甲医院的调查》，《中国卫生政策研究》2018 年第 11 期。

[2] 姜学文、鞠巍、常春：《职业人群焦虑和抑郁状况与工作环境的通径分析》，《中国心理卫生杂志》2019 年第 5 期。

[3] 吕燕宇、姜红如、张兵等：《中国四省 18~60 岁职业人群抑郁情绪现状及其影响因素》，《环境与职业医学》2020 年第 5 期。

[4] 胡盛寿、杨跃进、郑哲等：《〈中国心血管病报告 2018〉概要》，《中国循环杂志》2019 年第 3 期。

调查，结果标化后患病率为 25.2%，其中工人患病率最高为 28.1%，东部地区省份（31.7%）要显著高于中部和西部地区省份[①]。北京市顺义区对 12716 名 35～75 岁职业人群代谢综合征及危险因素进行分析结果显示，调查人群超重肥胖和高血压患病率最高分别达到 63.4% 和 54.0%[②]。另一项研究是广东地区在 2018 年进行的员工体检数据显示，职业人群高尿酸血症（35.6%）、高脂血症（27.0%）和脂肪肝（25.3%）的患病率要显著高于高血压（11.2%）和血糖异常（8.7%）[③]，与北京地区存在差异。根据《中国居民营养与慢性病状况报告（2020 年）》结果显示，我国 18 岁及以上居民高血压患病率为 27.5%，糖尿病患病率为 11.9%，高胆固醇血症患病率为 8.2%，对比可见我国职业人群的健康同样受到慢性病带来影响，甚至在某些地区职业人群的慢性病患病现况较其他人群更为严峻。

此外职业人群因工作性质、工作压力等原因会导致不良健康行为的发生，对上海市 15516 名成年人慢性病相关行为危险因素的研究显示，慢性病行为危险因素高度流行，居民缺乏体育锻炼、吸烟、过量饮酒、不健康饮食各类行为危险因素流行水平呈现青壮年高于老年的特征[④]。2018 年"亚洲最佳职场（中国大陆区）"对全国 14000 名员工的健康评估报告数据显示，受调查员工的吸烟率为 20.8%，其中男性吸烟率为 40.5%，均低于全国水平（28.1%），但女性吸烟率为 4.7%，显著高于全国水平（2.4%），且有 54.7% 的员工有暴露于二手烟

① 郭瑞、王增武、王馨等：《我国部分省份职业人群高血压现患状况及影响因素》，《中国循环杂志》2014 年第 3 期。

② 贾佳、肖春丽、万阳：《北京市顺义区 35～75 岁职业人群代谢综合征流行状况及危险因素分析》，《职业与健康》2021 年第 1 期。

③ 陈燕华、苏丽雅：《不同职业人群 6244 例健康体检情况调查分析》，《中国社区医师》2020 年第 14 期。

④ 徐继英、李新建、姚海宏等：《上海市成年人慢性病相关危险因素行为特征研究》，《中华预防医学杂志》2013 年第 9 期。

环境中的情况；61.8% 的员工不能做到规律运动，仅有 23.9% 的员工参与过企业组织的体育活动。职业人群的睡眠不足同样是一个严重的健康隐患，袁帆等学者对我国 31694 名职业人群的睡眠状况进行调查分析，结果显示睡眠不足的比例为 11.6%，城市地区要显著高于农村地区[①]。当前国内慢性病负担日益严重且呈现年轻化趋势，这从侧面说明职业人群越来越受到慢性病带来的健康威胁。

（五）职业人群的亚健康

虽然在学术界关于亚健康的界定还存在一定的争议，但近些年来亚健康越来越受到学者关注。通常认为，亚健康是指随着现代生活节奏的加快，竞争压力的增大而出现的一类不良状态，机体虽无明显的疾病发生，却会出现生活能力降低、社会适应能力减退以及其他各类身体不适的症状[②]。

《2009 中国城市健康状况大调查》基于我国 300 万白领人群体检数据，结果显示我国城市白领亚健康比例高达76%，过劳比例接近六成[③]，但在报告中无法看到测量标准。目前国内学者对于亚健康现况的研究中关于亚健康的测量标准并没有统一，导致得到的国内职业人群亚健康率结果波动较大（10%~90%）。李英华等学者在"全国城市亚健康人群综合评价指标体系建立及干预措施研究"项目中使用《中国城市居民亚健康状况自评量表》，该量表是由中国健康教育中心设计同时经过信效度检验且结果较好。该项目于 2009—2010 年对我国 6 省市 15000 名不同类别职业人群进行调查，结果显示调查人群中亚健康的发生率

---

① 袁帆、丁彩翠、宫伟彦：《我国职业人群睡眠状况及其影响因素分析》，《中国公共卫生》2018 年第 6 期。
② 中华中医药学会：《亚健康中医临床指南》，中国中医药出版社，2006。
③ 《〈2009 中国城市健康状况大调查〉之城市"白领骨干精英"健康白皮书（精简版）》，《钱经》2009 年第 12 期。

为 10.51%，其中教师发生率最高，其次是体力劳动者[①]。2013 年上海市虹口区疾病预防控制中心使用中国中医科学院《亚健康状态评价量表》[②]对 1931 名职业人群进行调查，亚健康率为 76.66%[③]。朱培嘉等学者对 1134 名煤矿工人使用自制测评量表，亚健康检出率达到 81.00%[④]。职业人群亚健康的影响因素主要分为个人因素和工作环境因素，个人因素包括免疫力水平、心理健康问题、睡眠质量、静坐时间等，工作环境因素包括工作强度、工作满意度等[⑤]。

综上，国内职业人群亚健康现况评估因缺乏统一评价标准不易相互比较和描述，但随着社会发展，工作压力、疲劳等问题在职业人群中更多地出现，亚健康问题也越来越受到社会重视，因此职业人群在该领域的健康需求需要未来进一步研究证实。

四、职业人群健康管理相关理论

（一）工作场所健康促进需求评估模型

1. PRECEDE-PROCEED 模式

PRECEDE-PROCEED 模式是由美国著名教育学家劳伦斯·格林（Lawrence W. Green）于 20 世纪 70 年代提出，是目前应用最为广泛的分析和评估模型，

[①] 庞静、李英华、杨宠等：《我国 6 省市 5 类职业人群亚健康状况及影响因素研究》，《中国健康教育》2011 年第 11 期。

[②] 张天嵩、张素、李秀娟等：《上海市 1152 名教育和卫生工作者亚健康状态中医证候分布特征》，《中国中医药信息杂志》2014 年第 10 期。

[③] 姚文、蒋骅：《上海市虹口区 4 类职业人群亚健康现状及影响因素分析》，《中国卫生统计》2016 年第 6 期。

[④] 朱培嘉、陈再琴、赵小登等：《煤矿农民工亚健康状态的现况调查》，《中国健康教育》2018 年第 7 期。

[⑤] 庞静：《中国六省市公务员和教师 2 类职业人群亚健康状况调查及影响因素研究》，中国疾病预防控制中心，2010。

对推动我国健康教育的发展起了重要的作用。

该模型有两个特点，一是从结果入手，用演绎的方法进行推理思考，即从最初的结果追溯到最初的起因；二是考虑了影响健康的多重因素，即影响行为与环境的社会因素。

PRECEDE-PROCEED 模式包括 PRECEDE 和 PROCEED 两部分结构。PRECEDE 表示在健康教育与环境影响的诊断和评价过程中的倾向、强化以及促成因素结构，强调对问题的识别和促进效果评价应具有针对性。PROCEED 则被称为教育和环境改变中的政策、管理和组织策略，由格林（Green）等在逐步认识到健康促进重要性的基础上于 1991 年提出，并与 PRECEDE 有机结合，形成了完整的 PRECEDE-PROCEED 框架[①]。

PRECEDE-PROCEED 框架包含九大模块（见图 3-1），其中前 5 个模块是诊断阶段，分别从生活质量、健康状况、行为与环境及其影响因素、组织管理和政策等方面进行诊断，即健康促进需求评估阶段；后 4 个模块是实施和评估（过程、影响、结局）阶段。

PRECEDE-PROCEED 模式考虑了影响健康的多重因素，即影响行为与环境的社会因素。一切个人和群体行为与环境变革都是多方面努力的共同结果，因此健康教育和健康促进也应该是多层面的，PRECEDE-PROCEED 模式的提出为提高人群健康水平和生活质量进行需求评估提供了综合的构架，同时，为设计、实施和评估健康促进及其他公共卫生项目来满足这些需求提供了综合指导。

---

① 傅华、李枫：《现代健康促进理论与实践》，复旦大学出版社，2003。

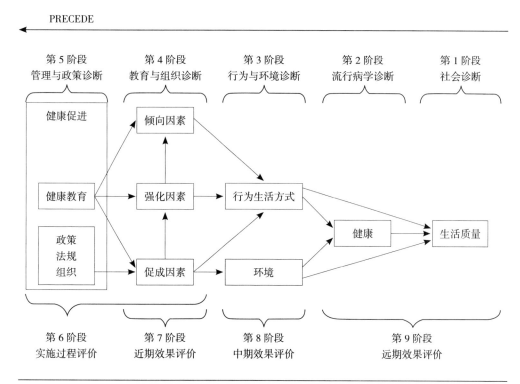

图 3-1　健康教育、健康促进计划与评价模式（PRECEDE-PROCEED 模式）

资料来源：常春,《健康教育与健康促进（第2版）》

2. 健康促进需求评估模型

健康促进的 PRECEDE-PROCEED 模式，不仅明确了需求评估的维度，也给出了健康促进干预的线路图（intervention mapping）。2006 年巴塞洛谬（Bartholomew）等人进一步对该模型进行完善，不仅强调需求评估是健康促进项目的第一步，更是结合了生态学模型，对需求评估内容进行了可操作性的细化。巴塞洛谬等人将 PRECEDE 模型中的环境因素进一步分为人际关系、组织、社区、社会 4 个层次，同时将教育学和组织学诊断及管理和政策诊断合并成影响因素评估，并将影响因素分为个人内部因素和外部因素 [①]（见图 3-2）。

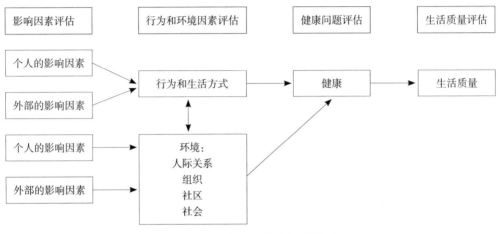

图 3-2　健康促进需求评估模型

资料来源：L. Ley Bartholomew, Guy S. Parcel, Gerjo Kok, Nell H. Gottlieb, Planning Health Promotion Programs: An Intervention Mapping Approach (Second edition)[M]. Jossry-Bass, 2006

（二）国际工作场所健康促进模型

1. 世界卫生组织健康工作场所创建模型

2007 年世界卫生组织在世界卫生大会上通过了《工人健康：全球行动计划（GPA）》，该计划是基于 1996 年世界卫生大会提出的"人人享有职业卫生的全球战略"制定的，旨在为不同国家提供实践指南、促进国家间合作。"全球行动计划"确立了制定和实施有关健康的政策文件，保护和促进工作场所健康，促进职业卫生服务并提高其可及性，为行动与实践提供和交流所需的证据，将工人健康融入其他政策等 5 个目标。

[①]　L. Ley Bartholomew, Guy S. Parcel, Gerjo Kok, Nell H. Gottlieb, Planning Health Promotion Programs: An Intervention Mapping Approach (Second edition)［M］. Jossry-Bass, 2006.

世界卫生组织将健康工作场所定义为工人和管理人员共同采取保护和促进所有工人的健康、安全和福祉的持续改进的过程以及可持续的工作场所，并根据已确定的需求考虑以下事项：

（1）实体工作环境中的健康和安全问题。

（2）社会心理工作环境中的健康、安全和福祉，包括工作组织和工作场所文化。

（3）工作场所的个人健康资源（雇主对健康生活方式的支持和鼓励）。

（4）通过参与社区活动以促进工人、家庭及其他社区成员的健康。

2010年，世界卫生组织在总结各国经验的基础上，提出健康工作场所创建模型，提出健康工作场所创建应该包含工作场所的物理环境、工作场所的社会心理环境、工作场所个人健康资源以及工作场所参与社区健康促进四大方面（见图3-3）。工作场所物理环境是指能够被人感觉到，或能够被电子仪器探测到的那部分工作场所设备设施，能够影响职工的身心安全、健康以及幸福，包括空气、机器、家具、产品、化学物质、材料以及存在或发生于工作场所的程序；工作场所社会心理环境是指能够影响职工身心健康以及幸福感的组织形式、组织文化，职工的态度、价值观、信仰以及其他能体现这些态度、信仰和价值观的行为；工作场所个人健康资源是指工作场所为职工提供的支持性环境、健康服务、信息、资源、机会等，以支持或动员职工保持健康的行为生活方式并监测自己的身体和心理健康状况；工作场所参与社区健康促进是指工作场所为职工及职工家庭所生活的社区的健康促进活动提供技术、人员、资金及其他资源，从而促进职工及职工家庭身心健康[1]。

---

[1] 李霜主译：《健康工作场所行为模式：供用人单位、劳动者、政策制定和实践者使用》（Healthy workplaces: a model for action For employers, workers, policy-makers and practitioner）。

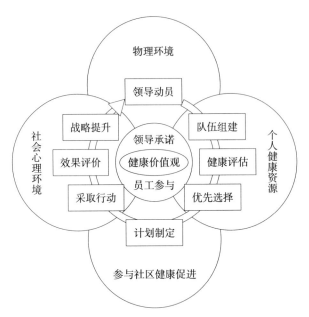

图 3-3　世界卫生组织健康促进场所框架

资料来源: World Health Organization. Five Keys to Healthy Workplaces: No Business Wealth without Workers' Health

2. 欧洲健康工作场所模型

2014 年，意大利学者马可逵兹（Marco Guazzi）在总结欧洲各国经验的基础上提出了欧洲健康工作场所模型[①]（见图 3-4），是为开展工作场所健康促进的系统性过程提供指导的模型，主要包括了 4 个步骤，第一步为需求评估阶段，主要是评估职工健康和职业安全的危险因素，以及目前开展的健康促进活动，开展的能力、需求和障碍，模型提出工作场所健康促进需求评估应该包括个人因素、组织因素和社区因素。第二步为计划阶段，主要目的是计划健康促进项目的各个部分，包括制定目标、选择优先干预措施、建立项目基础设施。模型

---

① Guazzi M, Faggiano P, Mureddu G F, et al. Worksite Health and Wellness in the European Union [J]. Progress in Cardiovascular Diseases, 2014, 56（5）: 508-514.

提出的计划阶段包括取得领导支持、建立项目管理和协调组织、制定项目方案、项目所需资源以及项目的沟通和信息传递。第三步为项目执行阶段,主要为健康促进项目计划的实施,并同时促进项目在职工中的可及性。模型提出执行阶段包括实施干预活动、改善组织制度、宣传参与项目益处以及创造支持性环境。第四步为评估阶段,主要目的为评估项目的意义及项目为工作场所创造的价值。模型提出效果评估阶段应当包括项目在提高职工生产力、减少健康支出、提升健康水平以及促进工作场所健康文化上的作用。

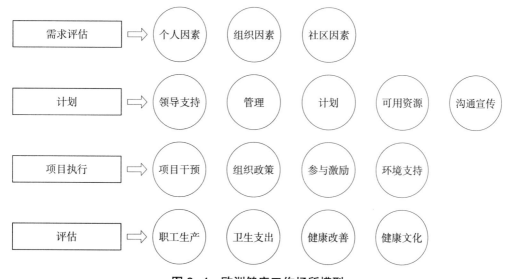

图3-4 欧洲健康工作场所模型

资料来源: Guazzi M, Faggiano P, Mureddu G F, et al. Worksite Health and Wellness in the European Union [J]. Progress in Cardiovascular Diseases, 2014, 56 (5): 508-14

3. 欧洲工作场所健康促进网(ENWHP)

工作场所是健康促进与健康管理活动开展的重要场所,可以为员工提供信息和帮助,提升工作质量,改善其健康水平。为员工提供健康的工作场所是实现经济发展和社会进步的先决条件，同时为公司进行成功的健康促进活动提供了一种综合方法。1996年，基于《卢森堡宣言》，欧盟正式开通了欧洲工作场所健康促进网，将工作场所健康促进定义为："雇主、雇员和社会共同努力改善员工的健康状况。"在《卢森堡宣言》中，工作场所健康促进被描述为一项现代企业战略，旨在预防工作场所的不良健康状况（包括与工作有关的疾病、事故、伤害和压力），并提高员工健康水平。

欧洲工作场所健康促进网通过改善工作组织和工作环境，促进企业积极参与，鼓励个人发展等方式实现提升职业人群健康水平的目的，欧洲工作场所健康促进网是实现工作场所健康促进的愿景、促进工作场所健康的较为广泛和全面的方法（见图3–5）。

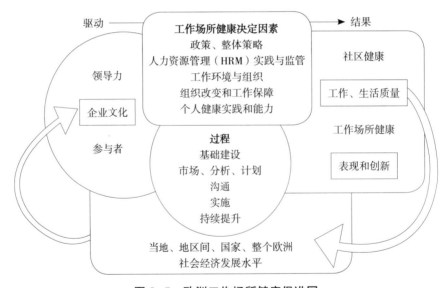

图3–5　欧洲工作场所健康促进网

资料来源：作者根据资料翻译绘制

建设健康工作场所是企业内外相关利益者共同作用的结果，是各种决定因素相互作用的结果，更是一个社会过程。这个过程受到诸多因素的影响，如驱动因素、健康决定因素、管理过程等。驱动因素主要是参与工作场所企业文化建设和管理实践过程的领导者和参与者，而工作场所健康决定因素则包含政策、监管、工作环境、工作保障等诸多方面，可能会受到许多企业管理过程的影响，例如建设基础设施、良好的沟通以确保透明度和参与、实施和持续改进。从结果来看，欧洲工作场所健康促进网不仅有利于工作场所健康的建设与管理，也有利于公司业绩的改善，助其良性发展，同时有助于地方、区域、国家和欧洲层面的社会和经济发展。

4. 欧洲工作场所健康促进的效果和结果框架

为了便于描述工作场所健康促进实施过程与其成果之间的关系，欧盟还提供了一种框架（见图3-6）。该框架将工作场所健康促进的概念融入公司目标

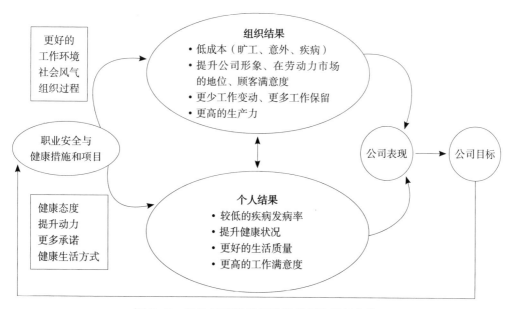

图3-6 工作场所健康促进的效果和结果框架

资料来源：作者根据资料翻译绘制

中，并纳入商业战略的层面。工作场所健康促进实施过程涉及组织和个人两个不同的层面。在组织层面，工作场所健康促进方案通过创造更好的工作条件、改善社会氛围和组织流程带来变化，包括降低由旷工、意外或疾病导致的人力成本，改善公司形象、公司变得对客户和员工更有吸引力，减少工作流动、提升员工保留率，更高的生产率，等等。在个人层面，工作场所健康促进方案可以提高健康意识、提升动力、保持健康的生活方式，从而降低员工疾病发生率，改善健康状况，提高工作满意度。工作场所健康促进项目达到效果会对个人和组织都产生重要的影响，尤其对其公司来说，对其业绩和长远发展产生着积极的影响，并有助于公司目标的实现。

5. 哈佛大学工作场所健康促进概念模型

在参考以往大量理论和实证研究的基础上，哈佛大学工作与健康福祉研究中心提出了工作场所健康促进概念模型[1]（见图3-7），旨在全面分析影响职工健康和职业安全的因素，为今后采用标准方法设计、实施和评价工作场所综合干预项目，保护并促进职业人群的健康提供参考。该模型包括7个模块：（1）工作场所政策、项目与实践整合；（2）工作场所特征；（3）职工特征；（4）工作状况；（5）职工近期结局；（6）职工远期结局；（7）工作场所结局。其中，工作场所政策、项目与实践整合可能会同时通过多条路径影响工作状况；工作状况可直接影响健康结局，同时也可以通过健康行为对结局变量产生影响；工作场所和职工特征会影响工作状况，可能也会对政策、项目与活动整合的实施产生影响；此外，政策、项目与实践整合也会导致工作场所结局的改善，如因病缺勤和医疗费用支出的减少。总之，各模块之间的复杂路径强调了个体、个体所在的工作环境及工作组织结构等多个维度之间可能存在的相互关系。

① Sorensen, Glorian, Mclellan, et al. Integrating worksite health protection and health promotion: A conceptual model for intervention and research[J]. Preventive Medicine, 2016, 91: 188-196.

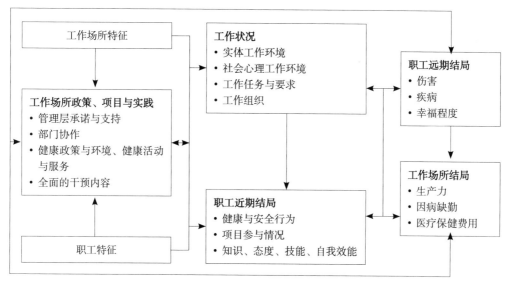

图 3-7 工作场所健康促进概念模型

资料来源: Sorensen, Glorian, Mclellan, et al. Integrating worksite health protection and health promotion: A conceptual model for intervention and research [J]. Preventive Medicine, 2016 (91): 188-96

6. 加拿大哥伦比亚省卫生部门《创造健康的工作环境: 指导手册》

加拿大哥伦比亚省卫生部门颁布的《创造健康的工作环境: 指导手册》中曾提出, 职业人群的健康不仅仅是没有疾病和伤害, 还包括心理健康, 而一个全面的健康工作场所包括医疗实践、环境、个人资源等三类要素, 三要素共同对职业人群身心健康产生影响 (见图 3-8)。其中医疗实践主要指帮助和支持雇员养成健康的生活方式、行为和应对技能以及雇主在烟草使用、药物滥用、营养、体育活动和压力管理等方面向雇员提供的健康做法。环境往往潜移默化地影响员工的健康和安全, 该要素包括影响其身心健康的事物、条件和客观环境, 例如制定维护员工健康所需要的法律及政策等。个人资源则是员工体验到的组织文化, 例如组织的人际关系和沟通等。

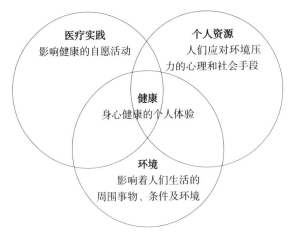

图 3-8　健康的工作场所要素框架

资料来源：作者根据资料翻译绘制

（三）工作场所健康促进影响因素模型

生态系统理论是由布朗芬布伦纳等学者于 20 世纪 70 年代提出的，最初应用于人类发展研究[1]。1988 年麦克尔罗伊等学者将生态系统理论应用于健康促进领域，指出人们的行为会受到个体因素、人际因素、组织因素、社区因素和公共政策的影响[2]。之后几经修订，形成了被广泛认可和应用的社会生态模型（Socio-Ecological Model，SEM）[3][4]（见图 3-9）。学者研究指出，环境因素如物品

[1]　Bronfenbrenner U. Towards an experimental ecology of human development. American Psychologist，1977，32：513-531.

[2]　Mcleroy K R，Bibeau D，Steckler A，et al. An Ecological Perspective on Health Promotion Programs［J］. Health Educ Q，1988，15（4）：351-377.

[3]　Barbara C. Lee，Casper Bendixsen，Amy K. Liebman & Susan S. Gallagher. Using the Socio-Ecological Model to Frame Agricultural Safety and Health Interventions［J］. Journal of a gromedicine，2017，22（4）：298-303.

[4]　Okoye PU，Okolie KC. Assessment of Human Environment Interactions on Health and Safety Behaviour of Construction Workers. International Journal of Neuroscience and Behavioral Science，2017，5（2）：27-43.

可及性等，以及制度对人的健康行为有直接的影响，而社会文化环境如社会准则等通过影响人的信念、意识等影响健康行为[1]。社会生态学模型的应用非常广泛，除被应用于医药卫生、体育、社会学等领域外，在慢性病管理、健康教育、健康行为促进等方面的应用较常见 [2][3]。

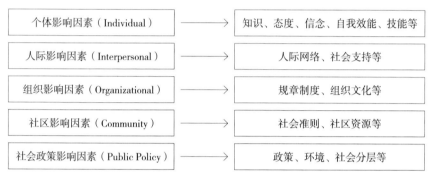

图 3-9 社会生态学模型

资料来源：作者根据资料翻译绘制

五、国际职业人群健康管理经验

（一）各国家、地区工作场所健康促进工具包

不同国家根据国内职业人群健康需求制定并使用各类健康管理相关的标准

① Cohen D A，Scribner R A，Farley T A. A structural model of health behavior: a pragmatic approach to explain and influence health behaviors at the population level［J］. Preventive Medicine，2000，30（2）: 146–154.

② 董如豹：《社会生态学模型视角下美国和新西兰青少年身体活动促进研究》，福建师范大学，2016。

③ Golden S D，Earp J. Social ecological approaches to individuals and their contexts: twenty years of health education & behavior health promotion interventions［J］. Health Education & Behavior the Official Publication of the Society for Public Health Education，2012，39（3）: 364.

规范或工具包，作为员工或用人单位进行健康管理和健康促进的技术依据：

1. 欧洲职业安全健康局（EU-OSHA）工作场所健康促进工具包

欧洲职业安全健康局"工作场所健康促进工具包"是一个对欧洲职业安全健康局在其官网提供的各类工作场所健康促进资源的概括说法。该官网提供了可供雇主、员工、工作场所健康促进等不同对象使用的提高职业安全和健康（OSH）意识和管理风险的所有关键资源，包括欧洲各国在职业健康促进方面行之有效的方法和工具，如风险评估工具、职业安全健康管理电子指南、工作场所健康促进实践工具与指南、数据可视化工具、欧盟职业安全健康相关法律法规等。此外，上述资源还提供了基于工作场所开展职业人群各类健康问题干预的解决方案，如药物依赖、烟草控制、缺乏锻炼、精神压力、肌肉骨骼问题等，以及针对不同职业人群如女职工、年轻员工的健康促进。

2. 其他工作场所健康促进工具包

（1）日本《工作场所工人全面健康促进指针》。

日本于1988年依据其劳动安全卫生法发布了《工作场所工人全面健康促进指针》，并定期进行修订，旨在针对工作场所劳动者身心健康问题，广泛推行工作场所全面健康促进，包括健康测定、运动指导、心理保健、营养指导、保健指导等。要求企业结合实际情况执行，以保障和促进员工健康。[①]

（2）加拿大健康工作场所资源。

加拿大职业健康与安全中心提出健康工作场所由健康的员工和健康的组织机构两部分构成，要从保护物理工作环境、支持心理工作环境、提高员工健康资源可及和社区融入等维度建设健康工作场所。该中心官网还提供了一系列针对员工、雇主和工作场所健康促进实践者使用的各类资源。

---

① 李霜、张巧耘、聂武、许忠杰、张星：《日本工作场所全面健康促进介绍》，《中华劳动卫生职业病杂志》2015年第2期。

（3）香港职业安全及健康改善计划。

香港职业安全健康局除了推出了一系列针对不同类型企业、各类行业的职业健康信息，提供给员工个人和企业使用外，还可以为企业量身打造职业安全及健康改善计划、培训课程等。

（二）国际职业人群健康管理案例

1. 政府主导与商家开展合作，建立全面综合干预方案

面对疾病负担与医疗成本的不断攀升，雇主实施工作场所健康促进计划可以帮助员工积极采纳健康的行为生活方式、降低慢性病患病风险，进而提高生产效率和质量，降低医疗成本。2011年10月，美国疾病控制和预防中心（CDC）开始实施国家健康工作场所项目（National Healthy Workplace Program，NHWP）（见图3-10）。该项目旨在帮助雇主实施以科学和实践为基础的预防和健康战略，集合了包括行为科学、经济学、流行病学、健康服务和统计学等诸

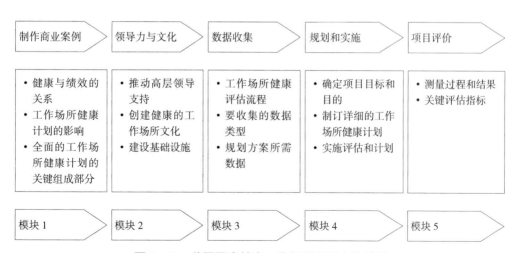

图3-10 美国国家健康工作场所项目实施过程

资料来源：作者根据资料翻译绘制

多领域的专家，来开发适合于各类企业的干预方法（见图 3-11），以改善雇员的健康、安全和福祉，减少慢性病发病率和致残率，提高生产力和核心竞争力。

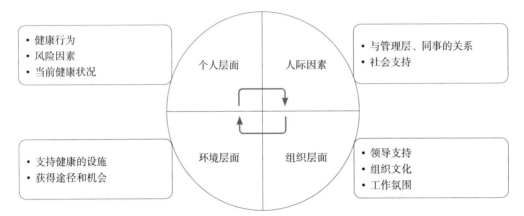

图 3-11　美国国家健康工作场所项目策略和干预措施

资料来源：作者根据资料翻译绘制

　　参与该项目的雇主从全国 8 个地方中挑选出来，每个参与的雇主都将在 1 年的时间内获得连续的现场支持和专业知识，通过实施一系列的计划、政策和环境干预措施，以及开展咨询、培训和跟踪等服务，促进员工积极参与体育、戒烟等促进自身健康的活动中。此外，通过技术援助、案例研究、成功案例和信息论坛，将整个计划中的优秀实践案例在全国范围内广泛宣传与共享，从而鼓励雇主积极参与实施健康促进计划，提升员工健康水平。

　　新加坡的健康工作场所生态圈（Healthy Workplace Ecosystem）计划也是典型示范，它是由新加坡健康促进局牵头与商家进行合作，面向区域内用人机构数大于等于 10 个或者劳动者人数大于或等于 500 人的办公场所开展的健康促进项目。目前新加坡已经有 60 多个健康工作场所生态圈，受益人数超过 40.6 万人。2013 年 10 月，新加坡健康促进局在丰树商业城启动了第一个"健康职场生态圈"，项目启动后，该商业城内的商户开始提供更加健康的食物，例如全麦食品等。除此之外，还开展例如健康食品折扣、健身课程、健康讲座、定制健身计划等活动。商业城的员工还可以享受价格优惠的体检套餐。经过半年实践，超过 1000 名员工积极参与健身活动，体质得到很大改善。

新加坡的健康工作场所项目不仅仅局限于"健康工作场所生态圈"计划，还包括心理健康计划（Mental Wellness Program）、工作场所健康服务包（Workplace Outreach Wellness Package）和戒烟计划（Smoking Cessation Program）等，这类项目以问题为导向，内容包括戒烟、健康饮食、运动、心理健康、颈肩腰背护理、艾滋病预防和妇女保健等，以满足不同员工的需求。通过提供赠款以及基础建设支持（例如咨询和培训、给出服务提供者目录等）和课程培训、工作场所健康促进工具包等相关资源来支持建设。为了增加工作场所实施该计划的积极性，卫生计划组织了正式的颁奖典礼，并向全国公布获奖名单。根据 2006 年和 2010 年工作场所健康促进项目调查，私营大中型企业实施工作场所健康项目的比例从 2003 年的 45% 增加到 2010 年的近 60%，2010 年有工作场所健康计划的小型工作场所的比例达到 27.5%[①]。

2. 从制度设计入手，通过激励措施，塑造健康的工作场所

美国的"现场辅导项目"是由纽约州劳工部根据与联邦职业安全与健康管理局（OSHA）的合同提供，以帮助企业提供安全健康的工作场所，为工作场所的雇主提供免费咨询服务，对其安全和健康问题提供专业帮助，咨询是保密且免费的。如有发现违反安全和健康的行为，则通过全面咨询和纠正危害来代替罚款或处罚。此外，安全与健康部还向雇主提供各种职业安全与健康相关主

---

① Zhang Z，Jackson S，Merritt R，et al. Association between cardiovascular health metrics and depression among U.S. adults：National Health and Nutrition Examination Survey，2007–2014［J］. Annals of Epidemiology，2019.

题的培训，主要内容包括工作危险分析、坠落保护、锁定或取消锁定、危险沟通、保存记录、事故预防计划以及事故调查等。

该项目通过一系列制度设计，使小企业在风险和隐患出现真正的危害之前就获得专业机构的纠正和改善，不用害怕因为申请辅导而暴露自身存在的安全隐患，由此带来监察不过关或行政处罚等后果。2017 年，职业安全与健康管理局通过该项目对中小企业访问了 26000 余次，服务覆盖了美国超过 110 万名员工。

美国的"志愿保护项目"也是一个工作场所安全及健康状况认证项目，它面向所有规模类型雇主，对那些竭尽全力满足职业安全与健康管理局关于有效安全和健康管理体系的指导方针，以及超过职业安全与健康管理局标准的工作场所进行表彰。经验证项目计划（VPP）认证的用人机构按表现获得评级，包括星级雇主、合格雇主和示范雇主。这 3 类用人单位可以免于职业安全与健康管理局的一些常规监察，但验证项目计划每 2~5 年重新认证一次。

3. 基于工作场所需求或问题，个性化制定健康促进方案

新加坡开展的工作场所健康联盟（Workpace Alliance for Health，WAH）面向在新加坡注册运营的中型及以上的用人单位（雇员数至少为 200 人），该计划旨在为企业提供多种健康促进方案，并与企业实际情况相联系，鼓励大中型私营企业对工作场所健康促进计划的采用。为了满足不同公司的不同需求和准备情况，有 2 类企业健康解决方案可以在"企业健康计划"下共同出资。第一种是初级包（3~12 个月内完成），旨在鼓励公司开展健康促进活动，并加入抗击糖尿病的活动中。主要内容包括提供筛查和随访、举办健康讲习班（烹饪示范或营养讲习班、心理健康讲习班、传染病讲习班等）等服务。第二种是高级包（12 个月内完成），是为有特定健康目标针对性开展干预活动的公司制定的，主要内容包括戒烟、体重管理、慢性病管理等。不管是基础性项目包还是高级

项目包，都有一些专门的职场健康促进咨询或服务公司提供服务。健康促进局将其推荐的服务供应商的名单放在网站上，列明其价格和服务方式、服务内容，供有需求的企业选择。

由美国疾病预防控制中心牵头，与埃默里大学等机构合作研发的工作场所健康积分卡（HSC）是一种旨在帮助雇主评估他们是否在工作场所实施了健康促进干预策略，以预防心脏病、中风、高血压、糖尿病等慢性疾病，改善不利于健康的行为生活方式，提升员工健康水平的工具。工作场所健康积分卡包含154个关于具体项目的问题，包含政策、环境支持和健康计划效益等方面，这些问题可以有效地改善雇员的健康状况。这些问题可以进一步分为18个模块，雇主可以基于工作场所健康积分卡的分数来评估自己与项目计划之间的差距，改善自身情况，并根据实际情况为雇员提供综合的健康促进项目、确定项目计划的优先项。

4. 基于健康促进相关理论，考虑社会因素对员工的影响制定健康促进措施

女工保健（Health Works for Women，HWW）项目是在美国北卡罗来纳州开展的一个为期5年的健康促进项目，重点关注在中小型制造企业工作的蓝领女工。女工保健项目基于生态变化模型，考虑到个人特征、社会环境等不同层面对个人健康的影响，该项目针对蓝领女工健康行为设计了一系列干预措施，包括缺乏运动、不健康饮食（高脂肪以及低水果和蔬菜摄入量）、吸烟以及乳腺癌和宫颈癌筛查[①]。

该方案包括2项干预战略：（1）基于数据分析个性化定制个人健康信息，这是一种结合健康行为改变理论、沟通理论、社会营销等理论和新技术的方式，评估项目参与者的健康相关信息。（2）工作场所自然助手计划（又称作外行健

---

① Campbell M K，Tessaro I，Devellis B，et al. Effects of a tailored health promotion program for female blue-collar workers：health works for women［J］. Preventive Medicine，2002，34（3）：313-323.

康顾问干预模型），旨在通过评估个人所处社区及其背后的社会网络，来影响个人的健康行为[1]。女工保健的自然助手计划确定并培训了来自不同社会网络和工作场所的女性志愿者，目的是加强对妇女在健康行为变化方面的社会支持，有利于工作场所中健康行为的改变，并通过她们的社会网络向更多妇女传播信息。经过干预，美国北卡罗来纳州蓝领妇女的行为生活方式发生变化，尤其是对水果和蔬菜消费的影响最大。

5. 针对特定行业或疾病开展的工作场所健康促进项目

英国国家健康服务体系（National Health Service，NHS）是世界上最大的雇主之一，也是欧洲最大的雇主，2018 年 2 月的雇员总数超过 120 万人，其为医疗保健行业员工的工作场所健康促进提供了一个良好案例。英国国家健康服务体系通过职工病假数据、员工调查和职业健康数据这三大系统了解雇员的健康问题和健康风险，健康问题包括压力和精神健康问题、肌肉骨骼疾病、慢性疾病等。基于此，英国公共卫生部门和英国健康教育的"医疗保健电子学习"开发了一个指导医疗保健专业人员预防疾病、保护健康和促进健康的行动框架——"我们的健康"，并将其应用到实践中去，以增加卫生保健工作者的信心和技能。该框架包含两大工作方向：一是促使机构成为推动者，二是对雇员提供必要的健康干预。

而防癌抗癌总裁圆桌会议项目则是针对特点疾病，在工作场所开展干预计划。本着消除癌症的目标，2001 年防癌抗癌总裁圆桌会议项目作为"C-Change"（一个汇集了来自政府、企业、学术界和非营利部门领导者组织的国家论坛）的一部分，在美国正式发起。该项目致力于癌症预防、临床试验、治疗效果等方

---

① Wingood G M. Health behavior and health education: Theory, research, and practice, 2nd edition: Glanz K, Lewis FM, and Rimer BK (Eds.). Jossey-Bass Inc., San Francisco, CA, 1997 [J]. Annals of Epidemiology, 1997.

面的研究，从而降低癌症患病风险、实现早期诊断、把握最佳治疗的机会以及加速发现新的和更有效的抗癌疗法，以帮助解决癌症这一疾病和公共健康问题，是目前国际上在工作场所降低癌症风险、提高员工健康水平的典例。

圆桌会议邀请一批权威医学专家和企业高管组成项目组，出台"CEO 抗癌黄金标准"，机构无论规模大小和行业性质，都可以通过网站申请认证。申请认证机构需要报告自身在预防、筛查、癌症临床试验、癌症患者医疗服务和生存状况、健康教育和健康促进等 5 个方面的情况。申请或获得认证的企业无须缴纳费用，通过该标准评估的机构可获得"防癌抗癌办公室"称号，目前世界上已有多家企业和美国医学院校加入了这一项目，包括美国国家癌症研究所（NCI）在内的超过 200 家机构企业均通过了"CEO 抗癌黄金标准"认证。

六、国内职业人群健康管理组织体系、政策及实践

（一）国内职业人群健康管理相关政策

我们将国内政策根据发布或施行时间由早到晚进行排序整理，探寻随国内时代背景不断发展和国内健康概念的不断推进，国内政策关注重点健康问题和人群的变化趋势。我们将职业人群健康管理的相关政策发展分为了以下 3 个时期，并将各个时期的代表性政策及其特点梳理总结如下：

1. 职业病防治体系探索时期（1956—2000 年）

我国最早关于职业卫生的相关政策出自 1956 年，是由国务院颁发的《工厂安全卫生规程》《建筑安装工程安全技术规程》及《工人、职员伤亡事故报告规程》（简称"三大规程"），为早期职业人群健康管理工作提供了政策支持。之后进入计划经济时代，各类新型职业有害因素不断出现，国内开始强调职业危害防护，主要包括防暑降温、防治矽尘危害和有毒物质危害等，早期出台的政

策包括《关于防止厂矿、企业中矽尘危害的决定》（1956）、《关于防暑降温措施暂行办法》（1960）。

1982年由卫生部和国家劳动总局联合颁布《职业中毒和职业病报告办法》，1987年发布的《职业病范围和职业病患者处理办法的规定》，对国内传统职业病进行了明确分类以及管理办法的规范制定，明确了各部门之间的分工职责，国内职业人群健康管理的体系框架初步成形。

对于职业人群健康的关注点最早为工伤防护措施以及生产设备的安全管理等，后来随着职业病的出现开始出台各项职业有害因素及早期职业病的专项政策。该阶段是国内法律法规及卫生标准政策的整体建设时期。这一时期的职业病防治工作取得了巨大进展，国内开展了大规模的职业危害普查与监测以及流行病学调查，颁布了例如《关于开展职业病普查工作的通知》（1978）等行动政策，政策专注重点也从早期工伤防护措施以及生产设备的安全管理转变为各项职业有害因素及职业病整体或专项防治。截至2000年底，我国已制定颁布了232项职业卫生标准，273项职业卫生检测检验标准，80项职业病诊断标准[①]，这些法律法规组成了早期的国内职业卫生管理体系的整体框架，并有效促进了职业人群健康管理工作的开展，为后续《职业病防治法》的颁布奠定了基础。

2. 职业病防治体系完善时期（2001—2017年）

2001年《职业病防治法》的颁布对于国内职业病防治工作具有里程碑式的意义，这是我国第一部全面规范职业病防治工作的法律。以《职业病防治法》为依据，国务院卫生部、卫计委等部门陆续制定实施了多项职业健康相关法律法规及卫生政策，包括《工作场所职业卫生监督管理规定》《职业健康检查管理

---

① 卫生部卫生监督局：《我国职业卫生工作进展》，《劳动保护》2008年第11期。

办法》《建设项目职业病防护设施"三同时"监督管理办法》等，结合《中华人民共和国安全生产法》（2002），初步形成由法律法规、卫生标准、规章制度及规定等组成的职业卫生法律体系框架。

在法律法规政策支持环境下，由党中央及国务院统一领导，各地方政府在全国范围内不断加大职业病防治工作力度，开展了多项综合或专项治理行动，例如《国家职业病防治规划》《尘肺病防治攻坚行动方案》等。《职业病防治法》实施后，职业健康工作的责任主体和组织体系也更加明确，通常由健康行政部门领导，各级健康相关部门实施，职业病防治单位和疾病预防控制机构共同提供技术支持，各类部门、各级政府明确分工，有效落实各项职业病防治工作，这一时期全社会的职业人群和用人单位对于职业病防治的意识均得到显著提高，保护职业人群健康及其相关权益的同时，有效促进了社会经济的高效发展。

这一时期政策开始突出重点疾病的防治，依据全国监测数据以及各地发生的职业人群公共卫生事件开展专项治理行动，对不同行业、不同地区的各类职业人群及用人单位采取针对性的健康管理措施。另外，该时期开始关注包括职业卫生技术服务机构的管理，有效提高职业卫生服务能力。职业人群健康管理监督审查机制也是该时期建设重点之一，各类政策均开始强调保障措施及监督机制的制定，有效提高了政策的规制力和落实效果，政策内容详见表3-1。此外，2002年开始国务院卫生部将每年4月的最后一周定为《职业病防治法》宣传周，将健康教育形式融入职业病的防治过程中，全面提高了劳动者乃至全社会人民的职业病防治意识。

综上，这一时期对于国内职业病的防治不管是体系建设还是落实效果都有了巨大的进步，但关注重点仍在传统职业病，职业人群中出现的新型职业相关疾病及常见慢性病等健康问题仍未引起足够重视。

表3-1　国内职业健康管理相关政策梳理（2000年以后，按发布时间排序）

发布时间	名称	内容	目标人群或企业	负责机构	合作机构	对于职业健康管理的意义
2001年10月27日	《中华人民共和国职业病防治法》	职业病预防、防护措施、病人防护、监督检查、法律保障体系	全体劳动者及用人单位、重点接触职业病危险因素暴露人群	国务院行政部门	国务院劳动保障行政部门、国务院安全生产监督管理部门	职业卫生领域相关法律保障以及各类相关政策制定的来源依据。确定了预防为主、职业病防治为核心的卫生方针
2002年4月8日	《中华人民共和国国家职业卫生标准（工作场所有害职业因素职业接触限值）》	工作场所有害因素职业接触限值等技术规范	全行业工作场所	国家卫生部		国内最早职业病防治、卫生监管等实施的技术规范及依据
2002年6月29日	《中华人民共和国安全生产法》	各行业安全生产的行为准则、保障措施、监督管理、应急救援以及从业人员的权利和义务	全行业工作场所	全国人民代表大会及常务委员会	人力资源和社会保障部	单位安全生产领域的法律保障，但与职业病防治的分开治理导致管理体系更为复杂
2009年5月4日	《国家职业病防治规划》	职业病监测、用人单位职责、监督管理、医疗机构服务水平、救助保障措施、信息化建设、健康促进	职业病高危人群及重点行业用人单位	国务院	国务院相关部委、机构、各级政府及全国总工会	国家长期实施的5年制计划，覆盖职业病防治相关各个方面以提高防治效果，且有最终的考核评估制度来评价落实效果
2012年4月27日	《工作场所职业卫生监督管理规定》	强化用人单位职责：职业卫生相关法律、制度、环境设施及防护设备、监测工作、警示标志和危害因素告知等	全行业工作场所	国家安全生产监督管理总局		从用人单位视角进行职责及规范划定，且明确监督管理及惩罚措施，是加强国内职业病防治监督管理体制的重要政策

续表

发布时间	名称	内容	目标人群或企业	负责机构	合作机构	对于职业健康管理的意义
2013 年 12 月 23 日	《职业病分类和目录》（职业病目录）	国内传统职业病分类、遴选原则、病种和调整	全行业工作场所	国家卫生计生委	人力资源和社会保障部、安全监管总局、全国总工会	职业病监测报告政策依据，提出连续性和动态调整机制，安有助于提高职业病监测效率和重点人群预防
2014 年 5 月 14 日	《职业健康监护技术规范》	各类职业病及其危险因素和劳动者健康状况长期监护技术规范	接触职业病危害因素劳动者	国家卫生部		提供职业有害因素暴露人群的健康监护措施的技术保障
2015 年 3 月 26 日	《职业健康检查管理办法》（于 2015 年 5 月 1 日起取代《职业健康监护管理办法》）	职业健康检查机构体系、规范及监督管理措施等	职业健康检查医疗卫生机构	国家卫生计生委	省级卫生行政部门	推动国内职业健康检查体系不断完善
2017 年 5 月 1 日	《建设项目职业病防护设施"三同时"监督管理办法》	职业病危害预评价、职业病防护设施设计与管理、危害控制效果评价及监督检查措施	存在或产生职业病危害因素分类目录所列职业病危害项目的建设项目	国家安全生产监督管理总局		从建设项目管理角度开展职业病防治，同时细化单位责任和安全监督管理部门监督检查责任
2017 年 9 月 30 日	《职业健康促进技术导则》	职业人群健康促进包括工作环境、心理环境、个人健康资源、社区活动等	全职业人群、用人单位和职业卫生技术服务机构	国家卫生部		国内开展职业健康促进的卫生标准类政策，是未来项目及政策实施重要的技术规范依据
2019 年 7 月 15 日	职业健康保护行动	个人、用人单位，政府 3 个层面实现职业健康保护的行动目标	整体职业人群以及全社会支持	国务院、国家卫健委	司法部、市场监管总局、发改革委、医保局等各相关部门	作为战略性行动规划政策，有效地提高了全职业人群及其用人单位的健康意识，明确各部门工作职能，是实现职业人群全方位健康管理的重要决策性政策

179

续表

发布时间	名称	内容	目标人群或企业	负责机构	合作机构	对于职业健康管理的意义
2019年7月18日	《尘肺病防治攻坚行动方案》	尘肺病检测、诊断救治、监管、防治措施	职业性尘肺病重点行业、尘肺病患者	国家卫健委职业健康司	国家发改委、民政部、应急部、医保局、全国总工会等各相关部门	有效提高尘肺病这一国内最严重职业病的防治效果
2019年11月6日	《关于推进健康企业建设的通知》	健康管理制度建设、健康环境、健康管理与服务、健康管理文化	全行业用人单位	全国爱国卫生运动委员会	国家卫生健康委、工业和信息化部、生态环境部、全国总工会、共青团中央、全国妇联	从工作场所健康建设的角度出发、重视职业人群健康工作环境的建设。通过评选、提高用人单位对于员工健康管理的重视和建设积极性
2020年3月6日	《职业健康安全管理体系要求及使用指南》	规定职业健康安全管理体系建设：风险组织领导、目标措施、应对措施、目标策划、各类支持等	全行业工作场所	国家市场监督管理总局、国家标准化管理委员会		以工作场所的安全生产和工作相关伤害管理为主
2020年4月9日	《国家卫生健康委关于加强职业病防治技术支撑体系建设的指导意见》	监测、防护措施、诊断救治、机构建设	全行业用人单位、防治相关技术人员	国家卫健委	各级卫生健康行政部门、疾病预防控制机构、职业病防治院	强调技术支撑机构和人才队伍建设

3. 职业卫生向职业健康管理转型时期（2017 年至今）

自 2017 年提出健康中国战略以及后续健康中国行动中关于职业人群保护的专项行动后，国内关于职业人群健康的关注重点和理念开始逐渐转变，2018 年《职业病防治法》第四次修订，文件中将许多职业卫生字眼改为职业健康，说明当代社会职业人群的健康需求不再仅仅与传统职业病防治相关，而是需要进一步完善包括企业员工的社会心理环境，加强单位健康教育与健康促进等内容。"健康中国行动"之一为职业健康保护行动，该行动提出了员工个人、用人单位、政府 3 个层面的规划要求，多层次体系共同满足劳动者全方位的健康需求，更加强调了从全生命周期视角的职业人群与成年人口的重叠。之后，全国爱卫会推出了《关于开展健康城市健康村镇建设的指导意见》，更加强调了企业作为重要场所来进行人群的健康管理，其中提出推进健康企业建设行动，明确了健康企业的建设要求。与此同时，以职业病防治为核心的职业人群健康管理也再次得以强调，例如《职业健康促进技术导则》总结了如何实现职业人群健康促进的技术规范。总体来看，政策未来整体导向会向职业人群综合性的健康管理方向发展，同时也对未来职业人群健康管理提出了更高的要求。

从健康中国战略提出到现在，全方位、全周期维护和保障人民健康的"大健康"理念已在国内被广泛提倡与实施，但从政策层面来看，国内该类型政策仍存在大量空缺。以职业人群为例，多数政策是在职业病防治的基础上添加相关健康促进和环境建设的内容。国内同时出台了一系列健康促进政策，政策内容更多关注成年期的健康管理，虽然职业人群与普通成年人几乎重叠，但工作场所职业人群健康管理尚未明确提出。因此在未来政策及相关干预管理项目制定开展过程中，需要将更多预防为主，"大健康""健康融入所有政策""健康权"等理念得到更多的体现，通过预防、治疗、康复、健康管理与健康促进紧密衔接的方式，结合成年人健康管理和职业人群健康促进两种相近的体系和人群，提供更为精细化、多层次、全方位的健康服务。

（二）国内职业人群健康管理组织体系

卫健委是我国职业人群健康管理的重要技术支持部门，通常需要与其他部门共同合作来进行职业人群健康管理。2018 年新组建的国家卫生健康委员会专设有职业健康司，其主要职责为拟订职业卫生、放射卫生相关政策、标准并组织实施。开展重点职业病监测、专项调查、职业健康风险评估和职业人群健康管理工作。协调开展职业病防治工作。具体设有综合处、预防处、技术服务管理处、职业病管理处。由卫健委牵头组织的行动包括尘肺病防治攻坚行动、制定职业病防治技术支撑体系建设指导意见等，结合其他部门做出职业健康相关顶层设计。中国疾病预防控制中心作为国家卫健委主管的具体实施疾病预防控制和公共卫生技术管理和服务的公益事业单位，其设有职业卫生与中毒控制所，主要负责开展职业健康与中毒控制工作，承担用人单位职业病危害项目申报，职业病危害因素、职业病和急性中毒的监测、报告和风险评估工作，研究制定干预策略和措施建议，开展工作场所健康教育和健康促进工作，同时为全国各行业单位提供技术指导。

中华人民共和国应急管理部是安全生产的主管部门，负责安全生产综合监督管理和工矿商贸行业安全生产监督管理等工作，国务院安全生产委员会设立于该部门下，同时下设有与职业人群健康相关的两个机关司局，一个是安全生产执法和工贸安全监督管理局，承担冶金、有色、建材、机械、轻工、纺织、烟草、商贸等工贸行业安全生产基础和执法工作，包括拟订相关行业安全生产规程、标准，指导和监督相关行业生产经营单位安全生产标准化、安全预防控制体系建设等工作，依法监督检查其贯彻落实安全生产法律法规和标准情况；负责安全生产执法综合性工作，指导执法计划编制、执法队伍建设和执法规范化建设工作。另一个是安全生产综合协调司，依法依规指导协调和监督有专门安全生产主管部门的行业和领域安全生产监督管理工作，组织协调全国性安全生产检查以及专项督查、专项整治等工作，组织实施安全生产巡查、考核工作。

中华全国总工会是中国共产党领导的职工自愿结合的工人阶级群众组织，全国总工会是各地方总工会和各产业工会全国组织的领导机关。其主要职责包括：贯彻执行中国工会全国代表大会和执委会议确定的方针和任务；对有关职工合法权益的重大问题进行调查研究；参与涉及职工切身利益的政策、措施、制度和法律、法规草案的拟定；参与职工重大伤亡事故的调查处理；研究制定工会干部的管理制度和培训规划，负责市以上工会和大型企事业单位工会领导干部的培训工作；研究制定工会兴办职工劳动福利事业的有关制度和规定；负责对工会兴办职工劳动福利事业的指导、协调工作等。有下设机构28个，其中包括7个专门委员会。开展了"职业健康达人"活动，"职业健康传播"作品评选活动等。

其他相关协助部门包括人力资源和社会保障部，下设有工伤保险司、劳动关系司等，在职工健康领域负责职工工资福利、各类保险的管理统筹工作，同时协助卫健委开展类似于尘肺病重点行业工伤保险有关工作；此外不同行业类型的监管部门由国务院不同部门负责。

（三）国内职业人群健康管理研究和实践

1. 基于工作场所健康促进相关干预项目

工作场所健康促进项目是由中国疾病预防控制中心职业卫生与中毒控制研究所资助，是迄今为止中国最全面、持续时间最长的工作场所健康促进项目。自2007年项目启动以来，通过借鉴国际工作场所健康促进理论，已在不同地区、行业和企业进行工作场所健康促进试点，探索和总结适合中国的工作场所健康促进模式和方法，并在全国推广，最终为政策制定提供依据。截至2013年4月，已在北京、天津、河北、辽宁、江苏、山东、河南、广东和海南等9个省（市）的23家企业开展了工作场所健康促进试点工作。

2010—2012年对广东省试点中某蓄电池企业开展工作场所健康促进干预，是国内首次专门成立工作场所健康促进委员会和健康促进小组并提供专项资金支持的项目[①]。2012年，江苏省疾病预防控制中心对某大型电子企业440名员工进行基于工作场所健康促进的综合性干预策略项目，最终在合理饮食、健康状况、体育锻炼、控制体重方面均取得一定程度改善[②]。中国铁路武汉局集团有限公司自2015年开展工作场所健康促进行动，该项目依据员工的健康体检状况，从管理体制和制度体系建设两个层面逐步落实，至2018年，员工在健康认知水平、工作安全以及慢性病管理方面均得到显著提高[③]。2012年，贾英男等学者选取上海市10家规模相近的政府机关全部员工作为研究对象，实施工作场所健康促进综合性干预活动。共计719人参与全程干预，结果被动吸烟率、身体活动不足率、工作自主性和工作社会支持情况有显著改善[④]。2017年，北京市顺义区疾控中心对某制造企业800名员工制定实施时长两年的干预项目，内容包括生产车间改造、风险监测、健康文化营造以及针对员工生活行为干预和作业行为干预等，结果显示员工职业病危害因素途径获知率、企业个人防护用品配发率、

---

① 许丹、陈青松、郑创亮等：《某蓄电池企业实施健康促进干预前后效果评价》，《中国职业医学》2014年第3期。

② 张巧耘、王建锋、张恒东等：《某大型电子企业健康促进综合干预策略及效果评估》，《中国工业医学杂志》2012年第3期。

③ 杨劼、田少华、邹建国等：《铁路企业工作场所健康促进模式的实践与探索》，《铁路节能环保与安全卫生》2019年第1期。

④ 贾英男、高俊岭、戴俊明等：《十家政府机关工作场所健康促进综合性干预效果研究》，《中华劳动卫生职业病杂志》2018年第4期。

对现有劳动条件满意率以及个人健康相关知识知晓率均有显著性提高[①]。综上，基于工作场所健康促进实施的干预项目在国内相对开展较多，既往研究也对该理论框架下的干预措施有效性进了回顾分析[②]，但也存在以下几点问题：（1）大部分研究没有设置对照组。（2）指标体系不固定。需要未来项目实施过程中进一步完善。

2. 健康企业建设项目

2016 年全国爱卫会印发《关于开展健康城市健康村镇建设的指导意见》的通知中提出开展健康"细胞"工程建设，以健康社区、健康单位和健康家庭为重点，2019 年由全国爱卫会等部门联合发布了《关于推进健康企业建设的通知》《健康企业建设规范（试行）》，提出健康企业是健康"细胞"工程的重要组成之一，现向全国各级各类企业开展健康企业建设和评选活动。内容包括建立健全管理制度、建设健康环境、提供健康管理与服务、营造健康文化 4 个方面。

事实上，早在全国爱卫会关于健康单位、健康企业建设相关政策发布前，很多省市已经开始了健康促进企业建设试点。江苏省爱卫会于 2009 年发布《"江苏省健康促进示范企业"督导评估办法和标准》（苏爱卫〔2009〕6 号），开始了健康促进示范企业评选活动，引导企业从组织管理与保障措施、健康管理、作业场所、卫生和人文环境等方面进行健康促进企业建设，并对评价达标的企业授予"江苏省健康促进示范企业"称号，颁发铜牌和证书。该项目实施以来在企业界引起巨大反响，激励了更多的企业开展健康促进。截至 2013 年，"江苏省健康促进示范企业"已达到 108 家，覆盖 108 个市，从业人员 16.6 万

---

① 张建国、杨金峰、张伟涛：《某汽车制造企业员工健康促进干预效果评价》，《中华劳动卫生职业病杂志》2018 年第 12 期。

② LI shuang, LI Tao, LI chao Lin, and WANG chao. Intervention Strategies for the National Project of Workplace Health Promotion in China[J].Biomed Environ Sci, 2015, 28（5）：400.

人①。广东省卫健委于2015年下发《关于开展广东省健康促进示范单位创建活动的通知》（粤卫办函〔2015〕44号），制定了行动方案和健康促进单位（包括医院、学校、企业）评分表，从组织管理、健康环境、健康活动、健康结局4个方面进行考核评估。

在健康中国行动实施后，特别是全国爱卫会健康企业建设相关政策和规范出台后，各地积极响应，江苏、广东等省更新了健康企业标准，北京市卫健委于2021年发布关于印发《北京市健康企业建设试点工作方案》的通知，提出到2022年，全市选择30家大型、中型、微型企业建成试点健康企业的目标，其《健康企业建设评估表》从遵守法律法规、职业健康工作绩效、管理组织与制度、职业病防治措施、健康环境、健康促进措施、职业紧张损害预防措施、肌肉骨骼损伤预防措施等方面提出要求，兼顾传统职业病和新型职业健康问题。人民网联合北京大学公共卫生学院、友邦保险公司于2020年组织开展了"2020全国健康企业优秀案例"推荐展示活动，该项目侧重于企业健康管理和健康保障，共计198家企业参加了该项目，并于2021年5月在京举办了职场健康管理与健康保障论坛。该健康企业建设项目首先对用人单位的健康创建提出了明确的规范要求，包括制度、设备环境和服务利用建设等，引导未来单位提供整体健康水平的发展方向；其次通过评选激励的形式提高用人单位的积极性，进而有效落实了维护员工健康的主体责任；最后企业中的典型案例可以进行广泛宣传推广，为其他工作场所借鉴，形成全社会良好企业健康建设氛围。

3. "万步有约"中国职业人群健走激励干预项目

职业人群"万步有约"百日健走活动是由中国疾病预防控制中心慢性病中心主办的健走激励大赛，该项目从2016年正式开展，至2021年已举办至第六

---

① 张巧耘、许忠杰、郭海建等：《江苏省108家健康促进示范企业的评估与分析》，《中华劳动卫生职业病杂志》2015年第2期。

届。这是一项引入"互联网＋健康"新模式的健康促进活动，不受性别、年龄和体力等客观条件限制，是一种安全、经济的有氧健身运动，既可以减少人力依赖，又可以利用大数据挖掘技术进行多渠道的数据分析，为完善职业人群慢性病管理体系提供更多理论依据。具体模式是参赛者根据实际情况，10～20人组成一个健走团队，在规定100天时间里，佩戴大赛专用计步器，每天完成健走至少10000步。另外还包括自愿参与性活动，包括大赛启动仪式、健康讲座、实地健走、健康知识积累活动、征文大赛等[1]。第六届"万步有约"健走激励大赛在山西省侯马市启动，该赛事有约30万人参与为期100天的线上健走竞赛。至今大赛累计覆盖到1216个县区、超过150万人参赛，营造了全民健走、全民健康的积极氛围。

对于"万步有约"项目的效果评价，2016年对参与项目人群中12368人进行分析，经过为期100天的健走激励机制，干预对象人均万步率达到93.89%，集中健走率达到92.01%[2]。2017年对北京市东城区340名干预对象进行干预前后体检结果对比，健走激励大赛后，职工的身体质量指数、腰臀比、内脏脂肪系数、血压等均有不同程度下降，且所有健走运动、睡眠、健康指标在大赛前后的差异均有统计学意义[3]。2019年丽水市对378名参与项目人员干预后健康指标对比发现职工体质指数、收缩压、舒张压、体脂率、内脏指数和选择反应时指标均较健走干预下降；握力、肺活量、坐位体前屈、闭眼单脚站立、纵跳、台阶指数、俯卧撑和仰卧起坐指标均较健走干预前上升，不同性别及年龄职工

---

① 刘宏杰、邢丽丽、苏颖等：《2017年健走激励大赛对职业人群健康的影响》，《首都公共卫生》2019年第3期。

② Jiang W，Zhao Y F，Yang X Z，et al. Effects and the associated factors of the 2016 China Motivational Healthy Walking Program among occupational population［J］. Zhonghua yu fang yi xue za zhi Chinese journal of preventive medicine，2018，52（5）：517-23.

③ 刘宏杰、邢丽丽、苏颖等：《2017年健走激励大赛对职业人群健康的影响》，《首都公共卫生》2019年第3期。

间没有显著性差异 [1]。

4. 员工援助计划（EAP）的引入和探索

员工援助计划是来源于美国的一种企业为员工设置的一整套、系统长期的福利与支持项目，通过专业人员为员工提供诊断、评估、培训、指导和咨询，帮助员工及其家人解决各种心理和行为问题，目的在于提高员工在企业中的身心健康和工作绩效，并改善企业的组织气氛与管理效能，包括健康需求评估，完善公司环境，开展心理辅导等措施 [2]。其主要内容包括工作环境和人际关系的改善、员工心理压力的应对措施、职业心理健康问题咨询和职业生涯的规划，员工援助计划通常将干预落脚到个体层面，重点放在解决员工个人压力、情绪、人际关系和心理困扰等方面，并依次建立有效的员工心理管理机制和对企业的认同感，最终实现组织氛围的优化和生产效率的提高。

国内学者对于员工援助计划的研究仍处于起步阶段，近年来在各个行业领域关于员工援助计划理论的研究主要依靠于既往文献的梳理，包括概念界定、框架构建以及在我国的应用前景等，具体实践层面研究比较匮乏。最早在 2003 年学者张西超便提出员工援助计划理论可以应用于中国企业，通过帮助员工预防和解决心理健康问题，进而达到提高企业绩效的效果 [3]。2013 年学者王宁提出针对图书馆员工的援助计划，通过教育发展、咨询辅导、员工福利和家庭协助 4 个方面有效缓解员工职业倦怠、职业压力的现象 [4]。赵丽颖等学者提出高校员工援助计划，内容涉及精神压力和个人发展的干预，从而提高工作效率的一项

---

[1] 王丁丁、杨延平、姜奇亚等：《职业人群"万步有约"百日健走活动效果评价》，《预防医学》2020 年第 8 期。

[2] Arthur, Andrew R. Employee assistance programmes: The emperor's new clothes of stress management? [J]. British Journal of Guidance & Counselling, 2000, 28 (4): 549–559.

[3] 张西超：《员工帮助计划（EAP）：提高企业绩效的有效途径》，《经济界》2003 年第 3 期。

[4] 王宁、刘贵勤：《图书馆员工援助计划评估体系的构建及实施》，《图书馆建设》2013 年第 11 期。

管理体系[①]。李楠等学者对员工援助计划在医院管理中的模式探索进行了总结，包括需求分析、实施原则和步骤等[②]。关于国内的具体实践案例，2020 年王成艳等学者对上海某医院医护人员实施员工援助计划，干预后使员工工作压力和紧张感显著下降[③]，2014 年对大庆油田电缆公司进行了全面健康需求评估以及员工援助计划的整体设计，但并没有设计干预研究以及后续效果评价[④]。2015 年另一项研究将美国戒烟计划与国内员工援助计划进行结合对 147 名吸烟者的吸烟习惯、心理依赖、尼古丁成瘾和复发进行干预，并为受调查者制订现实有效的戒烟计划。通过 90 天的随访发现，完成戒烟计划的人群更有可能戒断吸烟，尼古丁依赖水平也有显著下降，进而证明员工援助计划项目实施为中国吸烟职业人群戒烟行为提供了一种切实可行的办法[⑤]。总体而言员工援助计划在国内已具备较为完整的理论框架和有效性验证，但也暴露了国内具体实施案例不足或没有后续效果评价的问题，出现原因可能是因为国内暂时未有太多相关政策支持和资金资助。

（四）国内职业人群健康管理存在的困难和挑战

1. 传统职业病防治的政策体系相对完善，广义职业人群健康管理的政策体系仍有待加强

传统职业病是职业人群健康管理的重点领域，当前国内所有职业健康相关

---

① 赵丽颖：《员工援助计划（EAP）在高校教师压力管理中的应用研究》，沈阳师范大学，2013。

② 李楠、黄炜、盛永娇等：《员工援助计划在医院管理中的探索研究》，《中国医药导报》2018年第 28 期。

③ 王成艳、张君安、杜忠华、徐花娟：《员工援助计划（EAP）对医护人员压力管理的干预效果》，《中国健康心理学杂志》2020 年第 10 期。

④ 马大伟：《大庆油田电缆公司 EAP 实施方案设计》，东北石油大学，2014。

⑤ Li P，Larrison C，Lennox R，et al. Effectiveness of an employment-based smoking cessation assistance program in China［J］. Family Medicine & Community Health，2015，3（1）：53-62.

政策均包含传统职业病防治措施等内容，也形成了相对完善的政策体系。而职业人群面临的其他健康以及公共卫生问题一直处于探索阶段。虽然近些年在政策制定中也开始纳入并积极落实，但总体来看在政策层面对更广泛的职业人群健康问题的关注仍有待加强，这些问题包括职业相关疾病、心理健康问题等。同时职业人群健康的传统服务模式也仍有提升空间，包括优化单位工作环境，开展健康教育与健康促进等。

2. 职业人群健康管理已有多部门配合机制，但动力和压力机制仍有待探索和完善

职业人群的健康需要政府部门、用人单位、卫生医疗机构等多部门配合完成。但鉴于用人单位的首要职责是经济生产或社会生活，对其有行政管理权责的上级主管部门又极其多元化，且健康问题虽然重要但很难进入优先考虑议程，因此已有的多部门配合机制仍有待进一步完善。例如卫生部门非用人单位行政主管很难直接进入工作场所进行职业人群健康管理，需要形成规划后依靠各部门之间特别是单位直管部门配合执行。在回顾国内组织体系时我们发现各个部门都有着自己权限范围内制定的规定、分工职责与机构设置，各项制度和部门自身体系构建十分完备。但从宏观层面上来看却十分繁杂，很难形成统一的标准体系，容易导致各部门之间存在交叉不清、职责重叠的现象。

在我国如何调动用人单位的自身动力仍是难题。用人单位缺乏健康问题意识，对职工健康管理能力有限，对职业人群健康管理缺乏动力。国际经验也提示我们，职业人群健康管理有利于用人单位的生产效果或工作效率的提升，医保支付等杠杆作用可以有效调动用人单位进行职工健康管理的积极性。对于我国各用人单位，如何调动其主动寻求医疗卫生机构的技术支持，配合职业人群健康管理也是非常值得探讨和思考的。

3. 职业人群健康管理体系所覆盖的人群和健康问题尚比较局限

我国关注职业高风险人群健康状况由来已久，因此常见职业有害因素暴露的单位及职业人群已经较好地纳入政策管理范畴。与此同时，其他非高危有害因素暴露行业的单位及职业人群还较少能够纳入持续、有效的健康管理范畴。尽管无论是关注劳动年龄人口的"职业人群健康管理"还是以工作场所作为健康促进方式的"工作场所健康促进"都在逐步纳入政策规范中，但当前国内职业人群的健康促进项目的开展几乎都处于试点和探索阶段，并未做统一要求，即某地区选取几家企业，再从企业中选取部分人群进行干预。鉴于这些试点始终未在某个行业或者某个地区大规模展开，大部分工作场所和职业人群依然未参与进来。

4. 职业人群健康管理的资金来源、人力资源、监督考核等保障仍有待加强

现有政策执行的配套保障措施仍相对不足。部分政策和项目的资金来源并不明确，资金仍存在可持续问题。目前职业健康保护行动对员工、用人单位、政府3个层面提出要求，因此未来职业健康需要更多维度进行配套保障的落实。

当前国内医疗卫生服务机构尤其是基层机构在职业健康管理领域的能力没有相应保障措施，包括科研平台、实验室建设和重大项目实施的团队建设等。另外职业健康管理医疗服务人员的人才队伍建设缺乏资质认定制度，无法创造公共卫生领域和临床领域相结合的复合型健康管理团队。

现有国内职业健康管理基本由安全监督、卫生及社会保障部门各自负责。在项目执行过程中缺乏监督考核机制，对考核的主责部门、考核内容和范围、考核结果应用反馈等尚不明确，此外也与基层单位和企业不重视相关。

5. 职业人群健康管理的技术支持虽有初步探索，但仍有待于大力发展

国内缺乏职业人群健康管理有效的模式和工具。当前国内职业健康领域对于全面健康管理的需求是非常必要的，但国内不管是政策制度还是项目实施，

都缺乏有效的模式准则或工具包，也缺乏理论指导下的健康管理。国内职业人群健康管理体系没有实现全方位全周期健康管理，没有形成系统化的管理模式，例如心理健康、风险管理等。

职业人群健康管理数据库及信息利用也有待加强。目前国内仅重点职业病监测数据和上报体系较为完善，其他例如体检数据、职业健康检查数据、慢性病患病数据等管理和利用还存在不足。此外还存在员工档案等数据利用分析不足，不同平台之间数据不能共享互通，不同部门间数据无法有效利用等问题。

6. 职业人群中健康责任和健康意识等良好氛围的塑造依然任重道远

不同类型职业的人群差异化较大，对个人健康责任和健康意识也参差不齐，重视健康、重视职业风险、在工作中保护健康等社会氛围尚未形成。尤其在一些劳动密集型和高风险职业劳动者中农民工的比例较高，自我维权及自我保护意识较差；中小私营企业内部设立的职业管理机构相对较少；有些企业对职工不进行上岗前的培训、健康体检，不建立健康监护档案，不办理工伤社会保险，多种原因导致企业存在健康管理问题。另外，国内员工缺乏基本的健康素养和维权意识，习惯服从或者不敢于维护自身健康权益。这些都阻碍着我国职业人群健康管理的执行和产生效果。

七、展望与建议

（一）从广义职业人群健康管理视角，进一步完善职业人群健康管理政策体系

在现有传统职业病防治政策体系基础上，加强对更广泛的职业人群相关健康问题关注。包括：进一步厘清和明确职业人群健康管理的主责和协同部门，着重考虑开发探索各部门动力和压力机制，拓展已有项目覆盖内容和人群。针

对职业人群的健康需求调整政策关注重点以及各级机构的服务内容，制定和明确各项政策督导与评估方案，包括重大项目建设、资金物资的监管、规划实施进展、中期或末期效果评价等。转变医疗卫生服务机构对职业健康管理的服务模式，预防为主、防治结合、全方位多层次管理。明确相关部门职责，构建统一领导、权责匹配、运行高效的领导指挥体系，提高整体职业人群健康管理规范化和专业化水平。

（二）从动力和压力的视角，进一步加强和完善多部门配合机制

职业人群健康管理是一个复杂的长期过程，该过程需要有效落实所属地、部门、单位、个人的四方责任，其中政策引导是重中之重。重视建立动力和压力机制，调动各部门的积极性，完成职业人群健康管理。

对于用人单位的健康管理可以建立激励机制，公布行业示范名单和典型事例，由点及面，供其他企业学习，发挥社会效应，并探索适合本企业的健康促进计划。转变健康管理观念，增强社会责任意识。包括制定有利于职业人群健康的企业政策，营造健康工作环境、设施和文化氛围。确保政府在推动企业建设过程中的引领和主导作用，引导企业在经济发展和员工健康层面的综合考量。推进健康企业建设行动是国内一个很好的实践案例类政策，通过推选的方式，使企业或单位自身了解员工健康管理的意义和具体措施，可以有效提高单位对于员工健康管理的意识，进而切实保护劳动者健康权益，将顶层设计落脚到个人。健康企业建设活动可以起到模范带头的作用，促进社会效应的良性循环。

（三）从政策执行的视角，加强资金来源、人力资源、监督考核等保障措施

针对执行过程中的资金、人力、监督考核等问题需要进一步明确，这些是

政策能够更好执行的重要保障。借鉴国际经验，可以考虑扩大资金来源渠道，完善政策中对于职业人群健康管理资金资源的管理机制、来源确认和引导、资金物资和基金的审计监督机制。引导企业自身对员工健康管理的资金支持，并加强对资金的管理和控制。同时，需要加强职业人群健康管理人才队伍建设，特别是公共卫生领域的人才支撑，加强疾病预防控制机构编制保障，优化人才结构，健全公共卫生医师规范化培训制度和资质审查制度。明确监督考核的部门，对监督考核制定规划，并落实考核结果的反馈和应用。在早期，考核结果应用可以采取鼓励措施，对成绩突出的用人单位予以资金或名誉上的表彰，引导更广泛的用人单位的参与和借鉴。

（四）从技术支持的视角，开发针对职业人群的健康管理工具包和信息利用技术

职业人群健康管理在国际已有较多的技术支持可以借鉴。针对特定行业以及特殊职业人群，建立专门的管理方案，定期了解员工健康需求，建立监测体制。建立评价标准，企业基于执行健康促进计划中出现的问题和员工的实际健康需求，改进健康促进方案，合理利用资源，促进本职业场所员工健康。结合国际案例经验，探寻符合中国国情的职业人群健康管理体系。

在健康中国战略背景下，对大数据等新技术的应用提出更多要求。第一，各级政府应继续完善职业病监测体系，至少在市区级职业病监测机构设置数据管理库，将职业病监测数据和职业人群的资料信息整合；第二，以职业人群健康信息档案为基础建立包括体检数据、职业健康检查数据、慢性病患病情况等数据在内的全面职业人群健康信息化平台；第三，做好不同平台的数据共享工作，推动街道社区、部门与企业以及医疗卫生机构之间相关数据协同应用。

（五）塑造良好社会氛围，强调职业人群的个人健康责任和健康意识

鉴于职业人群健康管理最终需要个人的关注和行动，因此需要不断提高员工自身健康意识、职业健康知识与技能、自我效能、自我决定、拓宽社会支持网络以及对环境及决策产生影响的能力等。强调个人是健康的第一责任人，强调职业人群的健康意识和安全生产等行为，减少因个人意识薄弱而造成的健康问题产生。

专题四

慢性病基层医防协同管理研究[1]

一、研究背景和意义

过去 20~30 年间，中国人口的健康状况有了显著的改善，中国人口的预期寿命和健康预期寿命也显著提高[2]。但随着人口老龄化程度加深，生活方式转变、医学技术快速发展等因素，一些高发慢性病患病率整体呈现上升趋势。1990—2017 年，心血管疾病（2.33%）、糖尿病（2.24%）患病年增长率均超过 2%[3]。2006—2017 年，我国心血管疾病患病率超过全球水平，且增长速度高于全球；2002—2017 年糖尿病患病率超过全球水平。《中国居民营养与慢性病

---

① 本专题作者为中国发展研究基金会程昭雯、马璐岩、王志成。

② GBD 2013 DALYs and HALE Collaborators. Global, regional, and national disability-adjusted life years (DALYs) for 306 diseases and injuries and healthy life expectancy (HALE) for 188 countries, 1990-2013: quantifying the epidemiological transition. Lancet 386, 2015.

③ 曹新西、徐晨婕、侯亚冰等：《1990—2025 年我国高发慢性病的流行趋势及预测》，《中国慢性病预防与控制》2020 年第 1 期。

状况报告（2020 年）》显示，我国 18 岁及以上居民高血压患病率为 27.5%，糖尿病患病率为 11.9%[①]，与 2015 年相比有所上升。我国超过 1.8 亿老年人患有慢性病，患有一种及以上慢性病的比例高达 75%。60 岁及以上居民高血压、糖尿病、高胆固醇血症患病率分别为 58.3%、19.4% 和 10.5%[②]。而在 80 岁及以上高龄人群中，高血压的患病率接近 90%[③]。

高血压、糖尿病相关疾病负担持续加重。从费用来看，2014—2018 年，我国高血压治疗费用（2018 年为 1176.8 亿元）、糖尿病治疗费用（2018 年为 1153.74 亿元）的年均增速分别为 5.4% 和 7.0%[④]。2018 年我国高血压治疗费用占全部疾病治疗费用的 3.3%，占 GDP 的 0.13%。（见表 4-1）

表 4-1　2014—2018 年糖尿病、高血压治疗费用规模及变化情况

项目	单位	2014 年	2016 年	2018 年
糖尿病治疗费用	亿元	803.30	1052.69	1153.74
占疾病治疗费用的比重	%	3.62	3.40	3.27
占 GDP 比重	%	0.11	0.13	0.13
高血压治疗费用	亿元	872.2	938.0	1176.8
占疾病治疗费用的比重	%	3.9	3.5	3.3
占 GDP 比重	%	0.12	0.12	0.13

资料来源：国家卫生健康委卫生发展研究中心

[①]　国家卫生健康委疾病预防控制局：《中国居民营养与慢性病状况报告（2020 年）》，人民卫生出版社，2022。

[②]　王丽敏等：《中国老年人群慢性病患病状况和疾病负担研究》，《中华流行病学杂志》2019 年第 3 期。

[③]　中国老年医学学会高血压分会等：《中国老年高血压管理指南 2019》，《中国心血管杂志》2019 年第 1 期。

[④]　张毓辉、柴培培：《我国慢性病医疗费用研究——以糖尿病和高血压为例》，国家卫生健康委卫生发展研究中心，2021。

同时，我国糖尿病患者中有 53.3% 的患者至少伴有一种并发症，有并发症的 2 型糖尿病患者的年直接医疗费用是无并发症患者的 3.71 倍。基于现有糖尿病流行趋势和服务利用水平，2030 年糖尿病治疗费用预计达到 4361 亿元人民币，这严重冲击卫生筹资和医保资金的可持续发展[1]。

从疾病死亡占比来看，2019 年我国高血压相关疾病死亡占比约为 24.41%，高于同年全球平均占比（19.19%）。2000—2019 年，我国高血压相关疾病死亡率的年均增长率为 2.42%。2019 年我国糖尿病死亡占比约为 1.62%，2000—2019 年糖尿病死亡率年均增长 2.45%，高于同期全球平均增速（1.62%）。从伤残损失健康生命年来看，2019 年我国高血压相关疾病的伤残损失健康生命年占总伤残损失健康生命年的比例约为 4.17%，高于同年全球比例（2.47%）。2000—2019 年，我国该比例的年均变化率为 3.5%。2019 年我国糖尿病的伤残损失健康生命年占总伤残损失健康生命年的比例约为 4.14%，略低于同年全球比例（4.25%）。但是 2000—2019 年，我国糖尿病该比例的年均变化率为 3.08%，高于全球增速（2.81%）。

从世界主要发达国家的经验来看，慢性病的管理和预防主要在基层医疗机构实施。《关于推进分级诊疗制度建设的指导意见》提出要以强基层为重点完善分级诊疗服务体系。基层医疗机构、专科机构、康复机构和综合医院协调配合的管理机制，能够提供连续整合的健康服务，有效控制医疗费用支出，也可以通过积极的疾病预防和管理，降低慢性病的过早死亡率。

近年，我国已经出台了多项相关指导意见、规划和技术规范，用于推进慢性病的综合防治。2015 年，国务院办公厅印发《关于推进分级诊疗制度建设的指导意见》，提出要以常见病、多发病、慢性病分级诊疗为突破口，逐步建立

---

① 张毓辉、柴培培：《我国慢性病医疗费用研究 —— 以糖尿病和高血压为例》，国家卫生健康委卫生发展研究中心，2021。

符合我国国情的分级诊疗制度；并确定了以高血压、糖尿病、肿瘤、心脑血管疾病等为突破口开展试点。2015 年，国家卫生计生委和国家中医药管理局共同组织制定发布了《高血压、糖尿病分级诊疗服务技术方案》。2016 年，国务院医改办、国家卫生计生委等多部门联合制定《关于推进家庭医生签约服务的指导意见》。2017 年，国务院办公厅印发《中国防治慢性病中长期规划（2017—2025 年）》，进一步要求到 2025 年"两病"患者规范管理率达到 70%，加快建立"两病"筛查干预和健康管理项目，持续推进分级诊疗、医防融合在"两病"防治管理中的作用。2018 年，国务院办公厅制定《关于改革完善全科医生培养与使用激励机制的意见》。2019 年，心脑血管疾病防治行动、糖尿病防治行动被列入《健康中国行动（2019—2030 年）》方案。国家卫生健康委员会疾病预防控制局等发布《中国高血压健康管理规范（2019）》。2020 年，国家基层糖尿病防治管理办公室等发布《中国糖尿病健康管理规范（2020）》，国家心血管病中心发布《国家基层高血压防治管理指南（2020 版）》。

国家对基层医疗卫生机构的投入也从 2008 年的 190 亿元增加到 2018 年的 1970 亿元[1]。在用药保障方面，2019 年国家医保局等四部门联合印发《关于完善城乡居民高血压糖尿病门诊用药保障机制的指导意见》，要求以二级及以下定点基层医疗机构为依托，对高血压、糖尿病参保患者门诊发生的降血压、降血糖药品费用由统筹基金支付，政策范围内支付比例要达到 50% 以上。2020 年 2 月，国家医保局办公室发布《关于优化医疗保障经办服务推动新型冠状病毒感染的肺炎疫情防控工作的通知》明确提出实施"长处方"报销政策，将"两病"等慢性病患者处方用药量放宽至 3 个月，保障参保患者长期用药需求。在药品采购政策方面，为统筹解决药品招采领域存在的采购层级过低，量价不挂

---

① Li X, Krumholz HM, Yip W, et al. Quality of primary health care in China: challenges and recommendations [J]. Lancet, 2020, 395: 1802–1812.

钩以及体制机制的症结问题，2019 年 1 月，国务院办公厅发布《国家组织药品集中采购和使用试点方案》，从通过质量和疗效一致性评价的仿制药对应的通用名药品中遴选出 25 个试点品种，在 11 个试点城市开展"4+7"城市药品带量采购试点工作。这 25 个试点品种大多数为心脑血管、肿瘤免疫、精神类等慢性病用药，其中包括厄贝沙坦片、苯磺酸氨氯地平片、福辛普利钠片等 7 个抗高血压品种。试点全面落地实施以来，患者用药费用负担显著降低，以"两病"患者为代表的慢性病患者获得感尤为强烈。对于长期甚至终身需要服药的"两病"患者来说，此次改革在保障用药质量水平的基础上极大地减轻了患者用药负担，收获了非常好的改革成效。为进一步扩大改革效应，2019 年 9 月，国家医保局等九部门印发了《关于国家组织药品集中采购和使用试点扩大区域范围的实施意见》，在全国范围内推广上述 25 个试点品种集中带量采购模式，慢性病用药"提质降费"效应惠及全国慢性病患者。为保持集中采购和使用改革工作力度，持续扩大改革成效，继续探索建立规范化、常态化的药品集中采购和使用制度，2020 年 1 月国家医保局等五部门印发了《关于开展第二批国家组织药品集中采购和使用工作的通知》，在全国范围内开展第二批药品集中采购工作，涉及抗肿瘤药、抗感染药、心血管系统药等 31 个品种，其中包括阿卡波糖片、安立生坦片、奥美沙坦酯片、格列美脲片在内的 2 个降血糖品种、5 个抗高血压品种。2020 年 7 月，联合采购办公室发布《全国药品集中采购文件（GY-YD 2020-1）》，第三批集中采购品种新增抗高血压品种 2 个，新增降血糖品种 2 个。三批带量采购共覆盖抗高血压药 14 个品种，降血糖药 4 个品种，很大程度上减轻了"两病"患者用药负担 [1]（见表 4-2）。

---

① 陈珉惺课题组：《慢病管理中药品采购和使用》，上海市卫生和健康发展研究中心，2021。

表 4-2 三批带量采购"两病"用药品种

带量采购批次	品种数	抗高血压品种	降血糖品种
第一批及扩围	25	厄贝沙坦片、苯磺酸氨氯地平片、福辛普利钠片、厄贝沙坦氢氯噻嗪片、赖诺普利片、氯沙坦钾片、马来酸依那普利片	
第二批	31	安立生坦片、奥美沙坦酯片、富马酸比索洛尔片、坎地沙坦酯片、吲达帕胺片	阿卡波糖片、格列美脲片
第三批	55	卡托普利片、缬沙坦胶囊 / 片	盐酸二甲双胍缓释片、维格列汀片

资料来源：上海市卫生和健康发展研究中心

国家许多高血压、糖尿病分级诊疗试点地区都总结了很好的规范管理的经验。基层医疗卫生服务功能和能力已经实现了实质性的改善，各项政策的落实显著提高了服务的可及、可支付性。在取得成绩的同时，我们也认识到高血压、糖尿病的治疗和控制效果仍有待提高。2015 年，我国成人高血压治疗率、控制率分别为 45.8%、16.8%，与发达国家的差距仍较大[1][2]。2017 年，我国成人糖尿病治疗率和控制率分别为 49.0% 和 49.4%[3]。2015 年，我国高血压相关疾病住院率高于所有经济合作与发展组织国家。2012—2015 年，我国糖尿病住院率（从 4% 到 6%）和再住院率（从 19% 到 28%）也都升高了，糖尿病住院率也远高于经济合作与发展组织中的大多数国家[4]。

---

① 中国心血管健康与疾病报告编写组：《中国心血管健康与疾病报告 2019 概要》，《中国循环杂志》2020 年第 9 期。

② Liu L, Chen CL, Lo K, et al. Trends of Status of Hypertension in Southern China, 2012–2019 [J]. Int J Gen Med, 2020, 13: 599–608.

③ Li Y, Teng D, Shi X, et al. Prevalence of diabetes recorded in mainland China using 2018 diagnostic criteria from the American Diabetes Association: national cross sectional study [J]. BMJ, 2020, 369: m997.

④ Li X, Krumholz HM, Yip W, et al. Quality of primary health care in China: challenges and recommendations [J]. Lancet, 2020, 395: 1802–1812.

二、研究方法和数据

为找出高血压、糖尿病医防协同管理基层面临的关键问题和挑战，本研究于 2020 年 11 月—2021 年 3 月面向基层医生、心脑血管和糖尿病专科医生开展了问卷调查，同时访谈了 30 余位北京市主要医疗机构医生和相关领域专家。问卷调查在中国医师协会的协助下开展，在基层医疗机构、医院的心脑血管和糖尿病相关科室的医生群体中发放，最终回收了 29 个省（区、市）的 1527 位各级医疗机构医生的数据，其中北京、河南、辽宁、四川、宁夏、吉林、内蒙古、山东、湖北、浙江、江西的调查样本在 50 名医生及以上。调查医生的医院等级分布、职称分布、科室分布见表 4-3、表 4-4、表 4-5。

在调查的医生中，基层医生（一级机构）中 98.6% 为全科医生，医院医生中（二级和三级机构）78.2% 为专科医生。基层医生中 75.7% 为中级及以下职称，医院医生中 89.6% 为中级及以上职称。

表 4-3　调查医生的医院等级分布

医院等级	医生（人）	占比（%）
三级甲等	604	39.6
三级其他	210	13.8
二级甲等	280	18.3
二级其他	78	5.1
一级	355	23.2
总计	1527	100

资料来源：根据各级医疗卫生机构医生调查数据整理

表 4-4　调查医生的职称分布

职称	医生（人）	占比（%）
正高	346	22.7
副高	431	28.2
中级	529	34.6
初级	221	14.5
总计	1527	100

资料来源：根据各级医疗卫生机构医生调查数据整理

表 4-5　调查医生的科室分布

科室	医生（人）	占比（%）
全科	605	39.6
专科	922（其中心内科和内科 121 人，内分泌科、糖尿病专科 801 人）	61.4
总计	1527	100

资料来源：根据各级医疗卫生机构医生调查数据整理

三、高血压、糖尿病基层医防协同面临的关键挑战

高血压、糖尿病基层管理的整体效果还有待提高。本调查显示，上级医院医生中，54% 的人认为目前基层对糖尿病、高血压的管理效果"一般"，39.6% 的人认为管理效果"不好或很不好"。基层医生中，45.9% 的人认为管理效果"一般"，45.1% 的医生认为管理效果"好或很好"。医生普遍表示，慢性病分

级管理的整体效果一般，基层医生和上级医院医生在基层慢性病管理效果上的评价存在较大差异，造成这一现象的原因可能主要还是当前慢性病管理在机构连续管理、医防融合方面的不足。

高血压、糖尿病分级管理的落实情况欠佳。医生调查显示，仍有较高比例的医生认为高血压、糖尿病管理中存在患者自主就医和缺乏管理的情况，其中二级、三级医院医生对该问题的反馈比较多。医院医生中，62.9%的人表示"患者自主就医，多数患者还未被随访和长期管理"。而在基层医生中，也有17.7%的人表示存在这一情况。对于基层随访和长期管理情况，仅三成的医院医生表示"患者在综合医院首诊，基层随访和长期管理患者"，不足三成的医生表示"基层首诊、随访和长期管理患者，必要时向上级医院转诊"。基层医生反馈的分级管理情况较医院医生较好，他们表示一定比例的患者在基层获得管理。八成的基层医生表示"基层首诊、随访和长期管理患者，必要时向上级医院转诊"，一半的医生表示"患者在综合医院首诊，基层随访和长期管理患者"。基层医生和上级医院医生对于慢性病分级管理现状的不同认识，也反映了各级医疗机构可能在双向转诊、上下联动管理、信息联通方面存在障碍和不足。

调查显示，各级医院医生普遍认为基层面临缺乏慢性病管理医防协同激励机制、大医院"虹吸效应"和向下转诊不足、患者信息联通不足和转诊不畅、基层专业人才缺乏等关键挑战。其中，二级以上医院医生更强调基层缺乏专业全面的健康管理团队，基层医生更强调缺乏一定的激励机制。下面结合实地调研和访谈资料具体分析关键挑战并提出相关建议。

（一）医保首诊无门槛，患者就医自主性大，基层医疗卫生机构难以吸引患者

首先，我国并没有强制性的基层首诊制度，慢性病患者倾向于去综合医院

就诊。鉴于当前我国基层医疗卫生机构的服务质量相比大医院来说差距明显，慢性病患者更倾向于去大医院就诊，从而获得更高质量的医疗服务。《2019年我国卫生健康事业发展统计公报》显示，仅占医疗卫生机构总数3.41%的医院承担了44.0%的门诊工作，服务了79.6%的住院患者；而占比高达94.72%的基层医疗卫生机构仅承担了53.06%的门诊工作，服务了16.15%的住院患者。医院诊疗人次增速（7.26%）快于基层医疗卫生机构（2.72%），说明患者依然倾向于去综合医院就诊，基层医疗卫生机构并非患者的首选。

其次，医保差异化支付政策激励不足，引导慢性病患者基层就医效果有限。为了鼓励患者基层就医，多地通过拉开基层医疗卫生机构与二级、三级医院的报销比例，利用价格差来发挥医疗保险的杠杆作用。但是，利用不同层级医院医保报销比例的差距来引导患者基层就医效果非常有限。当医疗保险的补偿比例差距在患者可以承担的范围之内时，患者的就医取向更多是依据就诊的医疗机构是否有能够让其放心和满意的医疗服务水平。以南京市职工医保为例，享受门诊慢性病待遇标准的在职职工在社区医院就诊的医保报销比例为70%，在非社区医院就诊的报销比例为60%，仅相差10个百分点[1]，二者医疗服务价格的差异不足以引起患者的感知，因此激励效果不佳。

（二）公卫经费与医保经费分立，慢性病管理医防分割，以"防"减"医"的经费激励不足

65.61%的医院医生和65.4%的基层医生认为，基层公卫经费和医保经费缺乏衔接，慢性病管理医防脱节。同时，70.48%的医院医生和78.9%的基层医生认为以"防"减"医"的经费激励不足，基层缺乏管理慢性病动力。

---

[1] 潘芮：《医疗保险和分级诊疗体系的联动改革探析——基于南京市的实证研究》，南京师范大学，2018。

一是公卫经费与医保经费分立，慢性病管理医防分割，基层缺乏慢性病管理动力。公卫资金属于定额分配，一般按照辖区内常住人口数和人头费标准拨付资金，资金分配与服务提供数量和质量的关联度较弱，慢性病管理容易出现"干多干少一个样"。公卫支出为专款专用，列支科目包括居民健康档案、健康教育和预防接种等 12 项，国家对每一项列支都有明确规定，没有结余留用的激励措施。研究显示，多数基层医护人员表示承担公卫服务不会带来更多经济收入①。而医保是按服务项目付费，医疗收入与服务提供量挂钩，形成了"服务多，激励多"的内在机制。由于总收入跟临床医疗收入挂钩，基层面临着慢性病管理做得越好，机构收入就越少的悖论。

二是公卫经费与医保经费分立，公卫收入占比低，基层开展慢性病管理资金有限。我国公卫资金和医保有严格的使用范围划分②。《中华人民共和国社会保险法》明确规定"应当由公共卫生负担的不纳入基本医保基金支付范围"。慢性病管理属于基本公卫服务项目，由基本公卫资金列支。调查显示，2018 年公卫收入仅占基层医疗机构总收入的 13.77%，而医保收入占到 31.14%。基层医疗机构反映其主要收入来源是医疗和地方财政拨付的人员经费③。因此，基层医疗机构在公卫收入有限的情况下，难以大力开展慢性病管理服务。

三是现行医保支付方式对改变基层"重医轻防"问题效果有限。目前，我国大部分地区门诊医保实行总额控制下的按项目付费制。58.3% 的基层医生认为现行总额预付机制不够完善，制约了基层医院"医防结合"的积极性。一方

---

① 于亚航等：《我国基层医疗卫生机构医防整合支持环境现况研究》，《中国全科医学》2021 年第 1 期。

② 公卫资金分为重大公卫资金和基本公卫资金。其中，基本公卫资金主要用于国家基本公共卫生服务项目，包括建立居民健康档案、老年人健康管理和慢性病管理等 12 大类 45 个项目。医保支付项目包括符合基本医疗保险的药品目录、诊疗项目、医疗服务设施以及急诊、抢救的医疗费用。

③ 于亚航等：《我国基层医疗卫生机构医防整合支持环境现况研究》，《中国全科医学》2021 年第 1 期。

面，医保按服务项目付费，医疗收入与服务提供量挂钩，形成了"服务多，收入多"的内在机制，医疗机构有动力多提供医疗服务增加收入。另一方面，实行总额预付制后，基层医疗机构上一年度的实际医保支付额很大程度上决定了其下一年度得到的医保预算总额。基层面临上一年度慢性病管理做得好，下一年度医保预算额降低进而医保收入减少的悖论。因此，基层的最优选择是保持患者数量，使医保收入不低于年初的预算额度，以保证下一年度的医保预付额度，基层机构缺乏医防融合慢性病管理的动力。

（三）医保付费模式重疾病轻预防，与慢性病管理目标不一致

43.26% 的医院医生和 40.8% 的基层医生认为目前医保支付范围不包括慢性病健康管理相关项目是基层慢性病管理面临的挑战之一。

首先，医保未对疾病预防和健康管理付费，医院没有动力提供健康管理服务。世界卫生组织调查结果显示，慢性病的发病原因除了遗传、医疗条件、社会条件和气候等因素外，有 60% 取决于个人的生活方式，吸烟、过度饮酒、膳食不合理和体育活动不足是导致慢性病的四大危险因素[1]。而优质、有效的健康管理可以有效预防和延迟发病。如肥胖患者体重持续减轻 15 千克及以上，2 型糖尿病发病可延缓两年[2]。我国已经意识到健康管理的重要性，《健康中国行动（2019—2030 年）》中将"医务人员掌握与岗位相适应的健康科普知识，并在诊疗过程主动提供健康指导"列为主要指标。但该项指标属于倡导性指标，对医务人员不具有约束性。此外，医保尚未对疾病预防和健康管理服务付费，不

---

① 梁万年、王辰、吴沛新主编：《中国医改发展报告（2020）》，社会科学文献出版社，2020。

② Chan, J. C. N., Lim, L.–L., Wareham, N. J., Shaw, J. E., Orchard, T. J., Zhang, P., ⋯ Ezzati, M. (2020). The Lancet Commission on diabetes: using data to transform diabetes care and patient lives [J]. The Lancet, 396（10267），2019–2082.

能给医院带来收益，甚至会增加医院成本，医院没有动力提供相应服务。

其次，门诊慢性病报销多针对已确诊慢性病患者，未包括高风险人群和轻症患者，与早诊早治原则不符。目前各地建立的门诊大病或慢性病保障机制，普遍采取按病种管理，且都基于慢性病严重程度设置了一定门槛，需要事先的病种鉴定才能准入。慢性病高风险人群和轻症患者的诊疗费用无法报销。多地将糖尿病纳入门诊慢性病保障机制，糖尿病确诊患者门诊治疗和用药可享受报销。糖耐受损的糖尿病前期人群属于糖尿病的极高危人群[1]，如果不进行适当干预，发展为糖尿病的概率极大。已有证据表明，对糖尿病前期人群进行生活方式干预和二甲双胍预防用药，可以预防或延迟 30%~50% 的 2 型糖尿病[2]。糖尿病前期人群由于不符合糖尿病诊断标准，无法纳入门诊慢性病医保，其治疗费用无法报销或报销力度没有确诊患者大，客观上降低了患者早诊早治的积极性。

（四）基层医生工资水平难以吸引专业人才，慢性病管理和治疗的能力有限

基层医疗卫生机构属于公益一类事业单位，其所需事业经费全部由国家预算拨款，人员费用、公用费用都要由国家财政提供。2018 年，《关于改革完善全科医生培养与使用激励机制的意见》中指出要提升基层医疗卫生机构全科医生工资水平，使其工资水平与当地县区级综合医院同等条件临床医师工资水平相衔接。但是，由于基层医疗卫生机构的筹资仍依赖地方财政，虽然政策指出

---

① 国家卫生健康委员会：《健康中国行动（2019—2030 年）》。

② Chan, J. C. N., Lim, L.-L., Wareham, N. J., Shaw, J. E., Orchard, T. J., Zhang, P., … Ezzati, M. (2020). The Lancet Commission on diabetes: using data to transform diabetes care and patient lives [J]. The Lancet, 396（10267），2019–2082.

要提升基层医疗卫生机构医生工资水平，但在政策实际落地过程中，地方财政往往无力负担，基层医生工资提升较低，难以吸引专业技术较好的人才，服务能力难以提升，影响慢性病管理水平。

（五）慢性病管理绩效考核指标"重医轻防"，考核指挥棒作用发挥不足

调查中，医生反馈慢性病管理的绩效考核不佳，如糖尿病患者管理中缺乏考核糖尿病并发症相关的指标，医护人员连续综合管理患者的激励不足。

一方面，现行指标侧重考核高血压、糖尿病控制的短期效果，缺少长期效果评价，易轻视疾病的预防管理。高血压、糖尿病基层管理要求每3个月进行一次血压或血糖随访。现行的"控制率"指标[1] 主要考核管理人群的最近一次随访血压或血糖的达标情况，单一的短期控制率不能反馈患者长期患病情况。高血压、糖尿病的慢性病特征要求病情的持续控制和并发症风险降低，这就要求建立以健康为中心、医防协同的长期效果评价指标，比如监测并发症发生率、患者入院率、重复入院率等。另一方面，现行指标覆盖人群不全。目前，绩效考核指标仅考察已患病人群，未涉及病前高风险人群，也未对患病急性期人群和慢性期人群制定差异化考核指标，与国家相关管理规范[2] 不吻合。

---

① 《基层医疗卫生机构绩效考核指标体系（试行）》（国卫办基层发〔2020〕9号）要求高血压、糖尿病患者健康管理指标包括"规范管理率"和"控制率"。控制率：（1）管理人群血压控制率＝最近一次随访血压达标人数/年内已管理的高血压患者人数×100%；（2）管理人群血糖控制率＝年内最近一次随访空腹血糖达标人数/年内已管理的2型糖尿病患者人数×100%。

② 如《国家基本公共卫生服务规范（第三版）》（国卫基层发〔2017〕13号）、《中国高血压健康管理规范（2019）》（国家卫生健康委员会疾病预防控制局、国家心血管病中心等）、《中国糖尿病健康管理规范（2020）》（国家卫生健康委员会疾病预防控制局、国家基层糖尿病防治管理办公室等）。

（六）慢性病管理专业人力保障不足，部分慢性病预防和健康促进功能缺失

目前基层医防职能分散，慢性病全周期管理的专业人员数量不足。调查中，77.5%的医院医生、约一半的基层医生认为基层缺乏全面专业的健康管理团队；62.7%的医院医生、约一半的基层医生认为基层慢性病管理服务项目提供不足。此外，近一半的医院医生、约六成的基层医生认为家庭医生签约服务缺乏长期稳定性。

《国家基本公共卫生服务规范（第三版）》规定了高血压、糖尿病患者健康管理服务规范，其中对筛查、随访评估、转诊、用药干预、生活方式干预、健康体检等管理项目做出了指导。慢性病管理的各个项目和环节需要由功能健全的健康管理团队来落实，团队需要包括全科医生、护士、营养师、药剂师、康复师、心理师等。目前，我国基层疾病预防和诊疗的职能还相对分散，缺少整合程度高的专业服务队伍对患者进行全周期管理。

一是基层具有执业资质的全科医生不足。调研发现，在人口规模大、覆盖区域广的基层机构，全科医生数量明显与就诊量、慢性病管理规模不匹配。家庭医生签约服务在很大程度上追求签约率，医护数量难以满足具体服务需求。尽管2016—2019年基层全科医生数量从17.1万人增长到26.5万人，但在基层所有执业（助理）医师中，全科医生占比仍偏低（从14.9%到18.5%）[1]。此外，基层开展临床诊疗的医务人员中，超过20%没有执业资质[2]。

二是缺乏多学科慢性病管理团队，护士功能发挥不足。调研发现，基层普

[1] 全科医生数是指注册为全科医学专业或取得全科医生培训合格证的执业（助理）医师数之和。国家卫生健康委员会：《中国卫生健康统计年鉴2018》《中国卫生健康统计年鉴2020》，中国协和医科大学出版社。

[2] Li X，Krumholz HM，Yip W，et al. Quality of primary health care in China：challenges and recommendations [J]. Lancet，2020，395：1802-1812.

遍存在健康管理团队服务功能不全、内容不专业的问题。基层医护人员基本不具备营养、运动、心理、康复等专业知识。2019 年我国基层机构平均不足 1 名注册护士对应一名执业（助理）医生，而各级医疗机构的平均护医比也仅为 1.2。同期，经济合作与发展组织国家中护医比平均为 3。

（七）基层公卫和医疗信息缺乏整合，慢性病医防协同在技术上仍存在分离，患者向下转诊不通畅

一是基层公卫和医疗信息系统间信息缺乏整合。四成医院医生、超六成的基层医生认为基本公卫和基本医疗信息系统中的患者信息联通不足。基层公卫服务和医疗服务分属两个相互独立的信息系统，前者记录了慢性病患者的健康管理信息，后者记录了患者的临床诊疗信息，二者互不联通。调研发现，多系统并存既增加了医护人员信息录入和管理的负担，也使基层医防职能分散，阻碍疾病预防、诊疗、健康促进的全流程管理。同时，各系统中的信息多以考核为目的，实际利用率有限。

二是患者向下转诊机制不完善，机构间转诊缺乏信息联通，基层患者连续管理难度大。52.3% 的医院医生和 65.1% 的基层医生认为，患者向下转诊机制尚未健全，这给基层医院追踪管理慢性病患者造成困难。近七成医院医生和超过七成的基层医生认为，大医院"虹吸效应"强，加之向下转诊不足，基层慢性病患者流失严重。国家高血压、糖尿病的相关管理规范[①] 提出了发病轻重、缓急不同人群的分类初诊和随访转诊建议，并要求上级医院将稳定期患者的信息及时推送至基层，以纳入随访管理。北京调查显示，基层患者上转渠道相对

---

① 如《国家基本公共卫生服务规范（第三版）》（国卫基层发〔2017〕13 号）、《中国高血压健康管理规范（2019）》（国家卫生健康委员会疾病预防控制局、国家心血管病中心等）、《中国糖尿病健康管理规范（2020）》（国家卫生健康委员会疾病预防控制局、国家基层糖尿病防治管理办公室等）。

通畅，虽然医疗机构间的患者信息尚未有效联通，但基本可以保障上转。但是，患者下转的障碍还较为明显，既有信息联通障碍，也有由于医生下转患者缺乏激励、考核制度造成的障碍，同时路径也较不明确。我国《医疗联合体综合绩效考核工作方案（试行）》规定的转诊标准与程序的考核以定性考核为主，实际情况中医联体间转诊落实情况不佳，向下转诊机制尚不完善，患者自主就医、缺乏管理，影响疾病筛查和控制的落实。

四、高血压、糖尿病管理的主要国际经验

伴随人口老龄化程度加深，加强慢性病预防和管理成为世界主要国家的共识。通过总结梳理一些国际上慢性病管理的案例，有助于为我国推动慢性病管理医防协同提供有益借鉴。

（一）构建慢性病综合管理团队，加强数字技术的应用

新加坡卫生部主要负责制定国家慢性病防控政策和计划，协调各级别医疗机构在防控慢性病方面的职责[1]。新加坡公立医院仅提供20% 的初级卫生保健服务，其余 80% 由私立诊所提供。18 家综合医院和 1700 家全科医生诊所组成了初级卫生保健服务体系。新加坡在各级医疗机构间建立了严格的转诊制度，降低了全社会的医疗成本[2]。基层全科医生满足了国民 80% 的医疗总需求。为了帮助患者更好地管理慢性病，新加坡卫生部从 2010 年开始陆续建立社区卫生服务中心，提供长期护理服务。

---

[1] 张进、胡善联：《新加坡卫生服务体系建设对我国的启示》，《卫生经济研究》2010 年第 6 期。

[2] Von Eiff W, Massoro T, Voo Y O. Medical savings accounts: a core feature of Singapore's health care system [J]. The European Journal of Health Economics, 2002, 3 (3): 188–195.

2006 年，基于为慢性病防控提供循证指导并减轻患者负担的目的，新加坡制订了慢性病管理计划（Chronic Disease Management Program，CDMP）。该计划现已涵盖 20 种疾病，包括糖尿病（包括糖尿病前期）、高血压、高脂血症、中风、哮喘、慢性阻塞性肺疾病和局部缺血性心脏病等。各地 1100 家全科医生诊所在慢性病管理计划的支持下，提供系统的、循证的慢性病管理。

2017 年，新加坡卫生部制定了全科医师初级护理网络计划（Primary Care Networks，PCN），每个网络由 10 家以上的私人诊所组成，共享一组护士和护理协调员，为慢性病患者宣传健康常识，提供护理咨询和预约协调等服务。新加坡卫生部为全科医生提供资金和行政支持，用来组建由医师、护士和专职医疗人员组成的多学科护理小组，为高血压和糖尿病等慢性病患者提供整体协调的个性化管理，以便在早期检测和干预患者的病情进展，将重症扼杀在摇篮之中。初级护理网络计划框架核心组件包括患者教育、预防措施、筛查并发症、监测依从性和临床结果、行为矫正和环境干预。初级护理网络计划采取了多管齐下的疾病管理方法，包括患者和家庭健康教育、促进自我管理、改变临床护理过程、对患者结果的反馈以及支持这些活动的信息技术基础设施①。

随着新加坡人口老龄化加剧，民众对医疗服务的需求上升，新加坡为所有医院创建了统一的数据库——国家电子健康记录。新加坡政府将国家医疗人工智能战略的重点放在慢性疾病的管理和预防上。例如，政府已经启动了智能健康辅助计划，通过可穿戴设备和传感器远程监控慢性病患者。此外，预计到 2022 年，政府将部署眼部病变分析仪（SELENA+），该系统可以分析全国范围的视网膜照片以进行糖尿病筛查；2025 年将制定基于视网膜图像的高血糖、高血压和高胆固醇相关心血管疾病风险评分；到 2030 年，将与相关产业合作为

---

① 王莹、徐志祥、张彩霞：《美国、芬兰、新加坡慢性病防控管理的经验及对我国的启示》，《中国药房》2018 年第 15 期。

"三高"患者开发人工智能模型。

除了制定针对慢性疾病的个性化风险评分外，国家医疗人工智能战略还包括对基层医生的临床决策支持，帮助患者自我管理疾病。新加坡最大的公共医疗保健集团之一新加坡保健集团（SingHealth）是一个远程医疗系统，临床医生可以为每位患者配置个性化的监测计划，并自动生成数据图表。患者或护理人员通过互联网将患者的健康数据传输到远程护理系统，如果患者的健康指标不正常，系统会自动发送短信提醒医生，患者和医生也可以通过系统进行交流。新加坡的医生和患者认为系统帮助改善了患者的生活质量。新加坡保健集团已和国立大学卫生系统（NUHS）合作发展人工智能医疗。

（二）制定合理的激励机制，引导患者和医生加强慢性病管理

德国为慢性病管理一体化服务提供奖励。德国社会保险机构对慢性病患者每年医药费用预算设定限额，超过部分则由相关责任人承担。为吸引更多慢性病患者加入，部分地区免除了首诊费用或降低了药品的共付率。为了推进慢性病管理一体化服务模式，德国卫生部每年从财政预算中抽出 1% 用于奖励一体化服务提供方[①]。

此外，德国社区卫生服务机构在慢性病防控中起着重要的作用，社区各机构间通过互相配合实现慢性病的预防和控制，门诊由全科医生负责；患者出院后康复和护理由康复护理机构负责；健康检查和家庭保健工作由私人医师、医院和独立的医师协会共同负责[②]。家庭医生由德国家庭医师协会管理，虽然单独开业的现象存在，但大部分都是联合开业，雇员通常为护理人员和非专业人员。

---

① 周建再、代宝珍：《德国慢性病管理现状》，《中国社会保障》2016 年第 12 期。

② Vonder Schulenburg J M G. The Health Care System of the Federal Republic of Germany：Moral Issues and Public Policy［M］. Springer Netherlands，1988.

（三）以数据驱动患者分级分类管理 [①]

为了应对人群糖尿病患病率升高，我国香港以数据收集和分析研究为驱动，制订了糖尿病风险评估和管理计划。

1995 年，香港一家医院糖尿病中心建立了糖尿病登记册制度（HKDR），目的是通过收集人群健康数据，实现人群风险分层，进而采取分类管理和个性化治疗，同时赋予患者权利，实行患者自我健康管理。随着该制度的推进，自 2000 年起，后续 18 家医院糖尿病中心都实施了糖尿病风险评估和管理计划。糖尿病登记册制度通过与香港电子医疗记录系统连接，实现了覆盖全港的糖尿病风险评估。2007 年，基于糖尿病登记册制度建立了亚洲糖尿病联合评估（JADE）计划，通过数据收集，产生患者风险等级报告和个性化干预方案，也辅助患者加强自身健康管理。该计划积累了大量的数据资源，可用于疾病趋势的分析和验证疾病干预措施的效果。

基于亚洲糖尿病联合评估计划（JADE），2009 年相关初级卫生保健系统制订了糖尿病风险评估和管理计划（RAMP-DM）。该计划为入选的糖尿病患者进行全面的相关并发症的风险因素筛查，后续医护人员对筛查结果进行评估并对患者进行分类管理（亚洲糖尿病联合评估分类法将患者分为"非常高""高""中等"和"低"风险组）。随后，根据患者的风险等级，多学科医护团队［包括家庭医学顾问、注册护士、高级执业护士和专职医疗人员（验光师、营养师、足疗师、物理治疗师等）］对糖尿病风险评估和管理计划中的患者进行干预和教育。该计划管理下的患者糖尿病并发症得到有效控制，如尚未有并发症的患者的并发症风险减少了 30%~60%。

① Chan J C N, Lim L L, Luk A O Y, et al. From Hong Kong Diabetes Register to JADE Program to RAMP-DM for data-driven actions［J］. Diabetes Care, 2019, 42（11）: 2022-2031.

（四）国际经验的启示

1. 构建强有力的初级卫生保健体系，整合医疗卫生服务

完善的初级卫生保健体系是慢性病防控工作开展的基础，其中全科医生是居民健康的"守门人"，发挥了慢性病防控的核心作用，承担着慢性病预防、诊疗、转诊和康复的任务。对高收入国家进行的比较研究也表明，全科专业人员占医师人员比例越高的国家整体卫生费用越低，而同时质量评价也越高[①]。以团队为基础的护理是改善慢性病患者健康状况的有效干预措施之一[②]。支持患者加入特定的慢性病管理计划，由专人负责整合资源、提供服务，确保服务的连续性。

2. 重视患者赋能和自我管理

数字技术的发展可提高慢性病患者自我管理能力。然而，当前患者自我管理能力和实践水平还远不及护理的实际要求。因此，应当制定配套的社会支持措施，以提高患者的自我管理水平，如通过患者教育，加强其健康管理能力，从而配合医生收集必要的健康信息，制定合适的健康管理方案并提高患者的依从性[③]。

3. 加强数字技术在慢性病管理中的应用

加强数字技术在慢性病管理中的研发和应用，如通过人工智能慢性病管理系统，实现居民居家问诊和健康管理，赋能患者提高自我健康管理的能力，缓解全科医生的管理压力[④]。探索发展家庭医疗模式，通过互联网、人工智能等数字技术的投入，实现居家医疗。同时改革支付制度配合家庭医疗的发展，通过

---

① 芦炜、张宜民、梁鸿等：《家庭医生签约服务与医保支付联动改革的理论基础及政策价值分析》，《中国卫生政策研究》2016 年第 8 期。
② 张娟：《慢性病管理：政策与实践》，华中科技大学出版社，2020。
③ 张娟：《慢性病管理：政策与实践》，华中科技大学出版社，2020。
④ 冯晶晶、刘宇飞、靖瑞锋：《慢性病管理的国际经验及启示》，《中国药房》2017 年第 8 期。

对家庭医疗合理付费，从整体上缓解机构医疗压力，也通过加强疾病的预防管理、患者的自我管理，节约医疗服务成本。

五、加强慢性病管理基层医防协同的建议

建议通过激励机制、考核评估、人员保障、技术驱动和患者教育管理等方面的机制改革，做实基层以健康为中心的慢性病医防协同和全程管理。

（一）制定分级诊疗病种，明确基层医疗卫生机构诊疗病种

将临床治疗和健康管理路径清晰的慢性病纳入基层医疗卫生机构诊疗病种。例如，国家已经在 2019 年发布了《中国高血压健康管理规范》，2020 年发布了《中国糖尿病健康管理规范（2020）》，明确规定了高血压和糖尿病的筛查方法、健康人群指导、易患人群干预、患者管理和治疗（转诊）的流程，基层医疗和卫生机构能够较好地掌握并实践。可以探索将高血压和糖尿病首先纳入基层医疗卫生机构诊疗病种。被纳入基层医疗卫生机构诊疗病种，应调整医保在一级、二级、三级医疗机构间的报销比例，进一步拉大基层医疗卫生机构与大医院间的报销差距，充分发挥基本医疗保险在分级诊疗体系建设中的杠杆作用，引导慢性病患者去社区医院就诊。对于确需上转的患者，由转出医疗机构出具转诊单，上级医院应优先接诊上转患者。

（二）统筹公卫和医保资金，按基层服务人口进行总额预算

我国已经认识到统筹公共卫生服务和医疗服务的重要性。2020 年印发的《中共中央国务院关于深化医疗保障制度改革的意见》中强调要统筹医疗保障基金和公共卫生服务资金使用，提高对基层医疗卫生机构的支付比例，实现公共

卫生服务和医疗服务有效衔接。

一是统筹两类资金在预算安排和事权划分上具有可行性。《医疗卫生领域中央与地方财政事权和支出责任划分改革方案》中规定，基本公共卫生服务与城乡居民基本医疗保险补助同为中央与地方共同财政事权，由中央财政和地方财政共同承担支出责任，支出责任实行分档分担，且分档的划分和比例一致。二是统筹两类资金使用是主要国家和典型地区的普遍共识和通行做法。例如荷兰实行捆绑支付，将公共卫生经费与医疗费用打包给各级医疗服务团队。三是国内部分试点地区已取得积极成效。福建三明市以区域健康管护组织为载体，统筹医保基金和基本公卫资金，推进慢性病一体化管理，建立了一套以健康为导向的内在激励机制。仅 2018 年，统筹包干基金就结余了 1.36 亿元，实现了医患保多方共赢[1]。建议借鉴国际和国内试点经验，制定公卫资金和医保统筹的落地方案和细则，尽快在全国推行。

（三）推进基层逐步建立"公益一类保障与公益二类激励相结合"的运行新机制

一方面，实施公益一类财政供给，建立长效财政保障机制。各地需要明确地方政府投入责任。例如，广东省要求基层医疗卫生机构的基本发展和建设、基本公共卫生服务和人员经费等支出由政府足额安排[2]。另一方面，实施公益二类绩效管理，按公益二类事业单位政策核定绩效工资总量，激发基层医疗卫生机构活力。浙江省从 2018 年起全面推进基层医疗卫生机构"专项补助与付费购

---

[1] 应亚珍：《以健康为导向探索基本医保基金和公共卫生服务资金统筹使用》，《中国医疗保险》2020 年第 5 期。

[2] 广东省委办公厅、省政府办公厅：《关于加强基层医疗卫生服务能力建设的意见》，2017。

买相结合、资金补偿与服务绩效相挂钩"的新补偿机制①。政府或医保付费购买服务与基层服务数量和质量挂钩，调动基层积极性。广州市花都区在实施"公益一类保障与公益二类激励相结合"机制后，2018 年基层业务量和占比大幅提高，实现收支结余 2226 万元，其中 60% 用于增发医务人员绩效，40% 用于医疗机构发展。建议将试点地区经验在全国逐步进行复制和推广。

（四）加快制定医防协同的慢性病管理绩效考核指标

一是尽快制定高血压、糖尿病管理控制效果的长期评价指标。结合《国家基本公共卫生服务规范（第三版）》《中国高血压健康管理规范（2019）》《中国糖尿病健康管理规范（2020）》等国家规范中对高风险、急性期、慢性期等不同类型患者的管理要求，逐步增加并发症控制率、患者入院率和重复入院率、健康行为控制率等指标。

二是将过程指标纳入考核，避免基层一味追求"规范管理率"。根据国家多项"两病"管理规范中对健康人群、患病高风险人群、患病人群、患病合并发症人群的分类管理要求，将患者筛查、随访评估、健康教育、膳食指导、运动干预、心理疏导、药物治疗等专项服务的质量评价指标纳入绩效考核体系。从而避免基层一味追求"管理率""规范管理率"的数量评价指标。

三是探索建立基层慢性病健康管理团队的评级制度，鼓励基层机构参与评级。建议制定基层慢性病管理专业服务团队的分级评价管理办法及评价标准，并鼓励基层医疗机构参与评级，也逐步将团队人员构成、专项服务量等指标纳入基层慢性病管理绩效考核。我国在慢性病管理团队建设方面已有多种尝试，如深圳罗湖区在基层组建慢性病管理服务团队，将公卫人员编入家庭医生团队；

---

① 浙江省财政厅、浙江省卫生计生委：《关于全面推进基层医疗卫生机构补偿机制改革的实施意见》，2017。

厦门市建立"三师共管"模式，将上级医院专科医师、基层家庭医师、健康管理师组建团队，并设置转诊总监。通过北京调研也发现，慢性病管理团队模式能够有效提高管理人群的健康结果。

（五）多措并举组建多学科慢性病管理团队，特别加强欠发达地区医护人员培训

一是健全专科医生转岗、培训机制，将基层执医经历纳入医生职称考核体系，将自愿、有经验的退休医生吸收到基层体系中。

二是分级分类加强护士培训和储备。执业护士能够在基层慢性病防治中发挥关键作用。实践表明高级执业护士能够直接提供患者医药服务，各类护士可分别承担营养、运动、心理等方面的健康管理职能，也可成为健康协调人。许多经济合作与发展组织国家通过差异化培养执业护士，以应对基层医生短缺。研究显示，在执业护士、医生助理综合管理下的糖尿病患者的急诊率和医疗花费明显降低[1]。调研发现，我国适合高年资护士发展的岗位有限，进一步专业化培训和资格认证的高年资护士可为基层医疗所用。北京大学护理学院也已经开展以应届本科毕业生为招生对象的慢性病管理高级执业护师培养项目，建议进一步扩展[2]。

三是通过购买服务，辅助基层健康管理。社区卫生服务中心可购买专业院校、社会组织的运动、营养、心理指导等服务，如上海杨浦区依托高校聘任社区健康师，为中老年人、慢性病患者提供健康指导。

---

① Morgan P A, et al. Impact Of Physicians, Nurse Practitioners, And Physician Assistants On Utilization And Costs For Complex Patients [J]. Health Affairs, 2019, 38 (6): 1028–1036.

② Supplement to: Zhan Q, Shang S, Li W, Chen L. Bridging the GP gap: nurse practitioners in China [J]. Lancet, 2019, 394: 1125–1127.

四是在欠发达地区针对基层存量医生开展慢性病管理相关培训。国际经验表明，短期培训即可提高基层医护人员慢性病控制效果[1]，国际上的培训工具等资源在中低收入国家中的应用效果良好[2][3]。我国可以尝试采用这些简化培训方案，或者构建适合我国国情的简化培训方案，通过短期培训提高基层医护人员的慢性病管理能力。

（六）整合基层各业务信息系统，推动地方完善医联体转诊考核制度，并通过信息渠道引导患者转诊

一是整合基层公卫和医疗信息系统，组成不同信息模块，由慢性病管理团队成员分别对接。建议医生、护士或各类健康管理专业人员根据需求，在统一系统内分别采集和管理患者信息，同时又可在系统内调用不同信息，以实现健康预防和诊疗服务的全程管理。例如，患者问诊后需要营养管理，则信息系统需要相关人员对应进行随访并录入信息，使信息系统成为患者各阶段管理的重要数据管理工具。

二是推动地方完善医联体转诊考核制度，并通过信息渠道引导患者转诊。医联体建设是我国落实分级诊疗制度的重要抓手。据第六次卫生服务调查数据显示，双向转诊患者中 46.9% 为医联体内转诊，高于其他转诊方式。一方面建议地方依据《医疗联合体综合绩效考核工作方案（试行）》[4]要求考核的"双向

① Cornick R，Picken S，Wattrus C，et al. The Practical Approach to Care Kit（PACK）guide：developing a clinical decision support tool to simplify，standardise and strengthen primary healthcare delivery［J］. BMJ global health，2018，3（Suppl 5）.

② Dorji T，Yangchen P，Dorji C，et al. An approach to diabetes prevention and management：the Bhutan experience［J］. WHO South-East Asia journal of public health，2016，5（1）：44-47.

③ Upreti S R，Lohani G R，Magtymova A，et al. Strengthening policy and governance to address the growing burden of diabetes in Nepal［J］. WHO South-East Asia journal of public health，2016，5（1）：40.

④ 国家卫生健康委、国家中医药局：《医疗联合体综合绩效考核工作方案（试行）》。

转诊的比例、医联体建立的双向转诊标准与程序（定性）、医联体内电子健康档案和电子病历的连续记录实现情况（定性）"，进一步制定考核指标细则和量化定性的考核指标，并深入落实考核工作。另一方面通过信息渠道引导患者转诊。建议社区宣传慢性病管理的转诊方案，并在患者问诊时进行宣教。地方要建立转诊的信息通路，方便基层获取患者信息。调研显示，北京某三级医院和医联体内基层医院实现了患者信息互联互通，在患者知情许可后，基层可获得患者的出院总结，上级医院可获得患者的健康档案。太原市要求市属医院在患者诊断为高血压或糖尿病后，在市卫健系统中登记患者的诊疗、住址等信息。系统会短信通知患者可供选择的社区卫生服务中心，如果患者同意在基层进行健康管理，社区卫生服务中心会在一定期限内联系患者。国际上，新加坡也在各级医疗机构间建立转诊信息制度。

（七）加快应用创新技术和"互联网+"模式，提高基层慢性病管理和医疗决策能力

一是建议优先在具备条件的基层医疗机构投入人工智能辅助诊断系统、远程传感监控等技术和设备，并加强基层人员的应用培训，以提高基层慢性病及其并发症筛查和首诊能力。在我国，人工智能在医疗服务领域的应用已经比较多见。新冠肺炎疫情以来，人工智能辅助诊断的作用逐渐突出，20余家数字健康头部企业研发了肺部病灶人工智能辅助诊断类产品，显著提高了新冠肺炎感染的诊断效率和信度，特别是在医疗服务能力相对落后的地区。国际上，新加坡在慢性病预防管理方面大力推动人工智能辅助诊断技术的发展。在糖尿病预防管理中，眼部病变分析仪（SELENA+）系统可以通过分析大量的视网膜照片以进行糖尿病筛查，此外，也将基于视网膜图像对高血糖、高血压和高胆固醇相关心血管疾病进行风险评分。

二是依托上级医院，建立远程检验检查信息平台，实现上级医院的技术下沉。在北京地区，已有基层利用"互联网＋"模式，将诊断信息通过信息平台发送至上级医院，上级医院借此提供决策指导和诊断意见，提高了基层疾病诊断的准确性。

专题五

全生命周期的健康支付策略研究 [①]

　　人民健康是民族昌盛和国家富强的重要标志。健康问题涵盖生命的全周期，影响因素复杂，一些健康问题具有明显的连续性，需要系统和连续的健康服务与健康保障制度给予支撑和保障。但从全球范围来看，割裂和碎片化的卫生服务与保障体系，已成为影响国家及地区卫生系统绩效的主要因素。

　　我国当前以慢性病为主的疾病模式和老龄化加速的背景下，这一问题也比较突出，需要建立完善以健康为中心、围绕全生命周期健康的服务与保障模式。同时，我国经济进入新常态，卫生筹资可持续性面临更大的压力，围绕全方位、全周期维护和保障人民健康的总体目标，构建优质高效的整合型医疗卫生服务与保障体系已经成为当前重点任务，这不仅是顺应人民群众健康服务需求变化的必然要求，也是卫生健康系统高效、可持续发展的必然要求。

　　在诸多制度体系和政策中，医保支付制度和支付方式是引导调节医疗卫生

---

　　① 本专题作者为国家卫生健康委卫生发展研究中心张毓辉。

服务供需双方行为的重要政策工具，是促进医疗卫生服务体系整合的重要激励因素，是推进医疗保障和医药服务高质量协同发展的重要途径，也是满足群众全生命周期优质健康服务需求的关键机制。2020年印发的《中共中央国务院关于深化医疗保障制度改革的意见》中明确指出要建立管用高效的医保支付机制。按照文件中坚持以人民健康为中心的指导思想，需要进一步研究建立完善以健康为中心、围绕全生命周期健康的支付制度与策略。

从我国卫生健康体系的实际情况看，在服务供给侧：公共卫生机构、医疗机构分工协作机制不健全、缺乏联通共享，各级各类医疗卫生机构合作不够、协同性不强，服务体系难以应对日益严重的慢性病高发等健康问题；在需求保障侧：医保制度碎片化现象严重，医保支付制度对医疗服务行为缺乏有效约束，与医疗、医药改革不协同，医保基金战略性购买等支付制度不完善、作用发挥不足，与促进形成整合型医疗卫生服务体系、为人民提供全方位全周期健康服务的目标还有相当距离。

支付制度和具体的支付方式总是依托特定的健康服务和产品提供模式，在明确新形势下以健康为中心，维护全生命周期健康的医疗卫生服务体系和模式基础上，提出与之相适应的全生命周期健康支付策略，实现促进健康与费用控制的协同，可以为新时期推进健康中国战略提供决策参考。

一、全生命周期理念与健康支付政策分析

（一）全生命周期的 3 层含义

从健康的角度，全生命周期有 3 个层面的含义：

一是指生命的自然过程。全生命周期涵盖一个对象的生老病死，通俗地讲就是"从摇篮到坟墓"的整个过程。医学中的全生命周期指的是贯穿整个生命

过程的各个阶段，可以按照不同的维度来划分，具体可以划分为幼儿期、少年期、青年期、壮年期、中年期、高龄期等阶段[1]。

二是生命各个阶段在健康方面的相互作用。婴幼儿健康为一生打下良好基础，儿童健康对很多健康方面具有决定性的作用，青少年健康和成年人健康完全参与各项生命活动，从而以健康状态步入生命的下一个阶段，乃至影响老年健康质量，每个阶段都对之后的生命阶段健康产生影响。

三是不同生命阶段面临的健康问题和服务利用模式的特殊性。儿童和青少年健康问题主要集中在肥胖、视力不良和精神类疾病[2]；成年后的健康状况除了与所从事职业紧密相关外，工作强度增大和不良生活方式导致精神类疾病、肠胃病、五官疾病和超重肥胖多发，心脑血管病、癌症、慢性呼吸系统疾病发病提前[3]；步入中老年后，健康问题多为以心脑血管疾病、恶性肿瘤、肺部感染、非胰岛素相关的糖尿病为首的慢性疾病，骨质疏松症，阿尔茨海默病等使许多老年人饱受失能失智困扰[4]。不同时期的健康状况不同，导致服务利用模式不同。如果医保补偿水平不高且支付缺少差异化设计，部分人群容易由于健康保障不重复，导致服务利用不足并影响健康。

（二）健康周期

健康的定义随着社会发展和人们认识的变化不断发展。1948 年，世界卫生组织提出，健康不仅仅是没有疾病或虚弱，而是身体、心理和社会适应的完好状态。1989 年，世界卫生组织对健康的概念进行了修正，认为健康是指躯体健

---

[1] 王超：《中医医院全生命周期服务模式设想与实践》，《中医药管理杂志》2017 年第 8 期。
[2] 中国儿童中心：《中国儿童发展报告（2020）》，社会科学文献出版社，2020。
[3] 《2020 中国成人健康管理白皮书》。
[4] 北京大学健康中国理论与实证研究课题组：《老年健康蓝皮书：中国健康老龄化研究与施策（2020）》，社会科学文献出版社，2020。

康、心理健康、社会适应良好和道德健康，而不仅仅是指没有疾病或身体不虚弱的状态。

2012 年，我国发布的《"健康中国 2020"战略研究报告》认为，人们对健康的认识不断发展和深化，健康的概念正在不断扩大，在生物、心理、社会、人文、经济等领域不断延伸。2017 年，党的十九大报告中提出健康中国战略，健康上升为国家战略，强调提供全方位、全周期、全人群健康服务，健康的概念更加系统全面。

周期是指事物在运动、变化过程中，某些特征连续两次出现所经过的时间。健康周期则参照世界卫生组织按健康服务功能划分的筹资核算体系（ICHA–HC）来定义。

整个周期存在低风险、存在风险、出现早期征兆和症状、疾病、伤残（身体结构和功能）、慢性病和功能减退、护理依赖、疾病终末期 8 个阶段。当个体处于低风险、存在风险、出现早期征兆和症状这 3 个阶段时通过预防使其恢复健康或者保持低风险状况；当个体处于出现早期征兆和症状、疾病、伤残（身体结构和功能）、慢性病和功能减退 4 个阶段时，通过医疗照护—治疗—康复的过程使其恢复健康或者回到低风险状况；当个体处于慢性病和功能减退、护理依赖、疾病终末期 3 个阶段时，个体通过维持—长期护理—姑息疗法使其有尊严地生活（见图 5–1）。

（三）全生命周期与健康周期的联系与区别

全生命周期和健康周期相互影响，全生命周期不是指没有疾病、完全健康的周期，它存在健康、疾病、康复等阶段，因此可以说健康周期贯穿于全生命周期的各个阶段，但两者又有一定区别。

一是两种周期所指向的对象不同。全生命周期指向的是生命过程的各个阶

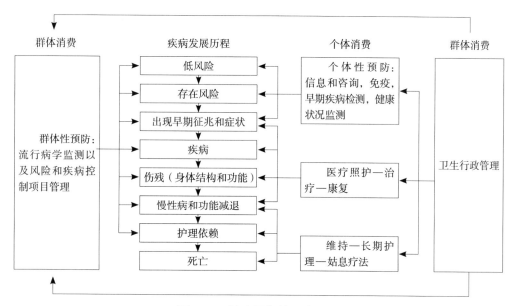

图 5-1 健康周期的 8 个阶段

资料来源: Norman, G. (2003), "New Strategies in Disease and Utilization Management", Society of Actuaries, Spring Meeting, 22-24 June, San Francisco

段,包括幼儿期、少年期、青年期、壮年期、中年期、高龄期等,各个过程相互影响,主要是指从出生到死亡的全过程。健康周期指向的是疾病发展过程的各个阶段,在不同的阶段中,个体通过干预,身体达到其所能达到的最好生命状态的过程。

二是两种周期的划分依据不同。全生命周期的划分依据是人的年龄,是人自然成长的历程,每一个阶段为下一个阶段打下基础,周期的发展具有不可逆性。健康周期的划分依据是身体的健康状态,健康状态可以不受年龄影响,不同的健康状态在各个年龄阶段人群身上都有可能出现,且这种健康状态受多种复杂因素影响,有的是可以人为干预和控制的部分,有的是客观原因导致,周期的发展存在往复循环的过程。

为了实现全生命周期健康的目标，一是应在不同生命年龄阶段有针对性地满足个体健康需求，这样能够更好地减少疾病，维护健康。例如对儿童和青少年进行营养干预，可以提高疾病预防和康复能力，提高其一生的身体素质；青年和中年时期保持良好的健康状态，就能以更好的健康基础进入老年期，促进健康老龄化等。二是做好每个年龄阶段的健康周期管理，对于不同疾病做好三级预防管理工作。在个人或群体的健康问题产生前，针对避免或消除健康问题的根源采取措施，包括健康宣传教育或特定的预防干预保护，例如进行早期营养干预、推动形成健康的生活方式（一级预防）；检测仍处于早期阶段的个人或群体健康问题，进行早期治疗控制，从而促进疾病痊愈，减少或防止疾病扩散和长期影响，例如筛检、病例发现和早期诊断（二级预防）；针对急性或慢性健康问题带来的功能障碍采取行动，以减少个人或群体受慢性健康问题带来的影响，例如康复治疗（三级预防），从而从全周期的角度对不同年龄段人群的健康进行维护。

（四）全生命周期与健康支付政策

1. 全生命周期离不开健康支付

支付制度是利用卫生经济学理论对卫生费用和医疗服务在不同消费者之间进行分配，促进卫生资源公平利用，支付制度在医疗保险制度中具有重要的杠杆作用[①]。医疗保险支付制度是指规范医疗服务的购买方（医疗保险和病人）与医疗服务提供方（医疗机构和医生）确定合理的服务内涵边界及其价格的一系列管理办法和标准的总称。制定医疗保险支付制度的目的是消除医疗供需双方的不对称性，使医疗服务的价格更加公平合理。医疗保险支付制度的基本要素

---

① 郑大喜：《医保支付制度改革与医院成本核算发展趋势探讨》，《中国卫生经济》2005 年第 6 期。

包括：医疗服务单元的划分方法、医疗服务单元的内容标准及质量控制办法、医疗服务单元价格的确定、费用支付方向、服务提供方结算费用的办法以及争议处理办法等①。

本研究将健康支付聚焦于医保支付，医保支付是医疗费用支出的重要组成部分，2018 年我国医疗服务费用中社会医疗保险占比 45.03%（见图 5-2），基本医保在筹资方式中占比最高，推动医疗卫生发展从"以疾病为中心"向"以健康为中心"转变离不开医保支付制度改革。

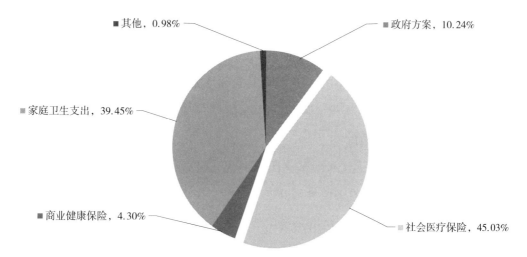

图 5-2　2018 年我国医疗服务费用中各项占比

资料来源：国家卫生健康委卫生发展研究中心配合国家卫生健康委财务司开展的基于 SHA2011 的卫生费用核算结果

---

① 丁佳琦：《对中国公共医疗保险支付制度的评价》，东北财经大学，2013。

2. 全生命周期理念在健康支付政策中的体现

从我国的健康支付政策看，早期的支付制度主要针对疾病治疗，着重于患病后的支付而不是着重于病前预防、预后护理。这种医保支付只管一部分周期，与全生命周期和健康周期是分割的，不利于实现全民健康，导致病人越来越多，医疗费用剧增，在新时期健康中国推进过程中，需要实现"以疾病为中心"到"以健康为中心"的转变，在新的理念下进行改革创新（见表 5-1）。

2013 年，《国务院关于促进健康服务业发展的若干意见》中第一次从国家层面提出了"全生命周期"的理念。2016 年全国卫生与健康大会中，将把健康融入所有政策作为新时期卫生与健康工作方针的重要内容之一，指出要推进健康中国建设，加快转变健康领域发展方式，全方位、全周期维护和保障人民健康。建设健康中国，既要靠医疗卫生服务的"小处方"，更要靠社会整体联动的"大处方"，要针对全人群、围绕全生命周期，加大干预力度，将健康融入所有政策，融入百姓生活。

2019 年，《中华人民共和国基本医疗卫生与健康促进法》以法律形式确立了维护全生命周期健康的必要性。2020 年，《中共中央国务院关于深化医疗保障制度改革的意见》提出，坚持系统集成、协同高效，增强医保、医疗、医药联动改革的整体性、系统性、协同性，保障群众获得高质量、有效率、能负担的医药服务的基本原则，要求建立管用高效的医保支付机制，持续推进医保支付方式改革，通过科学制定医保基金总额预算、推行多元复合式医保支付方式、医疗服务与药品分开支付、完善结算管理和有效监督机制、发展创新医疗服务模式等方式深入推进医疗保障制度改革。

2021 年，《医疗保障法（征求意见稿）》中指出，国家完善重大疫情等紧急情况医疗救治费用保障机制，健全医疗救治医保支付政策，统筹做好医疗保障基金和公共卫生服务资金等使用，在新冠肺炎疫情的背景下，围绕以预防

表5-1 从"以疾病为中心"向"以健康为中心"转变的健康支付政策

政策	相关内容	要点
《中华人民共和国社会保险法》(2010年颁布,2018年修订)	1. 符合基本医疗保险药品目录、诊疗项目、医疗服务设施标准以及急诊、抢救的医疗费用,按照国家规定从基本医疗保险基金中支付; 2. 应当由公共卫生负担的医疗费用不纳入基本医疗保险基金支付范围	目前我国法律规定的基本医疗保险支付范围是医疗服务,不涵盖预防性、健康管理等服务
《国务院关于促进健康服务业发展的若干意见》(国发〔2013〕40号)	到2020年,基本建立覆盖全生命周期、内涵丰富、结构合理的健康服务业体系,打造一批知名品牌和良性循环的健康服务产业集群,并形成一定的国际竞争力,基本满足广大人民群众的健康服务需求	在国家政策层面提出"全生命周期"概念,也表明当时健康服务主要集中在"治病",未实现全生命周期基本覆盖
《国务院办公厅关于进一步深化基本医疗保险支付方式改革的指导意见》(国办发〔2017〕55号)	到2020年,医保支付方式改革覆盖所有医疗机构及医疗服务,全国范围内普遍实施适应不同疾病、不同服务特点的多元复合式医保支付方式,按项目付费占比明显下降	现有的医疗支付制度主要服务于疾病治疗,缺乏全生命周期的顶层设计,与健康中国建设的指导思想不相适应,需要在新的理念下进行改革创新
《中华人民共和国基本医疗卫生与健康促进法》(2019年)	实施健康中国战略,普及健康生活,优化健康服务,完善健康服务,完善健康保险,建设健康环境,发展健康产业,提升公民全生命周期的健康水平	立足全人群和全生命周期两个着力点,提供公平可及、系统连续的健康服务,实现更高水平的全民健康
《中共中央 国务院关于深化医疗保障制度改革的意见》(2020年)	1. 将门诊医疗费用纳入基本医疗保险统筹基金支付范围; 2. 统筹医疗保障基金和公共卫生服务资金使用; 3. 大力推进大数据应用,推行按病种付费为主的多元复合式医保支付方式	该意见中的政策方向为创新医保支付提供了政策指引和探索可能
《医疗保障法(征求意见稿)》(2021年)	1. 应当由公共卫生负担的和体育健身、养生保健消费、健康体检等产生的医疗费用不纳入基本医疗保险基金支付范围; 2. 国家完善重大疫情等紧急情况医疗救治费用保障机制,健全医疗救治医保支付政策,统筹做好医疗保障基金和公共卫生服务资金等使用	在新冠肺炎疫情背景下,拟以法律形式确立医疗保障基金和公共卫生服务资金统筹使用的原则

资料来源:根据中国政府网、国家卫生健康委员会、国家医保局等官方网站和国务院发展研究中心政策法规数据库整理所得

为主的健康支付政策法制化进程加快，医防融合的健康支付制度正在逐步探索建立。

二、我国健康服务需求趋势与服务模式

（一）健康服务模式的演变

随着医学技术进步和医学模式的发展，医疗卫生服务模式也随之发展变化。健康服务模式的演进经历了 3 个不同阶段，分别是以改善环境条件为主的公共卫生服务模式、以医疗技术进步为主的医疗服务模式、以健康管理为主的健康服务模式。随着健康服务模式的转变，人们的预期寿命不断提高，死亡率大幅降低（见图 5-3）。19 世纪上半叶，公共卫生和预防医学迅速发展，其服务重点集中在环境条件和公共卫生设施的改善上，包括提供清洁的饮用水、推广免疫接种、卫生食品的供应和营养状况的改善等。19 世纪末—20 世纪 50 年代进入生物医学模式下的医学服务模式，由于抗生素和特效药物的问世、外科手术

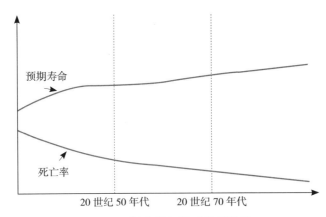

图 5-3　健康服务模式发展演进

资料来源：姚志洪：《医学模式和健康服务》

的发展等，医学领域开始采用生物学方法控制疾病。20 世纪 70 年代后，经济社会发展的同时人们的生活和工作方式也发生变化，健康的影响因素日益复杂，单纯地靠扩大医疗服务（看病）已难以快速提升人群健康的整体水平。医疗卫生服务模式则从生物医学模式向生物—心理—社会医学模式及健康医学模式转移。从以疾病为主导向以健康为主导转移；从以药物、手术和治疗为重点向以健康管理和健康促进为重点转移；从以医生为主体向医患互动转移；从以人群10% 的病人为服务对象向 90% 以上人群（包括健康人）转移；从以医院为基础向以社会、社区、家庭和个人为基础转移；从以疾病防治、身体健康为目标向以身心健康及其与环境和谐一致为目标转移。

（二）我国居民健康问题与卫生服务需求变化趋势

随着我国经济水平的发展，党的十八大以来我国居民健康需求进入了一个新的阶段。2016 年全国卫生与健康大会上提出，要倡导健康文明的生活方式，树立大卫生、大健康的观念。大健康观，即全生命周期、全健康过程的健康观念，是指健康涉及身体、心理、社交健康、环境健康等因素，涉及从婴幼儿到老年的全生命周期，涉及从亚健康、疾病到康复健美的全过程。居民健康理念由"身体健康"向"精神健康""心理健康""环境健康"等方面的深入演变，具体来说，社会生活方式改变、"一老一小"问题突出、城镇化进程加速、疾病谱变化、经济增长和消费结构转型等因素对人群健康的影响日益增加。

一是不良生活方式引起的疾病日益突出，人群就医需求增加。人从出生到生命的终点，健康影响因素众多。世界卫生组织发布的健康公式显示，100%健康等于 60% 生活方式、17% 环境、15% 遗传和 8% 卫生服务。中国疾病预防控制中心发布的 2018 年度的中国成人烟草调查结果显示，2018 年我国 15 岁以上人群吸烟率 26.6%，中国成年吸烟人群戒烟意愿普遍较低，戒烟率未呈现明显变化。《中国居民营养与慢性病状况报告（2020 年）》数据显示，中国成年居民超重肥胖率超过 50%，15 岁以上人群吸烟率、成人 30 天内饮酒率超过 1/4。疾病问题日益突出，导致人群就医需求增加。

二是"一老一小"问题使人群对于医疗保健、康复护理、生活照料等服务和费用的刚性需求日益增加。我国是世界上老年人口最多的国家，根据我国第七次人口普查数据显示，2020 年我国 60 岁及以上人口占比为 18.7%，65 岁及以上人口占比 13.5%，与 2010 年相比，两者占比分别提升 5.44% 和 4.63%。"十三五"期间，我国 60 岁以上老年人口平均每年约增加 640 万人。据统计，老年人两周患病率是总人群的 2.9 倍，老年群体有 2/3 的时间处于带病生活状态。患病、失能（半失能）、高龄老人特殊护理和医疗需求不断增加，给医疗卫生资源供给和费用支付带来巨大压力。随着生育政策的放开，出生人口数量和妇幼健康服务需求持续增加，妇幼健康服务资源总量不足、优质资源缺乏的供需矛盾进一步突出。

三是人口城市化进程的进一步加快给不平衡的城乡医疗服务和保障体系带来新的挑战。随着城镇化率不断提高，生活方式相应发生变化，城镇化在促进经济社会发展和提高居民生活水平的同时，也带来疾病谱、医疗资源与保障、健康影响因素等变化，对社会共治和优化医疗卫生资源配置提出了更高要求，如增进流动人口健康保障，完善疾病监测机制，治理公共环境以满足人群基本健康需求，增加体育场地、绿地和公园等基础设施以满足人群健康休闲需求等。

四是疾病谱发生变化，慢性病成为主要健康问题。2019 年，我国主要慢性病调查显示，18 岁及以上居民高血压患病率为 27.5%，糖尿病患病率为 11.9%，高胆固醇血症患病率为 8.2%，40 岁及以上居民慢阻肺患病率为 13.6%，与 2015 年调查结果相比均有上升。2019 年，我国居民慢性病死亡率为 6.85‰，慢性病死亡人数占总死亡人数的 88.5%。其中，癌症、心脑血管病及慢性呼吸系统疾病为主要死亡原因（80.7%）。慢性病导致疾病负担占总疾病负担的 70%以上，慢性病治疗需求增加。

五是经济增长和消费结构转型升级带来健康需求释放和健康消费升级。健康需求更加多元化、多层次、个性化。人民群众不但要求看得上病、看得好病，更希望不得病、少得病，看病更舒心。处理好政府和市场关系、提供更加高水平的卫生健康服务成为了必要手段。

（三）现有健康服务模式与体系存在的问题

总体来看，我国现有的健康服务体系与服务模式，与人口老龄化、疾病谱转变等带来的新需求已不完全适应，健康服务体系与服务模式的转变严重滞后于疾病模式的转变。

1. 服务体系碎片化

割裂和碎片化是许多国家及地区医疗卫生服务体系绩效低下的主要原因。碎片化的服务体系，缺乏协作与整合，在疾病谱转变的大背景下割断了慢性病防治的连续过程。针对居民的健康需求结构和特征，应当构建一个相互衔接的、以健康"守门人"为基础的服务体系和服务模式，其中服务支付者和服务提供者之间的关系尤为重要。服务提供、治理机制、组织管理和筹资支付是卫生系统的核心内容，四者之间的相互匹配与有效衔接是服务效率提升的关键，而其中服务提供和筹资支付是两大核心，两者必须协同联动[1]。当前我国的医保支付制度对医疗服务行为缺乏有效约束，与医疗、医药改革协同不够，医保基金战略性购买等支付制度不完善、作用发挥不足，与促进形成整合型医疗卫生服务

---

① 代涛、陈瑶、韦潇：《医疗卫生服务体系整合：国际视角与中国实践》，《中国卫生政策研究》2012 年第 9 期。

体系、为人民提供全方位全周期健康服务的目标还有相当距离。

2. 医防割裂

经济、社会、自然环境和个人生活与行为方式对健康的影响与日俱增，公共卫生机构、医疗机构分工协作机制不健全、缺乏联通共享，以医院为主战场的救治模式陷入困境。医疗服务提供与医保支付之间缺乏动态协调机制，服务体系缺乏医防协同，缺乏预防、诊疗、急救、康复和终末期服务的整合，缺乏上下转诊的内在动力机制，迫切需要搭建一个覆盖全生命周期、医防融合的服务体系与模式，改变重治疗、轻预防、高成本的传统医疗模式，建立预防为主和防治结合的激励机制与制度保障，树立大健康的理念，把健康融入所有政策，其中健康支付制度的创新对医、保、患三方的协同将起到重要作用。

3. 面向全人群、全生命周期、全方位的健康服务体系尚未真正形成

从全人群角度看，我国妇幼健康服务体系、老年健康服务体系等重点人群服务体系尚不完善；从全生命周期角度看，未能搭建幼儿期—儿童期—少年期—青年期—壮年期—中年期—高龄期的服务体系闭环，在部分环节有所缺失，如长期护理服务、临终关怀服务提供不足，且筹资支付渠道单一；从全方位角度来看，健康服务体系不仅要关注疾病防治，还要将生态环境保护、体育健身、职业安全、意外伤害、食品药品安全等多个领域涵盖进来。

4. 部分新技术新产品进入和应用仍受到一定影响

当前，新一轮医药科技发展给卫生健康服务体系创新发展、满足全生命周期健康带来新的机遇。随着临床医学、分子生物学等相关学科的快速发展，基因诊断、分子诊断等新的临床诊断技术不断出现，精确靶向药物治疗等精准医疗、生物治疗重大技术加快应用转化，医疗设备产业自主研发技术水平有待提升，包含信息技术在内的科学技术发展为构建全生命周期的健康服务体系提供了可能，但受到医保支付等政策影响，适用范围和推广幅度仍较小。"互联网 +"

医疗服务医保支付面临挑战，线上医疗中远程影像诊断、心电诊断等项目的医保支付部分处于空白状态，一些药品未纳入线上医保支付范围，"互联网＋"医疗服务的处方难以在网上各平台间顺利流转，医保中心支付受阻，各主体间信息联通不够，制约了"互联网＋"医疗服务发展。

（四）未来健康服务模式发展的要求

进入新时期，我国健康服务模式要从"以疾病为中心"转到"以健康为中心"，通过体系创新、机制创新、管理创新和监管创新，推动健康服务模式创新，实现优质高效整合型服务体系建设。一是体系创新，关注全人群，解决好系统中各个医疗卫生机构之间的边界和关系；二是机制创新，改变传统以单个医疗卫生机构为基本单元的管理机制，逐渐走向以医联体、医共体、医疗集团乃至整个区域为中心的、以结果为导向的、以卫生产出为主要指标的体系和投入机制；三是管理创新，体系内部之间要实行科学管理，厘清体系内部机构之间、同一机构内部不同岗位之间的关系；四是监管创新，不论是监管手段还是监管理念、监管结果的使用上都要全面创新，没有良好的监管，也难以保证高质量医疗健康服务的产出；五是改变过去以医生为主导、以机构为基础、以治疗为重点、以手术和药物为工具的做法，实行以人为本、以健康为中心、以基层为基础、以预防和健康促进为导向的新型服务模式；六是构建整合型优质高效服务体系，优质的服务是以病人为中心，以质量为生命，增加优质医疗资源，为百姓提供公平、可及、全方位、全生命周期的健康服务。高效的体系是指卫生资源配置、医疗资源利用和健康产出高效，通过建立协同、整合的功能模块弥补体系中的薄弱环节，以达到医疗服务体系的高效运行，更好地实现经济效益与社会效益协同发展。要实现人民健康水平提升，就必须要从奖励服务量和收入转向奖励健康结果，让投入的资金创造更高的健康水平。

三、全生命周期健康需要医保支付政策的协同支撑

（一）我国卫生筹资中医保作用日益凸显

1. 医保筹资规模不断提高

2003 年国家基本医疗保险筹资规模只有 900 多亿元，到 2019 年，医保基金总量达到了 23000 多亿元（见图 5-4）。2018 年我国医疗服务费用中社会医疗保险占比 45.03%。医疗费用总体社会医疗保险投入占比为 45.9%，基本医保在筹资方式中占比最高，社会医疗保险筹资发挥的作用日益凸显。

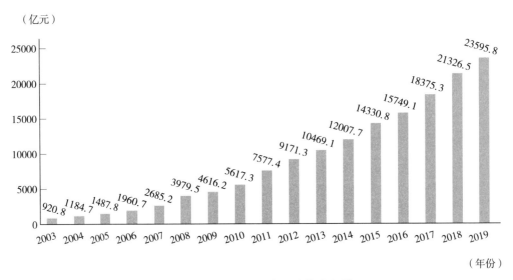

（亿元）

图 5-4 我国基本医疗保险筹资规模

资料来源：国家卫生健康委卫生发展研究中心配合国家卫生健康委财务司开展的基于 SHA 2011 的卫生费用核算结果

2. 医保基金在医疗机构收入的占比持续上涨

随着基本医疗保障制度的日益完善，医保付费占医疗机构收入的比例逐步

提高。2000年医保支付只占到医疗机构收入的3%～4%，2005年达到24.3%，2009年提高到36.7%。新医改后，从2013年的44.5%提高至2018年的53%[①]。若将2018年卫生机构来自医保资金占比的53%按"医保实际补偿比"或"范围内补偿比"进行换算，则总体上卫生机构收入的80%左右来自医保基金（见图5-5）。医保支付占医疗机构收入的比例已经超过了60%，成为医疗机构成本补偿的主要来源。在取消药品加成后，医院的收入主要来源于政府部门补助和市场性收入两个方面，医院在提供医疗服务的同时，在市场性收入中医保成为部分资金来源。应该说，目前医保收入是维持医院稳定运营的重要途径，在新的医保改革模式中，政府部门即使逐渐加大医保投入力度、增加医院各项补助资金，但占比仍比较低，在国内已明确医保作为主要筹资渠道的格局下，医保付费所占比重将越来越大，是医院的重要收入来源[②]。通过医保支付手段的改

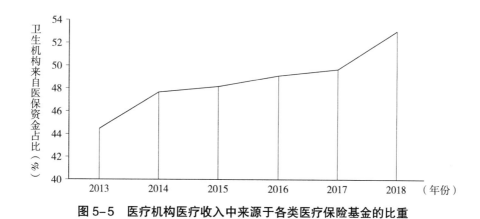

图5-5 医疗机构医疗收入中来源于各类医疗保险基金的比重

资料来源：国家卫生健康委卫生发展研究中心配合国家卫生健康委财务司开展的基于SHA2011的卫生费用核算结果

---

① 《全国医保付费将占医疗机构收入的50%以上》，《中国社会保障》2011年第6期。
② 包秀云：《医保支付方式改革对医院财务管理的影响及对策分析》，《当代会计》2020年第21期。

革，可以合理控制医疗费用的增长，保证医保资金收支平衡，有效预防支付风险。

（二）医疗卫生服务需求不断增长，为医保资金可持续带来较大挑战

随着经济社会发展和居民消费结构升级，加之老龄化、疾病谱变化等因素的交织作用，人民群众的健康需求不断释放，医疗费用将继续保持快速增长态势，但同时经济增长放缓和财力的下降，将为医保资金稳定和可持续带来挑战。

1. 医保费用中慢性疾病费用占比大且增长迅速

随着我国工业化、城镇化、人口老龄化进程不断加快，居民生活方式、生态环境、食品安全状况等对健康的影响逐步显现，我国的疾病谱已经从传统的以传染性疾病为主转变为以慢性病为主，恶性肿瘤、脑血管病、心脏病、呼吸系统疾病、糖尿病等慢性非传染性疾病已经成为我国居民死亡和患病的主要疾病种类。2014 年中国慢性病占人群死因构成的 82.5%，占总疾病负担的69.0%[1]。2020 年数据显示，我国目前慢性病患者已超过 3 亿人，慢性病致死人数已占到我国因病死亡人数的 80%。更令人担忧的是，以高血压、糖尿病为代表的慢性病已呈现年轻化发展趋势，35～65 岁人群成了慢性病的"主力军"，严重影响居民的生活质量和身体健康。与此同时，慢性病为整个经济社会的发展带来了沉重的经济负担，从疾病构成看，2018 年基本医保治疗服务支出中前五位疾病依次为循环系统疾病（21.31%）、肿瘤（13.08%）、呼吸系统疾病（10.85%）、消化系统疾病（9.68%）、泌尿生殖系统疾病（7.52%），合计占比62.44%（见图 5-6）。按全球疾病负担研究中的疾病分类，2018 年基本医保治

---

[1] 国家卫生健康委员会：《中国疾病预防控制工作进展（2015 年）》。

疗服务支出中，78.31% 用于慢性病，用于慢性病的基本医保支出比重较 2017 年增长了近 6 个百分点。

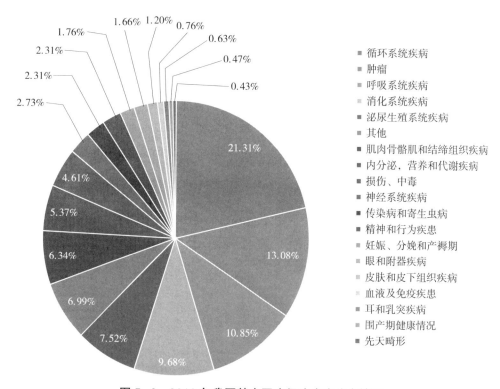

图 5-6　2018 年我国基本医疗保险疾病分布情况

资料来源：国家卫生健康委卫生发展研究中心配合国家卫生健康委财务司开展的基于 SHA2011 的卫生费用核算结果

医保制度是减少慢性病患者家庭经济负担，保证其及时获得所需卫生服务的重要保障[①]。从 2017 年医保资金疾病花费看，超 3/4 用于慢性病治疗费用，且

[①] 单凌寒、吴群红、李叶等：《中国不同医保制度慢性病患者卫生服务需求、利用、医疗费用和家庭经济风险分析》，《中国公共卫生》2021 年第 4 期。

主要用于循环系统、肿瘤、消化系统、呼吸系统、泌尿生殖系统疾病，5 类疾病合计分别占职工医保、居民医保的 60.0%、64.4%。虽然近年来我国医疗保障水平不断提高，从 2020 年总费用来看个人负担已经下降至 28% 左右，但慢性病的防治依然给整个家庭特别是低收入和贫困家庭带来了巨大的经济压力[1]。

医疗保险的目的不是仅仅在疾病发生后进行单纯的费用补偿，而是降低疾病风险，促进参保人的健康。我国基本医疗保险部门主要是对治疗疾病所产生的费用进行补偿，因为是事后补救，不利于疾病风险的控制[2]。慢性病管理可以有效降低疾病风险，基本医疗保险部门参与到慢性病管理中，可以将疾病风险分摊到疾病风险控制上，以达成最小风险下的互助共济。这既能够改善、提高参保人的健康状况，达到健康促进的目的，又能够减少基本医疗保险基金的支出[3]。

2. 参保人年龄结构与基金使用情况不匹配

2018 年，占人口总数 17.9% 的 60 岁以上老年人群消耗了 49.15% 的基本医保治疗服务支出。其中，60~74 岁年龄人群消耗当年基本医保治疗服务支出的 32.23%，75 岁及以上年龄人群消耗当年基本医保治疗服务支出的 16.92%（见图 5-7）。基本医保在 60 岁及以上老年人的集聚较为明显。人口占比相对较少的老年人消耗了大量的政府资金、医疗资源、医保资金和家庭卫生支出。预测"十四五"时期，60 岁及以上老年人群治疗费用增加将更为明显，年均增速超过 10%，近半的治疗费用发生在 60 岁及以上老年群体，老年人对医疗资源的消耗较大。因此，面对我国严峻的老龄化形势，医保的压力也会日趋加大。

---

① 社科数托邦，《医疗保障蓝皮书：中国医疗保障发展报告（2020）》报告精读。
② 应亮、杨辉：《澳大利亚慢性病管理计划及其对中国的启示》，《中国全科医学》2019 年第 34 期。
③ 李运华、雷腾：《基本医疗保险部门在慢性病管理中的作用探讨》，《决策与信息》2021 年第 2 期。

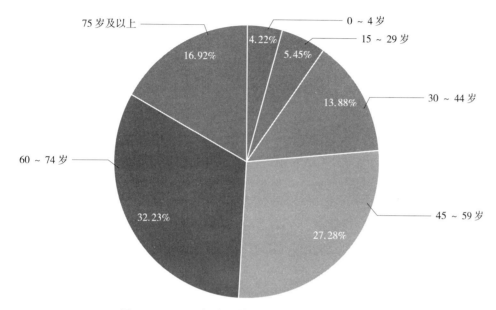

图 5-7　2018 年我国基本医疗保险年龄分布情况

资料来源：国家卫生健康委卫生发展研究中心配合国家卫生健康委财务司开展的基于 SHA2011 的卫生费用核算结果

随着老龄化和慢性病研究的发展形势以及人民的健康服务需求不断提升，未来很长一段时间内卫生系统将面临着巨大的压力。国内外经验表明，疾病管理是一种整合的医疗照护体系，在关注整合医疗服务的提供和需求方的情况下提出的一系列旨在保证医疗服务质量、降低全部健康开支的系统的全周期管理方式。

（三）医保资金配置效率不高，保障作用未得到充分发挥

我国医疗保险以保大病为主。新医改以来，开始逐步推进门诊统筹制度，但门诊统筹制度也以大病统筹为主。其结果导致对小病关注不够，使得门诊和住院待遇存在失衡。从功能配置看，基本医保资金主要用于住院服务，占比为

68.4%，配置到门诊服务相对较少，占比为 31.6%，不利于疾病早期控制，使一些本来门诊就能解决的问题变成住院诊疗，造成卫生费用不断攀升。

此外，医保资金规范诊疗秩序、引导分级诊疗的杠杆作用尚未有效发挥。尽管有些地区采取了医保的差别化报销以及社区首诊制等政策，但效果不佳。

（四）基本医保基金沉淀量较大，地区间基金收支不平衡，个人账户管理问题突出

从国际经验看，社会医疗保险一般实行现收现付、当年平衡原则，但我国目前实际运行的情况是累计结余逐年增加，基金沉淀量较大。《2019 年全国医疗保障事业发展统计公报》显示，2019 年全国基本医保基金（含生育保险）总收入 24421 亿元，总支出 20854 亿元，累计结存 27697 亿元。在基金收支平衡上，地区不平衡问题凸显，部分地区抗风险能力弱。以居民医保为例，省级层面数据显示，2018 年内蒙古、陕西、甘肃、河南、上海居民医保基金支出超过收入。西藏、青海、云南等地区在其他年份出现居民基本医保基金入不敷出情况。2018 年，职工医保统筹基金有两个省份发生赤字，居民医保有 5 个省份出现当期赤字。2018 年职工医保统筹地区 657 个，其中 106 个统筹地区出现当期赤字，10 个地区出现累计赤字；居民医保统筹地区 670 个，其中 183 个地区出现当期赤字，9 个地区出现累计赤字。

在个人账户方面，近年来为了更好地发挥职工医保社会统筹基金作用，各地个人账户划拨金额占比不断下降，个人账户使用范围不断拓宽。在实践中，各地还采取了其他多种措施改革个人账户，比如扩大个人账户支出对象到家庭成员，实行家庭成员互助共济；扩大个人账户支出项目到支付医疗保险 3 个目录外服务项目、缴纳职工家属保险费、开展健康体检、购买商业健康保险或购买预防保健服务等。但是总体上都属于增量改革，对个人账户缺乏结构性改革。

（五）以健康为中心，医保医疗高质量协同发展的根本解决之道 —— 采用全生命周期健康支付策略

加强医保和医疗的协同，需要不断创新完善医保购买机制，通过基于绩效的购买参与医疗卫生机构绩效的考核，实现医疗卫生资源的有效利用，提高公众对基本医疗卫生服务的受益度。同时，围绕以健康为中心的目标，通过医保购买引导医疗服务体系进一步优化完善，对照完善各自领域的政策，联动协同推进，才能真正达到医保、医疗和医药协同改革，共同提升人民健康水平的目标。与"以人民健康为中心"的指导原则相对应，医疗医保协同发展中需要明确当前医保支付状况和存在的问题，并进行有效破解。

1. 以健康为核心，优化治疗流程

目前，一些地区从控费的目的出发，要求两次住院之间必须间隔两周，如此三级医院手术出院后不能马上到二级医院住院，否则无法报销，因此患者会选择在三级医院继续治疗。这就切断了维护健康的连续性服务的流程，不利于维护健康，也造成了三级医院资源的浪费。分级诊疗是医改的重点任务，其中一个目标是希望把病人留在县域内，实现"大病不出县"，这需要县医院提升疑难重症的诊疗能力并做好双向转诊的工作，但是由于疾病治疗难度加大，导致县级医院费用总额增加和次均费用增加。如果强调费用总额增加和次均费用"双控"，部分县医院可能会产生策略行为，如将大病花费高的病人转到县外，避免机构费用总额超限额，同时可能更愿意接诊常见病和花费较小的患者，从而拉低次均费用，这样控费逻辑的"双控"措施跟健康逻辑就会发生冲突，影响分级诊疗目标。面对这样的形势，应明确医疗医保高质量协同发展中健康逻辑与医保支付下控费逻辑的协同。以健康为核心，优化治疗流程。如个人患重病之后应该先到三级医院去治疗，手术完以后到二级医院康复，康复完到社区做管理。

2. 做好疾病早期预防和控制，保障人民健康

当前慢性病已成为居民主要健康威胁，此类疾病伴随患者时间长，疾病进展具有连续性。需要做好全周期的预防和控制，才能有效控制疾病进展和大额费用的发生。以人群主要死因的心脑血管疾病为例，2018 年中国心脑血管治疗花费接近 6000 亿元，占医保资金支出的 20%。要更有效控制医保费用支出，其实根本逻辑是做好疾病的早期预防和控制。例如，做好血脂的早期控制，将低密度脂蛋白有效控制在推荐标准以下，会节省后续疾病治疗相关的费用。研究表明，在血脂早期控制方面投入 1 元钱，能够避免后续 25 元左右的费用，成本效果比是 1∶25。

3. 以健康需求结构为依据，加强基层资金配置

数据显示，2018 年医保基金支出中 89.16% 花在医院，9.47% 花在基层医疗卫生机构，用于公共卫生机构及门诊机构的不足 2%（见图 5-8）。存在资源配

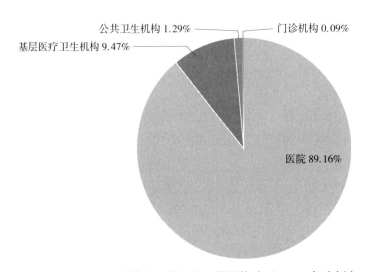

公共卫生机构 1.29%　　门诊机构 0.09%

基层医疗卫生机构 9.47%

医院 89.16%

图 5-8　卫生体系中基本医疗保险配置结构（以 2018 年为例）

资料来源：国家卫生健康委卫生发展研究中心配合国家卫生健康委财务司开展的基于 SHA2011 的卫生费用核算结果

置结构不合理的问题。医保资金配置结构与人群健康维护主要在基层解决的原则不一致，也与推进分级诊疗制度形成的改革方向不一致。

4. 采用全生命周期健康支付策略

从医保未来的筹资形势看，目前职工医保缴费基数地区差异较大。部分地区以基本工资而不是收入为缴费基数，导致职工医保名义费率较高；部分地区对部分小微企业甚至采取打包确定职工医保缴费总额，淡化了缴费基数。居民医保人均筹资水平占当年全国居民人均可支配收入的比例不足 2.5%，个人缴费占当年全国居民人均可支配收入的比例不足 1%。稳定的居民医保筹资增长机制尚未建立，筹资增长存在不确定性。根据对 2030 年医疗费用和基本医保筹资的预测，如果要求实际报销比达到 70%，那么预计基本医保资金缺口将达到 8000多亿元；如果要求 2030 年达到 80% 的实际报销比（见表 5-2），那么预计医保资金缺口将达到 16000 多亿元，同时预测"十四五"时期医疗费用补偿水平略呈下降趋势，2025 年医疗费用补偿比为 44.2%，医疗保险筹资保障水平仍将处于较低水平。因此，在疾病模式转变的大背景下，医保基金也需要进一步完善

表 5-2 医保筹资预测及基金缺口

（单位：亿元）

项目	2025 年	2030 年
医保基金筹资总额预测	36012	48106
情景 1：补偿水平达到 70%	41482.33	56472.15
基金缺口	5470.33	8366.15
情景 2：补偿水平达到 80%	47408.37	64539.60
基金缺口	11396.37	16433.60

资料来源：国家卫生健康委卫生发展研究中心配合国家卫生健康委财务司开展的基于 SHA2011 的卫生费用核算结果

资金配置使用模式，将资金配置到更具成本效果的领域和环节，实现可持续发展。而围绕使人群更健康的方向全周期相关政策，从单纯应对疾病治疗到健康保障，是有效的措施也是未来必须经由的路径。

因此，要控制巨额医保费用的支出，协调医保医疗高质量发展的主要做法是采用全生命周期健康支付策略，根据疾病的三级预防原理，医保在疾病的不同阶段起着不同的作用。在患病前，主要对与疾病直接联系的预防性服务项目进行投入，保障人群健康；在疾病早期，加大医保投入，帮助患病人群恢复健康；在疾病中后期，医保的主要功能是给予患者康复期间的支持保障，最大限度地缓解病症或减轻病人痛苦。全生命健康支付策略的最终目标，就是在病人不同的患病阶段，采用不同的支付手段，在保障人群生命健康的情况下，有效控制医保费用，提高人民的幸福感。

四、医保支付方式发展及我国应用现状

（一）医保支付方式类型及特点

本研究所讨论的医保支付方式主要为供方支付方式。供方支付方式是指卫生服务付费方对卫生服务提供方因提供卫生服务而耗费的人力、物力和财力进行补偿的方式。供方支付方式能够设置卫生服务提供方与卫生服务付费方所承担的经济风险，对服务提供方产生不同的激励并促使他们对此做出回应，从而影响卫生服务提供方的服务行为，并对费用控制、资源配置以及卫生服务的数量、质量产生重要影响。

供方支付方式可以因 3 项特征的不同而划分为不同类型：支付给供方的价格或预算是预先设定还是事后确定；对供方的实际支付发生在服务提供之前还是之后；对供方的支付是基于投入（如工资、药品成本等）还是基于产出（服务）。这 3 个特征交互作用形成了不同的供方支付方式，并对供方产生了不同的激励机制（见表 5-3）。

表 5-3　不同供方支付方式的特征及激励机制

供方支付方式	特征			对供方的激励机制
	支付标准预先设定还是事后确定	实际支付发生在服务之前还是之后	支付基于投入还是产出	
分项预算	预先设定	预先支付	投入	提供服务不足；向其他供方转诊；增加投入；没有提高投入组合效率的激励机制；在财政年度末期花光所有的剩余资金
按项目付费	预先设定	事后支付	产出	提高服务量，包括提供不必要的服务；减少单位服务的投入成本
按人头付费	预先设定	预先支付	产出	提高投入组合的效率；吸引更多的病人；减少服务的投入成本；减少服务量；向其他供方转诊；关注成本较低的健康促进和预防项目；筛选较健康的服务对象
按床日付费	预先设定	事后支付	产出	增加床日数（增加入院人数或延长住院时间）；减少每住院床日的成本投入；增加床位数
按病种付费	预先设定	事后支付	产出	增加病例数，包括增加不必要的住院；减少每个病例的成本投入；提高投入组合的效率；缩短住院时间；将康复服务转到门诊
总额预付	预先设定	预先支付	投入或产出	提供服务不足；向其他供方转诊；提高投入组合的效率

资料来源：国家卫生健康委员会卫生发展研究中心内部报告《新农合支付方式改革适宜路径研究》

1. 分项预算

分项预算是在一定期限内（如一年）向供方分配固定数额的资金，以满足供方某些特定项目（如人员工资、药品、设备等）支出需求的支付方式。分项预算以投入为基础，其支付标准是预先设定的，资金拨付方式为预先支付，并通常会限制服务提供方在不同明细项目间转移资金的权力。分项预算既适用于门诊服务，也适用于住院服务，它可以保证供方在特定明细项目下的支出需求，但具有以下缺陷：首先，由于供方不对资源配置的决策负责，也没有权力调整投入组合以提高其效率，分项预算无法激励供方积极配置资源以实现最佳的投入组合；其次，一旦资金拨给供方，购买方对于服务的质和量都缺乏约束力。

分项预算主要在 20 世纪 80 年代的英国和苏联实行，目前仍存在于一些政府运营的医疗服务体系内，如巴林、孟加拉国、莫桑比克、沙特阿拉伯等。中国对公立医疗卫生机构的预算拨款也存在分项预算，即根据注册医务人员和病床的数量决定划拨给医疗服务提供方的资金数额，而不是将资金拨付额同产出挂钩。

2. 按项目付费

按项目付费是以产出为基础的，购买方按照预先确定的服务价格向供方支付。按项目付费适用于各种类型的医疗服务，其优点在于：第一，比较容易实施，不需要很多前提条件；第二，比分项预算更能反映实际的工作成果，可以激励供方工作更长时间或提供更多服务，可以提高服务提供不足地区（如农村地区）或人群（如穷人）对医疗卫生服务的可及性和利用水平。按项目付费的缺陷也很明显，在此种支付方式下，供方有动力增加服务总量，甚至是诱导增加那些能带来最多利润的服务的提供量，因此会造成服务量和卫生总花费明显上升。虽然在短期内，购买方可以通过对供方总花费设定上限或对病人实行一定的共付来应对支出增长，但是，只要购买方愿意对已提供的服务进行支付，供方过度服务的动力就不会削弱，卫生总花费将持续增长，这使得按项目付费在很多卫生系统都不具有可持续性。尽管按项目付费的应用范围逐渐萎缩，但在加拿大、中国、日本、韩国等以及海湾国家的一些私人保险制度中仍然比较常见。

3. 按人头付费

按人头付费是指在一个固定的期限内供方按照预先确定的固定费用标准，向覆盖的服务对象提供预定的服务。按人头付费通常以产出为基础，产出的单位是在预定的时间内（通常是一个月或者一年）对某人群提供所有预定服务的实际服务量。按人头付费主要适用于门诊服务。其优势在于：由于购买方对供方的支付额与供方的投入成本和服务量不直接挂钩，购买方承担的部分经济风险被转向了供方，服务提供方有更大的动力减少过度服务行为，并愿意提供包括预防保健服务在内的具有成本效益的服务，愿意应用降低成本的技术，愿意使用成本更低的替代治疗方案，也愿意通过改善服务质量和提供额外服务等方式来招揽更多的病人，获得更多的服务对象。按人头付费也有其不足：它使得服务提供方有减少必要服务的动力，并愿意选择风险低的病人；当转诊不包括在服务包内时，即使不需要转诊，服务提供方也愿意将病人转到专科医院或其他医疗机构。按人头付费广泛存在于英国国民卫生服务对全科医生的支付制度中。在哈萨克斯坦、捷克、斯洛文尼亚等地，按人头付费中同时包含着与绩效相关的监管体系，以增强支付制度对工作效率的正向激励，减少供方服务提供不足等弊端。

4. 按床日付费

按床日付费是按照固定的平均床日支付标准和住院天数来支付住院病例费用的支付方式，其平均床日支付标准可以直接用年度住院总费用除以总床日数来确定，服务质量和住院天数的长短可以通过同行评议加以监管，具有易于计算和实施的优点。如果购买方对平均床日支付标准进行调整，以反映病人特征、临床专业、不同住院天数费用分布和不同医院间病例组合的差异等，按床日付费的实施将为购买方提供大量资料、数据，进而为设计按病种付费方案、实现支付方式由按床日付费向按病种付费的转变提供有益的基础。按床日付费主要适用于住院服务。这种支付方式下服务提供方容易产生的不规范行为包括：延长住院天数、提高住院率、增加床位数、将门诊服务转到住院服务以及减少每床日的服务密度等。德国和巴西在实施按床日付费的过程中，都出现了住院天数延长或住院率明显提高等问题。美国的医疗照顾计划在实行疾病诊断相关分组付费之外，对临终关怀、精神疾病、康复护理等住院卫生服务也实行按床日付费。

5. 按病种付费

按病种付费主要适用于住院服务。实施按病种付费时购买方会根据平均资源消耗情况对不同病例进行分类，并对相同的分类组规定相同的支付标准，所有的住院病人都按照其具体情况被划入预先设定的分类组内，并按相应的支付标准支付。由于支付标准固定，按病种付费会对服务提供方同时产生增加病例数和减少每个病例投入成本的激励，并且后者对服务提供方而言更具有可操作性。因此，在一些国家，按病种付费被视为控制成本、减少服务提供量的一种有效机制。世界范围的证据表明，按病种付费会缩短平均住院天数。比如，美国的医疗照顾计划在实施疾病诊断相关分组付费 3 年后，平均住院天数缩短了 15%，心脏病和髋关节骨折类的病例平均住院天数甚至缩短了 24%；吉尔吉斯斯坦在实施按病种付费后，平均住院天数每年缩短了 4.5% ~ 6%。

按病种付费的不足之处在于，它会鼓励服务提供方提高住院率，增加不必要的再入院人数，愿意收治轻患、推诿重患，并通过诊断升级（将病人分到较高分类组以获得更多补偿）和成本转移（将按病种付费病人的服务成本转到非按病种付费病人身上，将住院成本转到门诊服务、家庭服务、护理院或者减少服务量）等方式获利。在匈牙利、俄罗斯等国，按病种付费制度导致入院人数明显增加。为了抵消这些负面激励，一些国家开始对按病种付费进行修正和完善，疾病诊断相关分组付费可以看作是对按病种付费进行修正的例子。疾病诊断相关分组付费综合考虑多种因素，使资源使用程度不同的病例得以相互区分，可以较好地规范供方行为，有效地控制成本、提高效率。目前，美国、德国、澳大利亚、匈牙利等国都采用了某种形式的疾病诊断相关分组付费，并根据本国情况进行了一定的调整以消除疾病诊断相关分组付费的一些消极影响。

6. 总额预付

总额预付既适用于门诊服务也适用于住院服务。在总额预付制下，医疗卫生机构的总体预算水平被提前设定好，以覆盖医院在一定期限内（通常是一年）提供一系列服务的总支出。总额预付的概念比较简单，但在实际操作过程中根据预算约束的灵活度、覆盖的服务类型和服务内容、预算基数等因素的不同，总额预付可以划分出很多类型。比如，确定总体预算的基数可以是投入，也可以是产出，或者两者相结合。加拿大和丹麦主要根据历史成本确定医疗机构的预算基数，而德国则将产出（如床日数或病人数）纳入预算基数。1993 年，冰岛在确定急性住院服务的预算基数时引入了病例组合因素，以使预算总额反映不同服务产出的资源消耗情况，此后实行总额预付的欧盟国家都开始利用病例组合对预算总额进行校正。

由于对供方的支付标准和实际支付都是提前确定的，总额预付对供方产生的激励和分项预算类似。不过，在总额预付制下，医疗服务提供方可以灵活支配预算总额，有权在不同支出项目间进行分配和调整，因此，总额预付制可以鼓励供方提高投入组合的效率，这是分项预算不具有的优势。

（二）我国医保支付方式应用情况

医保支付方式按照支付额度制定的时间分为后付制和预付制两种。后付制指医保在定点医疗机构提供医疗服务后按一定标准偿付医疗费用的支付方式，预付制指医保根据事先与定点医疗机构协商谈判确定的支付标准进行费用偿付的支付方式。根据不同医疗服务特点，医保支付方式又分为人头付费法、服务单元付费法、病种付费法和总额预付法等。

1. 实行多元复合式医保支付方式

新医改以来，我国着力推动总额预付制下的多元复合型支付方式发展，积极发挥医保支付方式对医疗行为的激励机制，降低过度医疗，减少和避免不合理医疗费用支出，针对不同医疗服务特点，推进医保支付方式分类改革。对住院医疗服务，主要按病种、按疾病诊断相关分组付费，长期、慢性病住院医疗服务可按床日付费；对基层医疗服务探索按人头付费；积极探索将按人头付费与慢性病管理相结合；对不宜打包付费的复杂病例和门诊费用按项目付费，并探索符合中医药服务特点的支付方式，鼓励提供和使用适宜的中医药服务。各地区通过试点等相关实践探索，在统筹开展医疗保险总额控制的基础上，按病种付费、按人头付费、按床日付费等多种支付方式被广泛探索，疾病诊断相关分组付费的试点范围进一步扩大，支付方式创新试点陆续展开，我国医疗保险复合型支付方式得到广泛实施。

2. 重点推行按病种付费

全国多数地区引入以按病种付费为主的支付方式。国家医疗保障局数据显示，2019 年 86.3% 的统筹地区开展了按病种付费，75.1% 的统筹地区付费病种超过 100 个。在探索优化按病种付费的过程中，有些地方自创建立了总额控制下的病种分值结算（Big Data Diagnosis Intervention Packet，DIP）。按病种分值结算是与区域总额预算管理相结合的相对简单、粗糙的按疾病诊断相关分组支付体系，2021 年我国已有 71 个城市开展了按疾病诊断相关分组付费试点。

3. 开展按疾病诊断相关分组付费试点

按疾病诊断相关分组支付方式快速发展。其中，福建三明市全面实施了《全国按疾病诊断相关分组收付费规范》，云南省玉溪市和楚雄市全面开展了按疾病诊断相关分组付费，辽宁新农合对全省县级公立医院实行了按疾病分组付费，打造成辽宁模式的按疾病诊断相关分组付费。总体而言，按疾病诊断相关分组付费所覆盖的住院患者呈增长趋势。相应地，按疾病诊断相关分组付费支出占医院医药总收入的比重逐年上升。如云南省，2016 年按疾病诊断相关分组付费占医院医药收入的比重为 3.09%，2017 年为 4.84%，部分地区比重更高，如陕西省按疾病诊断相关分组付费占医院医药收入的比重在 2017 年达到 21.29%。

4. 开展基于大数据的病种分值付费试点

病种分值付费是基于大数据在一般均衡理论的基础上，利用我国医疗数据集聚优势及大数据技术，形成的以疾病为特征的打包支付方式，拟合成本、测算定价，应对医保支付改革的价格发现难题。基于大数据的病种分值付费在拓展传统按病种分值付费对医疗服务大概率事件的共性特征挖掘模式的同时，又综合考虑了小概率事件的个性特征对医疗服务收入及成本的影响，更加适应临床的复杂多样，为构建以按病种付费为主的多元复合式医保支付方式提供重要技术支撑[1]。2020 年 11 月 3 日公布《国家医疗保障局办公室关于印发区域点数法总额预算和按病种分值付费试点城市名单的通知》，将 27 个省（自治区、直辖市）71 个城市纳入基于大数据的病种分值付费试点。

5. 完善按人头付费、按床日付费等支付方式

按人头付费在基层医疗机构门诊中被广泛应用。各地在基层医疗机构与基层首诊相结合，广泛试点或实施了按人头付费的支付方式。在部分地区，门诊按人头付费进一步与家庭医生和门诊慢性病管理相结合，例如浙江省在 11 个县启动将按人头付费与家庭医生签约相结合的模式，江西省探索按人头付费与慢性病管理相结合的模式。

---

[1] 许速、谢桦、崔欣等：《基于大数据的病种分值付费的原理与方法》，《中国医疗保险》2020 年第 9 期。

当前，我国正在大力推进医联体建设，需要科学的医疗保险支付方式做支撑。医联体的新机制将改变不同医疗卫生机构之间的经济关系和行为，同时，医联体的建立有利于医管中心对预付总额的测算。在此背景下，各地区开展了一系列相应的支付方式改革实践，以打包付费（见图5-9）为基础的支付制度取得了一定的成效和经验。福建、青海、浙江等省份开展了与医联体相适应的支付方式改革。其中，福建省推广了三明市紧密型医联体总额包干结算的做法，实行医保总额包干结算；青海于2018年上半年在海东市互助县开展医共体内医保打包付费方式试点工作，下半年在4个县级公立医院综合改革省级示范县开展医共体内医保打包付费工作；浙江省建立了医共体"总额预算管理、结余适当留用、超支合理分担"的医保激励约束机制。

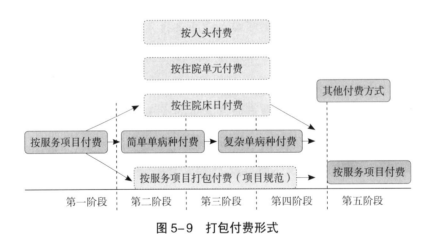

图 5-9　打包付费形式

资料来源：国家卫生计生委卫生发展研究中心

（三）医保支付方式发展的国际趋势

在医疗保障制度发展过程中，医疗服务购买方对医疗服务提供方的支付方式最初是以分项预算和按项目付费为主，20世纪七八十年代，伴随医疗服务使用量和医疗费用的快速上涨，德、美等国纷纷开始对供方支付方式进行改革，改革的主要目的即规范医疗服务提供方的服务行为来控制费用、保证质量、提高医保资金使用效率。目前支付方式改革方兴未艾，分析美国、加拿大、日本、德国四国的医疗保障体系，发现医保支付方式发展呈现以下 4 个趋势①。

1. 单一支付方式逐渐转向按疾病诊断相关分组付费为主的混合型支付方式

基本医保支付方式可大致分为两种：后付制和预付制。后付制是指医疗服务发生后，根据所发生医疗服务的数量和相关支付标准进行支付的方式。后付制支付方式存在缺少医疗费用风险分担机制，难以遏制医方对患方的诱导需求，使医疗费用飞速上涨难以控制，财务风险集中在医保机构等缺点。预付制是预先对统筹地区医保基金支出额进行测算，并按一定的标准和时间对医疗机构的医疗服务进行支付。预付制以总额预算管理和控制为基础，能够有效解决后付制支付方式面临的医疗资源浪费、医保基金支出不受控制等弊端。尽管预付制同样存在不足，但与后付制相比，预付制被视为当前和今后一段时期内基本医保支付方式改革的主要制度路径②。

总体上看，四国医疗保险支付方式都从后付制转向预付制。后付制是多数国家最初的选择，但随之带来"过度医疗"，造成医疗资源浪费，并对医保基金的平衡产生威胁。在这种背景下，四国结合往年数据以及医疗信息对医院实行总额控制，开始采用预付制的支付方式，通过增加预期性的方式在一定程度上优化医疗资源配置，但也同时存在难以保证医疗服务质量的问题。故各国根据自身实际，建立起以按疾病诊断相关分组付费为主的复合型支付体系。

美国是最先建立起按疾病诊断相关分组付费支付方式的国家，其他国家在

① 刘子琼、单苗苗：《医疗保险支付方式：国际经验与启示》，《卫生软科学》2019 年第 8 期。
② 刘文凤、玄桂英、韩梅等：《基本医保支付方式内在逻辑关系与改革路径选择》，《中国卫生事业管理》2018 年第 10 期。

其基础上针对本国实际情况做出了相应的调整，加拿大在美国联邦政府卫生财政管理局资助完成的第二代 DRG 制度（HCFA-DRG）的基础上开发了第一版住院病例混合组的支付方式（CMG），德国在对本国疾病和费用数据进行研究的基础上推出适合本国的按疾病诊断相关分组，并在全国对其编码进行统一推行，日本则实行以住院患者每一个住院日所需的费用为标准的支付制度。四国的按疾病诊断相关分组支付方式在医疗保险当中都发挥了重要的作用，并且各国也都在对疾病诊断相关分组付费的数据进行优化，使其更精准地发挥作用，提高医疗服务的质量和效率。

2. 医保支付方式的精细化管理离不开"大数据"

四国在对医疗费用进行控制，提高医疗服务质量和效率的过程当中，主要是从粗放式管理向精细化医疗管理改进。在技术层面，各国均通过设立医疗信息系统对医疗数据进行分析，充分利用国民医疗健康大数据，对支付方式的效率进行合理评估，从而保证参保患者的权益，平衡医保效率和服务质量。

美国通过建立创新中心及时优化支付方式。加拿大的卫生信息研究所开始对多个省份的急诊住院病人情况进行调查，各省的电子信息系统得到加拿大健康信息网的支持，且各省开始收集大多数居民的健康信息。同时，加拿大也通过成立卫生保健创新组来优化医疗服务质量和效率。德国联邦疾病基金协会同美国医师协会进行技术管理上的合作，共同推进医保支付方式的发展。日本的电子健康记录网络正在实践和发展当中，目前日本正在尝试通过云计算向患者提供个人的健康信息。"大数据"和医疗信息系统的建立能够推动医保支付方式的发展和完善，对于医保支付方式的精细化管理意义重大。

3. 医疗保险支付方式从按数量支付走向按质量支付

各国的医疗保险费用支付方式的改变都倾向从按数量支付走向按质量支付。从最初的仅控制医疗保险费用的不合理增长到如今的"控费"与"保质"的双要求。在按数量支付的阶段，医生劳务、医疗服务项目以及药品价格的制定由医保基金的收入决定，中国则是由政府部门对此进行定价。美国最初是在控费的基础上推出按疾病诊断相关分组支付方式，标志着医保支付方式的改革从按数量付费向按质量付费的转变。当转向按质量支付时，医生运用专业知识参与其中，医生群体的专业价值得以体现。加拿大也在按疾病诊断相关分组付费的基础上发展基于医疗活动的融资支付系统（ABF），德国则通过学习澳大利亚和美国形成符合自身需求的按疾病诊断相关分组付费支付系统，日本则实行以住院患者每一个住院日所需的费用为标准的支付制度。2010 年开始美国兴起的按价值付费则将患者的诊疗评估作为考虑因素，极大程度上促进了医疗服务质量的提升。按质量付费离不开医疗程序的规范和医保数据的完善。为此各国建立并利用不断完善的医疗信息技术，通过对疾病谱变化以及其他多重因素的分析，提出优化医疗程序和调整支付方式的方案，从而保证医疗服务提供的质量。在此基础上进行医疗保险费用支付方式的进一步发展和创新，提升医疗服务的效率。

4. 多元协同发展推进医保支付体系改革

伴随着社会经济的发展、医疗服务需求的不断增长以及更加严峻的人口老龄化态势，医疗服务的成本只会越来越高，支付能力的有限性对医保支付方式改革带来挑战，改革过程中各部门也应协同推进。四国在面临多重因素挑战的同时，均采取积极有效的应对措施，促进医保支付方式在改革过程中与医保相关改革多元协同发展，并在对新的支付方式进行优化的过程当中，积极促进本国医疗保障生态系统的完善。美国医生规范的职业教育、严格的行会制度以及激烈的竞争，维持了美国医生的一流业务水平。依托科学技术和开发信息渠道进行的医疗服务创新支付方式也为美国的医疗精益发展提供保证。创新中心的建立，不仅为医保支付方式改革提供保障，更为国民建言献策提供通畅的渠道。

不仅如此，以健康维护组织（HMO）为代表的管理体系的建立为提高医疗服务效率带来极大便利。加拿大各地创新工作组的设立为其医疗保健卫生系统的发展提供良好的保障。德国在对支付方式进行改革的同时还建立按疾病诊断相关分组付费研究中心，并且法律赋予联邦联合委员会广泛的监管权力。日本则通过引入社会组织参与患者权益的维护，同时通过建立专业的医学委员会对专业医学认证的标准进行审核，保证医疗服务的质量。各国依托医保支付方式改革，实现多元协同参与医疗体系，不仅为医疗机构和医保机构之间提供较为通畅的协商渠道，同时也保证参保患者能够参与到监管体系当中，及时获得有效信息，有助于医患之间的互信度以及医疗服务质量和效率的提升。

五、全生命周期健康支付策略的完善与创新

（一）全生命周期健康支付的新理念

没有全民健康，就没有全面小康，健康是促进人的全面发展的必然要求，是经济社会发展的基础条件，是民族昌盛和国家富强的重要标志，也是广大人民群众的共同追求，要把人民健康放在优先发展的战略位置。在新时期卫生健康理念和工作方针的指引下，健康优先、以人民健康为中心、"大卫生大健康"、人民共建共享的理念已深入人心。以健康中国为更高层次的经济社会发展目标，以健康理念、健康生活、健康服务和健康保障为生活方式，构建保障生命全周期、健康全过程、面向全人群的卫生健康体系是必不可少的一环。

健康支付制度是实现全方位、全人群、全周期的健康服务体系的重要抓手。全生命周期理念下的健康支付原则应当是以维护人民健康为主，对人群实行全生命周期健康管理，践行健康中国的理念。支付目标应当是管理好医保基金，确保患者的医疗费用得到有效的补偿，把有限的医保基金用在"刀刃"上，

实现维护人群健康和医疗控费双协同①，在全生命周期的理念下，以预防保健为主，管理人群健康，实现全民健康②。支付方式应根据人群健康需求采取多元复合形式。支付对象可以围绕全生命周期中不同阶段的特定人群，也可以围绕健康周期中的疾病发展过程进行支付。

1. 促进健康影响因素的全方位干预

一是通过健康知识普及、合理膳食、全民健身、控烟、心理健康促进、健康环境促进等行动全方位干预健康影响因素。完善医保支付政策，鼓励基层医疗机构和家庭签约医生团队开展健康管理服务。将健康促进与教育工作纳入各级各类医疗机构绩效考核，纳入医务人员职称评定和绩效考核。例如，将国民体质测定纳入健康体检项目。各级医疗卫生机构开展运动风险评估，提供健身方案或运动促进健康的指导服务，将医保支付嵌入健身、运动处方制定环节；建立精神卫生医疗机构、社区康复机构及社会组织、家庭相互衔接的精神障碍社区康复服务体系，针对精神类疾病探索总额预付下的按床日、按病种的混合支付制度，避免单一支付方式的弊端③。

二是实现基本公共卫生和医保资金统筹管理，加强医防融合。基本医保基金与公共卫生资金预算目标在根本上具有同一性，这是统筹资金使用的基本前提。统筹使用可有助于消除政策不协同、目标不趋同等问题，实现医防融合。健康绩效将与服务提供方的利益一致，通过提供更有质量的公共卫生服务，减少疾病发生、轻症转重症等情形，减少供方的医疗服务成本，获取健康带来的经济收益，更好地实现以人为本，以支付为杠杆，促进健康管理融合、服务衔

① 褚福灵：《建立基于价值导向的医保支付制度》，《中国医疗保险》2017 年第 11 期。
② 宫芳芳、孙喜琢、李亚男等：《以健康为导向的医保支付方式改革实践研究》，《中国医院管理》2020 年第 6 期。
③ 郑宏、陈琴、赵丽君：《新医改下精神病专科医院医保支付方式和费用控制探讨》，《中医药管理杂志》2013 年第 11 期。

接，达成"不生病、少生病、晚生病、生小病"的健康绩效目标。

在近年改革中，部分地区探索建立"健共体"的改革模式，统筹医保基金和基本公卫资金，实现资金下沉、服务下沉，以人群健康为目标主动开展预防保健服务，取得了积极成效。如福建三明市以区域健康管护组织为载体，突出预防为主、医防融合，开展健康促进行动，推进慢性病一体化管理，健康促进经费可在成本中列支，建立了一套以健康为导向的内在激励机制。仅 2018 年，统筹包干基金就结余了 1.36 亿元，实现了医患保多方共赢[①]。

三是充分运用新技术手段，开发推广健康适宜技术和支持工具。通过智慧健康服务的介入，服务对象在任意时间点都可以得到方便、高效、便捷、快速、精准的健康服务。除常规医疗外，还有针对特定人群的母婴线上健康服务、智慧健康养老服务、慢性病人群健康管理服务等，可覆盖预防—诊断—治疗—康复的疾病周期管理全流程，将新技术普及推广并与支付制度有机结合，可以更大程度上改善居民健康。

2. 促进维护全生命周期健康

一是妇幼健康促进。妇幼健康是全民健康的基础。新时期妇幼健康面临新的挑战，随着生育政策调整，生育需求逐步释放，高危孕产妇比例有所增加，保障母婴安全压力增大。加强儿童早期发展服务，结合实施基本公共卫生服务项目，有助于从源头和基础上提高国民健康水平。未来需要进一步强化提高妇女儿童健康水平，为妇女儿童提供连续规范的医疗保健服务，推动基本公共卫生服务项目、重大公共卫生服务项目、基本医疗保险等相关政策措施有效衔接，整合服务内容，孕产妇和新生儿按规定参加基本医疗保险、大病保险，并按规定享受相关待遇，符合条件的可享受医疗救助补助政策，实现对妇女儿童全方

---

① 应亚珍:《以健康为导向探索基本医保基金和公共卫生服务资金统筹使用》,《中国医疗保险》2020 年第 5 期。

位全周期的服务和保障。

二是中小学生健康促进。中小学生处于成长发育的关键阶段。中小学生肥胖、近视等健康问题突出。此外，随着成长发育，中小学生自我意识逐渐增强，认知、情感、意志、个性发展逐渐成熟，人生观、世界观、价值观逐渐形成。在此期间有效保护、积极促进其身心健康成长意义重大。青少年健康问题以轻症和急性疾病较常见，以住院为主的医保报销政策对于青少年保障力度相对较弱。同时，青少年也存在一些重大疾病，需要基本医疗保险和补充保险、救助等综合协同。因此，需要将医保支付政策与青少年特定健康问题相衔接，可以涵盖中小学生健康促进、增强青少年体质、青少年门诊费用和重大疾病风险分担等方面，促进中小学生健康成长和全面发展。

三是职业健康保护。我国是世界上劳动人口最多的国家，多数劳动者职业生涯超过其生命周期的1/2。保护劳动者在生产劳动过程中的安全与健康，是发展生产、促进经济建设的一项根本性大事，是科学发展、以人为本的体现。为劳动者创造安全、卫生、舒适的劳动条件，消除和预防劳动生产过程中可能发生的伤亡、职业病和急性职业中毒，保障劳动者的生命权和健康权[1]，在这一过程中也需要医疗保险政策的保障，包括医疗保险与工伤保险的协同发力。

四是老年健康促进。为有效应对老龄化挑战，需要建立完善老年健康服务体系。医保政策应发挥引导老年医疗卫生资源优化配置的作用，鼓励以城市二级医院转型、新建等多种方式，合理布局，积极发展老年医院、康复医院、护理院等医疗机构。在保障范围和支付政策方面，应有利于强化基层医疗卫生服务网络功能，发挥家庭医生（团队）作用，为老年人提供综合、连续、协同、规范的基本医疗和公共卫生服务，进一步扩大长期护理保险制度试点。

---

[1] 周海峰：《健全劳动防护管理体系保障员工职业卫生健康》，《中小企业管理与科技（下旬刊）》2015年第7期。

3. 推进重大疾病防控

一是促进加强心脑血管疾病防治。心脑血管疾病具有高患病率、高致残率、高复发率和高死亡率的特点，带来了沉重的社会及经济负担。对导致心脑血管疾病的危险因素采取干预措施不仅能够预防或推迟心脑血管疾病的发生，而且能够和药物治疗协同作用预防心脑血管疾病的复发，因此应将治疗心脑血管疾病的多种高价药物纳入医保报销目录，探索针对心脑血管疾病的健康支付方式。

二是推动强化癌症防治。癌症严重危害群众健康。随着我国人口老龄化和工业化、城镇化进程不断加快，加之慢性感染、不健康生活方式的广泛流行和环境污染、职业暴露等因素的逐渐累积，我国癌症防控形势仍将十分严峻。国际经验表明，采取积极预防、早期筛查、规范治疗等措施，对于降低癌症的发病率和死亡率具有显著效果。促进基本医疗保险、大病保险、医疗救助、应急救助、商业健康保险及慈善救助等制度间的互补联动和有效衔接，形成保障合力，切实降低癌症患者就医负担。完善医保目录动态调整机制，按规定将符合条件的抗癌药物纳入医保目录。

三是强化慢性呼吸系统疾病防治。慢性呼吸系统疾病是以慢性阻塞性肺疾病（以下简称慢阻肺）、哮喘等为代表的一系列疾病，具有高患病率、高致残率、高病死率和高疾病负担的特点，患病周期长、反复急性加重、有多种并发症，严重影响中老年患者的生活质量。医保政策对于慢阻肺患者应给予充分关注，对慢阻肺高危人群和患者提供筛查干预、诊断、治疗、随访管理、功能康复等全程防治管理服务给予保障，提高基层慢阻肺的早诊早治率和规范化管理率，推进慢阻肺分级诊疗落实。

四是促进糖尿病防治。糖尿病并发症累及血管、眼、肾、足等多个器官，致残、致死率高，严重影响患者健康，给个人、家庭和社会带来沉重的负担。2型糖尿病是我国最常见的糖尿病类型。肥胖是 2 型糖尿病的重要危险因素，糖尿病前期人群接受适当的生活方式干预可延迟或预防糖尿病的发生。未来需要依托区域全民健康信息平台，充分利用信息技术丰富糖尿病健康管理手段，创新健康服务模式，提高管理效果，这些领域应该有医保支付政策的支撑。同时，应对糖尿病等慢性病患者的门诊用药更大程度给予医保保障，提高报销比，强化预防、降低糖尿病并发症等大病发病率，这将从根本上有利于医保基金可持续。

五是加强传染病及地方病防控行动。面对重大疫情，创新医保支付方式，鼓励预拨一定比例的医保基金，减轻医疗机构经济运行压力，向疫情防控期间持续提供诊疗服务的定点医疗机构预付一部分医保资金，减轻其垫付资金压力，支持其全面恢复正常医疗服务。鼓励医保定点医疗机构开展线上支付，支付范围包括慢性病和常见病的网上复诊，积极探索"互联网 + 医疗 + 医保支付 + 物流配送"模式。

（二）新理念下的全生命周期健康支付创新

1. 通过按全人群打包支付推进支付创新

全生命周期医保支付的核心之一是推进机制创新，强化供方以服务人群健康为目标的行为激励。随着我国深化医改的推进，分级诊疗制度改革中已经明确将紧密型医联体、医共体作为新时期卫生健康服务体系的重点。这一改革方向为以紧密型医联体为单元实施医保按服务人群进行打包支付提供了基础。

通过创新医保支付方式改变供方行为偏好也是国际通行的做法，例如美国的健康维护组织模式以及我国部分地区正在采取的紧密型医联体打包支付模式，主要是将服务的成本和利润内部化，使得医疗体系内部各主体探索有效的分工模式，围绕人群健康形成分级诊疗。同时，在区域内更有利于发挥医保基于大数据、信息化的治理作用，将开展病种诊疗、转诊率、健康管理服务开展情况等纳入绩效考核，并将考核结果与医保基金支付挂钩等[①]。

从具体操作来说，以医联体为单位基于服务人群，通过合理测算方法预先确定一段时间内（通常为一年）医联体提供医疗服务的范围及支付总额，预付资金由医联体牵头单位进行分配和管理。通过"总额预付管理、结余留用、超支不补（分担）"等机制，优化医联体内医疗资源的合理分配，使医联体内医疗机构之间的联系更加紧密，促进医疗服务和优质资源下移至基层，推动医联体更加关注服务人群的健康维护。医联体总额预付下的医保支付方式，使医疗卫生机构不仅考虑医疗服务成本控制，更重要的是追求医疗服务单位成本的效用最大化，即以患者为中心做好预防保健和健康管理，实现以价值为导向的整合型医疗卫生服务模式。

在具体实施层面，相关部门将预付总额打包给医联体，总额测算一般以医保基金收入为基础，基于历史数量或增长率、经济和消费水平、医改举措影响程度等确定。医联体或医共体牵头单位在政府部门指导下，统一管理医联体内公共卫生资源、分配预付资金；基金分配可采用多种支付方式，例如对单体机构实行以病种为主的多元复合式支付方式，以及部分病种和人群的全病程支付。结余资金普遍采用留用方式，根据考核结果，按比例用于医务人员的激励，超支风险共担，分担的比例各地有差别。例如，浙江宁波将结余基金的 85% 用于医疗机构奖励，15% 由医保基金留用；超支金额的 15% 由医保基金补助，85% 由医疗机构承担。再如，云南禄丰、安徽天长等地，对结余资金按照 6∶3∶1 的比例，在县、乡、村三级医疗机构进行分配。深圳罗湖医院集团的结余资金可以用于进一步做好居民的疾病预防、业务工作的开展及医务人员的激励，称

---

① 张毓辉:《建立以健康结果为导向的医保支付制度》,《中国医疗保险》2020 年第 7 期。

为"总额管理、结余留用",与传统意义上的总额预付方式不同,最终实现符合条件的签约参保人数量增长显著、签约参保人对于集团内医院的信任度逐年增长、签约参保人住院均次费用增长缓慢的效果[①]。罗湖医院集团将"健康"融入医保支付方式改革中,着重强调预防和治疗效果的重要影响,符合健康中国战略的总体目标。在国务院医改领导小组秘书处、国家卫生健康委召开的推广三明医改经验发布会上,福建三明县域医保基金"总额包干、超支不补、结余留用"、引导总医院(医共体)和医务人员参与普及健康生活、优化健康服务的成效得到了国家肯定。2020年,受新冠肺炎疫情影响,全国公立医院医药收入普遍下降,由于实行了医保打包支付,三明市二级以上公立医院医药纯收入反而增加了 1.42 亿元。

2. 通过围绕健康周期实行全病程捆绑支付推进以健康结果为导向的支付创新

从健康全周期的角度,捆绑付费,亦称按治疗事件支付,是一种可供采用的全周期支付方式。捆绑付费指按照一个预先确定的付款金额,对一段时间内由一个或多个不同供方联合提供的一系列医疗服务进行费用支付。捆绑支付主要通过测算确定一整套包括预防、治疗、康复在内的服务,如住院或手术后 90 天内所有的医疗服务,核定这些服务总支出(即目标预算),医疗机构分享目标预算与实际成本之间的结余,或分担超支部分。捆绑支付可促进急性期治疗和慢性期恢复的合理诊疗,也展现出了促进多学科协作诊疗的优势,为患者提供多学科综合服务单元(Integrated Practice Units,IPU)。这一过程中,合理的门诊和住院费用支付定额是捆绑付费的关键,捆绑支付的预算金额包括治疗疾病所需的全部医疗费用,医疗服务结果决定医疗费用的结算金额;但费用标准

---

① 宫芳芳、孙喜琢、李亚男等:《以健康为导向的医保支付方式改革实践研究》,《中国医院管理》2020 年第 6 期。

需根据风险进行调整，将可能影响费用的病情复杂程度、患者年龄、性别等因素反映到支付中，鼓励医疗机构诊治较为复杂的病例。这种支付模式下，医疗机构需承担由于并发症、再入院等引起超出预算的风险。

除了基本医保对参保人群在定点医疗机构的全病程费用进行支付外，也可针对特定病种人群的全病程治疗进行捆绑支付，由医药企业、医疗卫生机构、医保机构（包括商业保险）、患者四方建立以治疗效果和健康结果为导向的风险共担机制。第一种是医药企业与医保机构签订协议，企业提供有突破性临床价值的产品，医疗机构优化诊疗流程、结构和诊疗方案，并与医保机构合作达成创新支付模式，以临床疗效为标准，三方责任共担。第二种是引入商业保险，对特定人群的疾病全程进行捆绑支付，并引入商业保险公司的精细化管理；在此基础上，可实施患者共担机制，投保商业保险时明确健康目标（如无进展生存期），如果未达到健康目标，则由商业保险对患者家庭进行补偿，如果超过目标值，则由患者额外支付一定费用。

3. 实行医保预算总额协议管理，采用总额预付下的多元支付创新

总额预付实行医保预算总额协议管理，建立医保预算总额与医疗服务相挂钩的协议管理制度，医保机构与医疗机构协商预算总额，签订服务量、结构、质量等目标协议，引导医疗行为改变，实现从服务量驱动到价值驱动的转变。基于大数据应用，对医疗机构推行以按病种付费为主的多元复合式医保支付方式，推广按疾病诊断相关分组付费，医疗康复、慢性精神疾病等长期住院按床日付费，门诊特殊慢性病按人头付费。按病种付费目前有单病种、按疾病诊断相关分组和基于大数据的病种分值，后两种支付方式在多地同步开展实践探索。我国的按疾病诊断相关分组有不同的地方版本，国家医保局成立后，要求统一按疾病诊断相关分组、病例信息采集、费率权重测算等标准，计划在试点地区推行按疾病诊断相关分组支付，费用支付标准结合循证医学依据，通过临床路径测算得出，预先支付给医疗机构 [1]。

4. 推进"大数据+医保支付方式"建设，实现医保支付的精细化管理

"大数据+医保支付方式"是实现医保支付方式精细化管理的重要基础，是顺应新时代医疗保险改革的必然要求 [2]。其核心要义是结合国家实施大数据战略，充分运用大数据技术手段，将大数据技术贯穿到医保支付方式改革相关的各环节，更好地实现医保支付方式的精细化管理。一方面是从医疗行为发生的源头开始，到医疗服务的享有，再到药品的供给，通过大数据技术，实现医疗服务的可追溯，为医保支付方式改革提供更加全面系统的经验支持；另一方面可以将参保者的健康状况通过大数据与医保支付方式进行有效关联，及时监测参保者健康状况的变化，探寻参保者群体健康状况与医保支付方式之间的相关关系。与此同时，加强大数据系统之间的互通关联，推动全国医疗保险支付方式一体化建设，将推动医疗保险统筹层次稳步提升。

（三）全生命周期健康支付的健康结果评估

作为全生命周期健康支付的重要基础，科学合理地进行健康结果评估对于发展以人民健康为导向的医保支付模式具有重要意义。研究发现，健康结果的测量可以基于病种特征和健康转归周期，进行阶段性、持续性、多维性的健康测量与反馈。健康结果测量维度既包括临床维度，也包括患者维度，比如患者自报健康结果、生命质量、体验等。结果测量同时包括对风险因素或患者初始状态的充分测量，进行风险调整 [3]。

[1] 李芬、金春林、朱莉萍等：《以价值为导向的医保支付制度实施路径》，《卫生经济研究》2021年第1期。

[2] 刘子琼、单苗苗：《医疗保险支付方式：国际经验与启示》，《卫生软科学》2019年第8期。

[3] 孙辉、王海银、金春林：《发展以价值为导向的医保支付模式：健康结果测量方法、进展与启示》，《中国卫生经济》2021年第1期。

1. 构建健康结果测量体系

健康结果测量体系构建必须基于所服务的全周期医保支付方式，其过程通常分为 4 个阶段：构建健康结果测量体系、数据采集、结果整理与分析、结果报告。每个阶段根据不同的阶段特点和需求细分不同的步骤，并详细阐述具体任务和工作内容。详细来看，在构建健康结果测量体系阶段主要有 5 个步骤，一是组织结果测量团队（医生、护士、管理人员）；二是确定病种；三是基于病种特征创建医疗服务价值链；四是确定结果评价维度和评价措施；五是基于疾病治疗、不同病情选择、患者差异进行风险调整和控制。在数据采集阶段，数据通常有 3 个来源：一是行政管理、计费系统；二是电子病历系统；三是通过网络调查、随访、咨询医生、电话和电子邮件等长期跟踪记录的数据。进行结果整理、分析与报告阶段，需要对每个患者的所有健康结果进行分析，定期召开会议，分析健康结果变化和趋势，及时对利益相关方反馈健康评价结果。此外，还有优化结果指标、结果收集方法和风险调整因子等步骤（见表 5-4）。

2. 推动实施健康结果测量方案

推动健康结果测量方案的实施是发展以人民健康为导向的全生命周期健康支付的重要保证。健康结果的测量涉及医疗领域的多个利益相关方，由于资源有限，对于健康结果进行测量可能会影响部分群体的利益，引起其不满从而导致这一方案难以落实。因此应明确医保、卫生健康等相关部门责任，制定科学合理的政策，通过制定健康结果测量的方案、重点内容和保障举措确保健康结果测量的实施。

3. 构建健康结果测量多学科、多部门的协作机制

健康结果科学测量的关键环节是多学科、多部门的协作。国际经验表明，健康评价结果测量体系设计、数据采集、结果整理与分析、报告反馈都是在多学科、多部门的协作配合下完成的。参与人员的研究背景涉及临床医学、经济

表 5-4 健康评价指标构建过程：阶段步骤及其主要内容

阶段	步骤	主要内容
构建健康结果测量体系	（1）组织结果测量团队； （2）确定病种； （3）创建医疗服务价值链； （4）确定结果评价维度和评价措施； （5）风险调整控制	包括医生、护士、管理人员； 基础疾病以及共病情况； 基于病情创建卫生服务价值链，以明确价值单元，以及成本测算单位。 （1）结果评价基于定量值、定性调查、评分的联合测量； （2）既考虑短期结果，也考虑长期结果
数据采集	（1）行政管理、计费系统， （2）电子病历系统； （3）长期跟踪； （4）数据核查	疾病治疗、不同病情选择、患者差异，从行政管理、计费系统中提取可用信息。 （1）基于医院电子病历，有效收集和记录每个患者的干预措施与卫生结果；（2）设计掌上电子病历，记录患者信息，支持患者调研；（3）注意信息安全与隐私控制。 通过网络调查、随访、咨询医生、电话和电子邮件等方式长时间追踪患者。 医生、护士等专业测量人员对数据进行核查
结果整理与分析	（1）结果变化分析； （2）结果反馈； （3）测量改进	整理分析患者的所有健康结果，定期召开会议，分析健康结果变化和趋势； 及时反馈利益相关方健康评价结果； 优化结果指标、结果收集方法和风险调整因子
结果报告		分阶段进行结果报告

资料来源：孙辉、王海银、金春林，《发展以价值为导向的医保支付模式：健康结果测量方法、进展与启示》

学、流行病学、伦理学、数学，等等。因此，应构建多部门的广泛沟通合作机制，应加强医保、卫生健康、统计、卫生服务提供方、患者、第三方机构等之间的交流合作，科学合理地促进健康结果测量与评估。

4. 建立健康结果综合评价体系

健康结果涵盖人群健康结果和疾病健康结果等方面。从健康结果的角度，疾病是其核心内容，也通常作为最常用的特定结局评估单元，例如某临床指标的改善。但从全周期的角度出发，衡量健康单元应该综合考虑医保支付的不同维度、卫生健康服务或活动等，通过综合这些维度来衡量人群健康结果。在人群层面，全人群或特定人群的健康指标可以作为健康综合评价指标体系，对于特定疾病如糖尿病的治疗效果评价，可能需包括高血压、肾脏疾病、视网膜疾病和血管疾病等以及并发症的治疗，并且应测量治疗过程中的所有疾病治疗的健康价值，对于患有多种疾病的患者，应对每种疾病的健康结果进行测量，并将存在的其他疾病用于风险调整。因此，全周期医保支付设计的健康衡量是卫生健康治理能力的重要内容，需要强大的信息化作为支撑，包括全人群的健康信息监测分析、病人的治疗结果和费用的时间队列追踪等，从而建立健康结果综合评价体系，为以人民健康为导向全生命周期健康支付策略奠定基础。